医宗金鉴白话解及医案助读丛书

医宗金鉴伤寒心法要诀
白话解及医案助读

总主编 吴少祯

主 编 张光荣

U0207134

中国健康传媒集团

中国医药科技出版社

内 容 提 要

《医宗金鉴》系清代吴谦等人所编，是清代学习中医的教科书，也是现代学习中医的一部重要读物，特别是其中各科的心法要诀，简明扼要，提纲挈领，朗朗上口，便于记诵，深受广大读者欢迎。其中，卷三十六至卷三十八为《伤寒心法要诀》，本次白话解主要是对原文进行逐句语译，对其中比较难解的名词术语，作适当注释，并对每条歌诀进行医理阐述和临床应用的探讨。本书广泛适用于初学中医者和基层临床工作者参考使用。

图书在版编目（CIP）数据

医宗金鉴伤寒心法要诀白话解及医案助读/张光荣主编．—北京：中国医药科技出版社，2020.8

（医宗金鉴白话解及医案助读丛书）

ISBN 978 - 7 - 5214 - 1791 - 3

Ⅰ.①医…　Ⅱ.①张…　Ⅲ.①伤寒（中医）—中医治疗法—中国—清代

Ⅳ.①R254.1

中国版本图书馆 CIP 数据核字（2020）第 074445 号

美术编辑　陈君杞
版式设计　易维鑫

出版　**中国健康传媒集团** | 中国医药科技出版社
地址　北京市海淀区文慧园北路甲 22 号
邮编　100082
电话　发行：010 - 62227427　邮购：010 - 62236938
网址　www. cmstp. com
规格　710×1000mm ¹⁄₁₆
印张　15½
字数　257 千字
版次　2020 年 8 月第 1 版
印次　2022 年 8 月第 2 次印刷
印刷　三河市万龙印装有限公司
经销　全国各地新华书店
书号　ISBN 978 - 7 - 5214 - 1791 - 3
定价　**39.00 元**

获取新书信息、投稿、为图书纠错，请扫码联系我们。

《医宗金鉴白话解及医案助读丛书》

编 委 会

《医宗金鉴伤寒心法要诀白话解及医案助读》

编 委 会

主 编　张光荣

副主编　徐 升

编 委　王 萍　冯晓旭　刘春林

　　　　段宝祥　唐 琳

前言

古人云：学书纸费，学医人费。《伤寒论》被后世医家尊为方书之祖，六经辨证打开了辨证论治的大门。但《伤寒论》年代久远，文辞古奥，又或错简、漏简，全貌不见，词意难懂。因而历史上有许多医家、学者对《伤寒论》进行了注解，其著作可谓汗牛充栋，但又有对同一条文各执一词之事。直至清朝乾隆年间，由政府令吴谦择优选择医官编著《医宗金鉴》，编纂完成后，在全国推广此书，影响巨大。1749年即被定为太医院医学教育的教科书，"使为师者必由是而教，为弟子者必由是而学"。

《伤寒心法要诀》乃吴氏等"兹特撮其（《伤寒论》）要旨，编为歌诀，俾学者便于熟读默记，融会贯通，然后再玩味全书，则易读易解，有会心之乐，而无望洋之叹矣。由此登堂入室，将见二千年来大法微言，昭如日月，不致尘封，庶几于斯道不无小补云尔"。

本书将原著中歌诀翻译为现代白话文，同时联系临床实际进行全面解读，以帮助读者理解记忆。编写忠实于原文，力争语言流畅，通俗易懂，条理清晰，逻辑性强，适合中医学习者阅读参考。

本次编写体例，每个歌诀包括【原文】【提要】【注释】【白话文】【解读】【医案助读】等板块。

【原文】除歌诀外，还包括了原"注"。

【提要】简明概括歌诀主题。

【注释】对原文中疑难及容易出现歧义的字、词、术语加以注释、注音。

【白话文】对歌诀进行现代白话直译，力求忠于原文，语言流畅，通俗易懂。仅停留于原文含义，不做额外延伸。

【解读】对歌诀原文做进一步解释、分析，使读者能够系统学习中医知识。

【医案助读】对歌诀中涉及的方剂，引用现代典型案例，更生动具体地体现心法的含义及临床指导意义。所选的医案力求贴合该条心法，记录详细，有明确来源。为了帮助读者记忆方剂，还编写了方剂歌诀。

由于水平有限，书中难免有不足之处，敬请批评指正！

编者
2020 年 1 月

目录

医宗金鉴卷三十六

伤寒[1]传经[2]从阳化热从阴化寒原委

【原文】

六经为病尽伤寒，气同病异岂期然。

推其形藏原非一，因从类化故多端。

明诸水火相胜义，化寒变热理何难。

漫言变化千般状，不外阴阳表里间。

〔注〕六经，谓太阳、阳明、少阳、太阴、少阴、厥阴也。为病尽伤寒，谓六经为病，尽伤寒之变化也。气同，为天之六气，感人为病同也。病异，谓人受六气生病异也。岂期然，谓不能预先期其必然之寒热也。推其形藏原非一，谓推原其人形之厚薄，藏之虚实非一也。因从类化故多端，谓人感受邪气虽一，因其形藏不同，或从寒化，或从热化，或从虚化，或从实化，故多端不齐也。明诸水火相胜义，谓水胜则火灭，火胜则水干也。化寒变热理何难，谓邪至其经，或从阴化为寒，或从阳变为热，即水火相胜从化之理，何难明也。漫言变化千般状二句，谓伤寒变化千般，总不外乎阴阳表里间也。

【提要】 本条阐释邪气侵入人体后变化的机理。

【注释】

①伤寒：分为广义伤寒和狭义伤寒。前者是一切外感疾病的总称，包括中风、伤寒、温病、湿温、热病等，都属于伤寒范围；后者专指外感寒邪，感而

1

即发的病证。

②传经：邪气由一经传到另一经，原来一经的症状已经消失。

【白话文】

六经即太阳、阳明、少阳、太阴、少阴、厥阴，用六经辨证可以概括伤寒之变化。致病之邪气虽同，即天之六气，感人为病则不尽相同，其寒热虚实等不可预知，推而可知因其人形之厚薄、脏之虚实非一之缘故。明白了水火阴阳相互克制盛衰之理，知水胜则火灭，火胜则水干，化寒变热之理则不难明，或从阴化为寒，或从阳变为热，即水火相胜从化之理，虽说伤寒千变万化，总在阴阳表里之间也。

【解读】

《伤寒论》以六经作为辨证论治的纲领，来概括人体伤寒后的各种病情变化。由于人的体质不同，即便是感受了相同的邪气（如六淫），但通过机体的反应，表现出来的病证是不尽相同的，有的从寒化成为寒证，有的从热化成为热证，有的成为虚证，有的成为实证，有的寒热夹杂，有的虚实互见，可谓变化多端，难以尽述。但是如能明确水火阴阳胜复之义，即水胜则火灭，阴胜则阳衰，火胜则水干，阳胜则阴衰之道理，那么邪气化寒或变热的机理则不难理解。故说伤寒病的变化千般万状，总不外乎在阴阳表里之间也。以此为思路，便是论治伤寒病的门径。

太阳① 风邪伤卫脉证

【原文】　中风伤卫脉浮缓，头项强痛恶寒风。

病即发热汗自出，鼻鸣②干呕桂枝③功。

【注】中风,病名也。伤卫,谓风伤卫也。脉浮缓,谓中风脉也。头痛项强,恶寒恶风,发热汗自出,鼻鸣干呕,谓中风证也。桂枝功,谓桂枝汤功能治中风虚邪也。详太阳上篇。

【提要】本条叙述太阳病中风邪伤卫气的脉症及治疗。

【注释】

①太阳：在本条指太阳病。太阳病包括太阳表证和太阳腑证。人体循行于太阳经的阳气即为卫气，六淫袭表，太阳首当其冲，邪气影响卫气的功能，卫气运行异常而出现一系列的症状。

②鼻鸣：邪气侵犯鼻部，影响鼻中卫气的宣通而导致呼吸时鼻中有音，也包括打喷嚏，鼻塞等。

③桂枝：在本条指桂枝汤。

【白话文】

太阳中风病是风邪伤卫之病。症见发热、汗出、恶（寒）风、头项强痛、鼻鸣干呕、脉浮缓等。治用桂枝汤。

【解读】

因风邪外袭，卫阳奋起抗击，卫阳浮盛而发热、脉浮；阳浮阴弱，营阴不内守则汗出、脉软弱（缓，软也，非迟也）；卫气为风寒伤，"温分肉"之功受损，故恶风寒；肺合皮毛，外邪犯表（皮毛），亦可致肺气不利，见鼻鸣之症；肺气不利，影响胃气下降而干呕。其病因为风邪，病所在太阳（卫），病机为营卫不和。治疗选用具有解肌祛风、调和营卫功能的桂枝汤。

桂枝汤方

桂枝三两（去皮）　　芍药三两　甘草二两（炙）

生姜三两（切）　　大枣十二枚（劈）

上五味，咬咀三味，以水七升，微火煮取三升，去滓，适寒温，服一升。服已须臾，啜热稀粥一升余，以助药力。温覆令一时许，遍身漐漐微似有汗者益佳，不可令如水流漓，病必不除。若一服汗出病瘥，停后服，不必尽剂。若不汗，更服依前法。又不汗，后服小促其间。半日许，令三服尽。若病重者，一日一夜服，周时观之。服一剂尽，病证尤在者，更作服。若汗不出，乃服至二三剂。禁生冷、黏滑、肉面、五辛、酒酪、臭恶等物。

桂枝汤方歌：桂枝汤治太阳风，芍药甘草姜枣同。

　　　　　　　　解肌发表调营卫，表虚有汗正可用。

【医案助读】

感冒　吴某某，男，47岁，干部。1984年3月10日就诊。

病者入春以来，经常感冒，自觉诸身不适酸疼胀痛，关节胀痛，背部如冷水浇样。洒淅恶寒，不发热，鼻塞流清涕，舌苔白润，脉浮而软。拟用桂枝汤加味：桂枝10g，白芍10g，甘草6g，防风6g，威灵仙10g，生姜3片，大枣3枚。嘱服2剂。服药后，病者告谓，身如日浴，温暖如常，诸症如失。遂以原方加生黄芪15g，白术10g，再服2剂告愈。

按：桂枝汤治虚人感冒是首选方，加入祛风的防风、威灵仙，既可疏风胜湿，又可达表祛邪。表证已罢，再合玉屏风散，使之益气固表与调和营卫并行，以求治本。[张光荣.陈瑞春学术经验集.北京：科学出版社，2015：215－216]

太阳寒邪伤营脉证

【原文】　　伤寒伤营脉浮紧，头疼身痛恶寒风。

无汗而喘已未热①，呕逆②麻黄汤发灵。

〖注〗伤寒，病名也。伤营，谓寒伤营也。脉浮紧，谓伤寒脉也。头疼身痛，恶寒恶风，无汗而喘，或已发热，或未发热，呕逆，谓伤寒证也。麻黄汤发，谓伤寒实邪，当与麻黄汤发汗最灵也。详太阳中篇。

【提要】本条叙述太阳病伤寒，邪伤营气的脉症及治疗。

【注释】

①已未热：是《伤寒论》原文第3条"或已发热，或未发热"的简语，指寒邪侵犯人体后，郁闭卫气程度不同，发热有迟早之别。

②呕逆：胃气以下降为顺，邪气影响胃气下行，胃气上逆而作呕。

【白话文】

太阳伤寒病是寒邪伤营之病。症见头痛、身疼、恶寒（风）、无汗、气喘或呕逆、发热或未发热、脉浮紧等。治用麻黄汤发汗效果好。

【解读】

因外邪袭表，正邪交争，正气因抗邪而浮盛于外，故脉浮；寒性收引，使经脉拘挛，故脉见紧象。寒为阴邪，易凝滞营卫，寒邪侵袭太阳经脉，致肌表营卫涩滞、经脉拘挛，故见头身疼痛等症。寒邪束表，卫阳被遏，温煦失职，故见恶风。寒邪闭表，腠理闭塞，营阴闭郁，因此无汗。太阳主表，肺主皮毛，寒闭表郁，肺气不利，宣发肃降失司，故可见气喘。在太阳伤寒证中，发热是因寒邪闭表，阳气内郁所导致的，因阳气的郁积需要一定的时间，所以素体阳气偏亢的人及寒邪郁闭较重时，发热出现的时间就会早一些，发热的程度亦会重一些；而素体阳气稍弱之人或寒邪郁闭较轻时，发热出现的时间则会相对迟一些或未见发热，故临床可能会见到"或已发热或未发热"的情况（发热有早有晚）。关于呕逆，则是因正气抗邪于表，肺气因失肃降，胃气也和降失调上逆所致。从上观之，太阳伤寒证的病机为风寒外束，卫闭营郁，肺气失宣。故用麻黄汤辛温发汗，解表散寒，宣肺平喘。

麻黄汤方

麻黄（去节）三两　桂枝二两　甘草（炙）一两

杏仁（汤浸，去皮、尖）七十个

上四味，以水九升，先煮麻黄，减二升，去上沫，纳诸药，煮取二升半，去渣，温服八合，覆取微似汗，不须啜粥，余如桂枝法将息。

麻黄汤方歌：麻黄汤中臣桂枝，杏仁甘草四般施。

发热恶寒头项痛，喘而无汗服之宜。

【医案助读】

发热　刘某某，男，50岁。隆冬季节，因工作需要出差外行，途中不慎感受风寒邪气，当晚即发高热，体温达39.8℃，恶寒甚重，虽覆两床棉被仍洒淅恶寒，发抖，周身关节无一不痛，无汗，皮肤滚烫而咳嗽不止。视其舌苔薄白，切其脉浮紧有力，此乃太阳伤寒表实之证。……治宜辛温发汗，解表散寒。方用麻黄汤。麻黄9g，桂枝6g，杏仁12g，炙甘草3g，1剂。服药后，温覆衣被，须臾，通身汗出而解。

按：麻黄汤为太阳表实证而设。其病机是因风寒之邪客于太阳之表，卫阳被遏，营阴郁滞。因此，临床症状表现为无汗而喘和恶寒头身疼痛的表实证候。本方能发汗解表，宣通肺卫，畅达营阴，使寒邪外出。[陈明.刘渡舟临证验案精选.北京：学苑出版社，1998：1]

风寒营卫同病^①脉证

【原文】 中风浮紧遍身痛，头疼发热恶寒风。

干呕无汗兼烦躁；伤寒身重乍时轻。

浮缓呕逆无汗喘，头疼发热恶寒风。

烦躁而无少阴证^②，营卫同病大青龙^③。

〔注〕中风谓风伤卫之病也。头疼发热，恶风恶寒，干呕，中风之证也。浮紧，寒伤营之脉也。身疼痛，寒伤营之证也。今以中风之病而得伤寒之脉与证，更兼不汗出之表实内热之烦躁也。伤寒，谓寒伤营之病也。身重不痛，乍有轻时，风伤卫之证也。浮缓，风伤卫之脉也。呕逆无汗而喘，头疼发热，恶寒恶风，寒伤营之证也。是以伤寒之病而得中风之脉与证，更兼太阳无汗内热之烦躁也。而无少阴证，谓无身重但欲寐之证也。营卫同病，谓风寒中伤营卫同病也。二证皆无汗实邪，故均以大青龙汤发之。详太阳下篇。

【提要】 本条叙述太阳病过程中出现中风证与伤寒证错杂同见的脉症及治疗。

【注释】

①风寒营卫同病：指风寒邪气侵犯人体，同时出现营分和卫分的症状。

②少阴证：指与少阴病相关的脉证，包括四肢厥冷，下利清谷，脉微，但欲寐等。

③大青龙：在本条指大青龙汤。

【白话文】

风寒营卫同病是指风寒邪气侵袭机体，出现太阳中风证之头疼发热、恶风恶寒、干呕等症，同时见遍身疼痛、无汗、烦躁、脉浮紧等伤寒之证；或伤寒证之呕逆无汗而喘、头疼发热、恶风寒、烦躁等症，同时见身重不痛、乍有轻时、脉浮缓等中风之证。这两种情况都见烦躁的症状，但都不见脉微细、但欲寐之少阴证，故可判断为太阳风寒营卫同病之证。治用大青龙汤。

【解读】

风寒营卫同病是指风寒邪气侵袭机体，风寒同时伤及营卫，出现太阳中风与太阳伤寒的症状错杂同见的情况。中风即风寒邪气伤卫之证，症见头疼发热、恶风恶寒、干呕等，却同时见到遍身疼痛、无汗、烦躁、脉浮紧等风寒邪气伤营之症，或见呕逆无汗而喘、头疼发热、恶风寒、烦躁等伤寒证中同时见到身重不痛、乍有轻时、脉浮缓等中风之症。这两种情况皆因风寒邪气同时伤及营卫之气而成，寒邪闭表，营阴郁遏，故见无汗，阳气内郁，郁而化热，内扰心神而致烦躁，至此则造成了大青龙汤证最为特出的症状"不汗出而烦躁"一症。因少阴病阳虚亦可见烦躁，但此未见脉微细、但欲寐、下利清谷、手足逆冷等少阴证，故综合可判断为风寒外束，阳郁内扰之证，治疗选用大青龙汤外散风寒，内清郁热。

大青龙汤方

麻黄六两　桂枝二两　甘草二两（炙）　杏仁四十枚（去皮尖）　生姜三两（切）　大枣十枚（劈）　石膏如鸡子大（碎）

上七味，以水九升，先煮麻黄，减二升，去上沫，纳诸药，煮取三升，去滓，温服一升，取微似汗。汗出多者，温粉粉之。一服汗者，停后服。若复服，汗多亡阳遂虚，恶风烦躁，不得眠也。

大青龙汤方歌：大青龙汤桂麻黄，杏草石膏姜枣藏。

太阳无汗兼烦躁，风寒两解此为良。

【医案助读】

发热　程某某，60岁。一日忽发寒热无汗，精神疲倦，神志较模糊。家人屡问所苦，才勉强答以自觉心烦，全身疼痛，难以转侧，有人认为是少阴证，须急用姜、附回阳。家属犹豫不决，请我诊治。我按他的脉象是浮而微数，摸他的两胫又很热，遂断为大青龙汤证。因患者恶寒发热，无汗，脉浮数，大青龙汤证的证候群已具。虽然精神疲倦呈嗜睡状态和大青龙汤证的烦躁不得眠有异，但这是老年患病，精神不支的缘故。所以患者外表虽无烦躁现象，但却自觉心烦。本病容易被认为少阴病的原因，除上述精神疲倦而呈嗜睡，可被误认为少阴证之"但欲寐"外，尚有身体疼痛难以转侧的症状；但脉象浮而不微细，足胫温而不冷，则和少阴病有很大区别。本证因风寒外束，所以身疼不能转侧；阳热内郁，所以发热而烦，当用大青龙汤双解表里邪热。处方：生石膏

30g，麻黄、桂枝、杏仁、生姜各9g，炙甘草6g，大枣5枚，水煎服。但考虑患者年老体虚，发汗太过，可能导致虚脱，因嘱其将药分作三次温服，每二小时服一次，如得汗出，即停服。果服二次，全身微汗出，所有症状完全消失。

按：大青龙汤证由外寒内热而起，然往往因邪热太盛，正为邪困，精神不支而出现类似少阴病证候。如此例高热发于年迈之体，虽神志模糊，身重难以转侧，但仍以发热无汗，心烦，身痛，足胫热，脉浮数为主，当属大青龙汤证，予大青龙汤辛温发汗，兼清里热。虽为发汗峻剂，但用量宜考究。除生石膏重用30g外，余均量小，麻桂姜各9g。一为患者热象渐加，过用辛温，恐伤津化燥；二为患者年老，精气衰退，避其发汗太过，损伤正气。[沈炎南．伤寒论医案选评．广东中医，1963，(2)：38]

误服三汤① 致变② 救逆③

【原文】　　　　伤寒酒病桂勿与，呕吐不已血脓鲜。
　　　　　　　　尺迟服麻致漏汗，恶风肢急小便难。
　　　　　　　　微弱汗风青龙发，厥惕悸眩热仍然。
　　　　　　　　身瞤振振欲擗地，桂加附子④真武⑤痉。

【注】伤寒，谓伤寒无汗之实邪也。酒病，谓病酒状似中风也。桂勿与，谓皆勿与桂枝汤也。误与伤寒，则表气愈固，里气更逆，呕吐不已也。误与酒病，则湿热内酿，伤营吐血脓也。此皆误用桂枝汤之变证，当随其变证治之可也。尺迟，谓伤寒尺中脉迟也。服麻，谓服麻黄汤发汗，遂致汗出不止，名曰漏汗也。肢急，四肢拘急也。小便难，谓小便少而难也。伤寒脉证，当用麻黄汤发汗，若尺中脉迟，是营气不足，不可发汗，若误发之，则致漏汗恶风，四肢拘急，小便难等变证也。当以桂枝加附子汤救逆可也。微弱，谓大青龙证脉微弱也。汗风，谓大青龙证自汗恶风也。大青龙证脉不浮紧，若浮缓而微弱反汗出，是大青龙脉证未具也。误以大青龙发之，致其人厥冷筋惕，心悸头眩，热仍不退，身肉瞤动也。振振欲擗地，谓耸动不已，不能兴起欲堕于地也。此皆误与大青龙汤发汗之变证，当以真武汤救逆可也。详太阳篇。

【提要】本条叙述桂枝汤、麻黄汤、大青龙汤三方的使用禁忌、误用后出现的变证及救治。

【注释】

①三汤：指桂枝汤、麻黄汤、大青龙汤三方。

②变：指变证，六经病失治误治后，原来的情况发生了变化，新的证候无法用六经概括则被称为变证，仲景称其为坏病。

③救逆：纠正因错误的治疗而产生的新病证。

④桂加附子：指桂枝加附子汤。

⑤真武：指真武汤。

【白话文】

伤寒表实证及常饮酒的人（酒客）不可误用桂枝汤，用后会出现呕吐不止，甚至呕吐脓血；虽有伤寒表实证的症状，但其尺脉迟弱，此时用麻黄汤，则致汗出不止、四肢拘急、小便难等症，可用桂枝汤加附子汤纠治；虽有大青龙汤证的一些见症，但脉微弱、汗出、恶风，则不可用大青龙汤发汗，若误用大青龙汤发汗，则致手足厥冷、筋肉跳动、心慌心悸、头目眩晕、发热不退、肢体震颤、站立不稳、起身则欲仆地等症，此时可用真武汤救治。

【解读】

本条应理解是给我们一个警示：方药是用来纠偏的。因此，临床使用方药，是要对证的。用之不当，会对人体造成损害。故仲景列出这几条禁忌以示范。

"伤寒酒病桂勿与，呕吐不已血脓鲜"概括了《伤寒论》中三条桂枝汤禁忌证的条文，《伤寒论》第16条"桂枝本为解肌，若其人脉浮紧，发热汗不出者，不可与之也。常须识此，勿令误也"，此谓太阳伤寒表实证，治疗应用辛温之麻黄汤开泄腠理，逐邪外出，而桂枝汤发汗力弱，尚有养正之功，方中无开泄腠理之药，且方中有芍药之酸敛，达不到发越寒邪之郁闭，故曰"不可与之也"。若误用桂枝汤，反使表邪郁闭更甚，可发生种种变证，故当"常须识此，勿令误也"。嗜酒之人，酒湿内蕴，湿郁化热，湿热蕴郁，虽患太阳中风证，若此时投以桂枝汤，桂枝汤为辛甘温之剂，辛温生热，味甘助湿，则湿热之邪得辛温甘甜之助，可使湿热更盛，壅滞脾胃，势必使胃气上逆而呕。这是《伤寒论》第 17 条内容"若酒客病，不可与桂枝汤，得之则呕，以酒客不喜甘故也"。阳热内盛者也要禁用桂枝汤，因桂枝汤为辛温之药，服之则邪热更盛，热伤血络，肉腐为脓，而吐脓血也。原文第 19 条"凡服桂枝汤吐者，其后必吐脓血也"。《伤寒例》所云"桂枝下咽，阳盛则毙"，则是对桂枝汤使用禁忌的高度概括。

麻黄汤是发汗之峻剂，《伤寒论》中有 9 条明文禁忌，后世称为麻黄九禁。凡是阴阳气血诸不足，或湿热、毒热、虚热者，应当禁用麻黄汤及与其他类似的辛温发汗之剂。本歌诀列举了"尺脉迟"为例，"尺脉迟"是指《伤寒论》第 50 条"假令尺中迟者，不可发汗。何以知然？以荣气不足，血少故也"。误服麻黄汤，则致汗出不止、四肢拘急、小便难等症，阴阳两伤，而表证仍未解之变证，尤如《伤寒论》第 20 条"太阳病发汗，遂漏不止，其人恶风，小便难，四肢微急，难以屈伸者，桂枝加附子汤主之"。当用解肌祛风、调和营卫、固阳以摄阴的治法。

"微弱汗风青龙发，厥惕悸眩热仍然"是误用大青龙汤的描述。《伤寒论》第 38 条"若脉微弱，汗出恶风者，不可服之，服之则厥逆，筋惕肉瞤，此为逆也"，指正气不足，卫表不固的病人，误用大青龙汤后出现的种种变证，此时可用真武汤救治，正如第 82 条"太阳病发汗，汗出不解，其人仍发热，心下悸，头眩，身瞤动，振振欲擗地者，真武汤主之"。

三阳① 受病传经欲愈脉证

【原文】　　　伤寒一日太阳病，欲吐烦躁数急②传。
　　　　　　　阳明少阳证③不见，脉静④身和为不传。

〖注〗伤寒一日太阳受病，二日阳明受病，三日少阳受病，此其传经之常也。若初病颇欲吐，烦躁脉数急者，谓邪盛传经而不解也。二三日阳明少阳证不见，脉静身无所苦者，谓邪衰不传，欲自愈矣。

【提要】本条是叙述三阳受病后病邪传经与不传经的脉症。

【注释】

①三阳：指太阳、阳明、少阳三经。

②数急：脉搏跳动较快，一息超过 5 次以上。

③阳明少阳证：即阳明和少阳的症状。如阳明证有身热、汗自出、不恶寒，反恶热等；少阳证有口苦、咽干、目眩、寒热往来等。

④脉静：指脉象没有变化，原为何脉现亦为何脉。

【白话文】

伤寒感邪第一天多为太阳受病，若见欲吐、烦躁、脉数急则提示病邪可能发生传变至他经；若二三日而不见阳明病、少阳病的症状，脉象见和静，身体亦无所不适者，则提示病邪转衰，不会转变至他经，为欲自愈也。

【解读】

外邪初犯人体，太阳首当其冲，为外感病的早期阶段，太阳病虽轻浅，但变化多端，应密切注意是否发生传变。若患者脉象与太阳病的其他见症相符，未发生变化，提示病证仍在太阳，未发生传变；若患者出现恶心欲吐，或烦躁不宁，脉象见数急，可知脉症已不属于太阳病范畴了，提示病邪已发生传变。所以《伤寒论》第 4 条曰"伤寒一日，太阳受之，脉若静者，为不传，颇欲吐，若躁烦，脉数急者，为传也"。尽管《内经》有计日传经之说，但临床实际，病之传，不一定按时日，必须见到相应的脉症来确定，即"伤寒二三日，阳明、少阳证不见者，为不传也"。

阳明表病脉证

【原文】　　　　葛根浮长表阳明，缘缘面赤①额②头疼。

　　　　　　　　发热恶寒而无汗，目痛鼻干卧不宁。

〔注〕太阳未罢，又传阳明，太阳表邪怫郁，阳明肌热，为阳明经表病也。葛根表阳明，谓葛根汤主治阳明表病也。浮长，谓阳明之表脉也。缘缘面赤连额头疼，发热恶寒无汗，

目痛鼻干卧不得宁，皆谓阳明经之表证也。用葛根汤解两经之邪也。详阳明篇。

【提要】 本条是叙述邪犯阳明经之表的脉症及治疗。

【注释】

①缘缘面赤：阳明经热上达面部而出现的面红。

②额：即额头或前额，足阳明经过额头。

【白话文】

阳明经表病是风寒邪气伤/犯阳明经表所导致之病。症见发热恶寒、无汗、满脸通红、头痛（以前额、目眶等处为主）、鼻干、睡卧不宁、脉浮长等。方用葛根汤发汗解表、升津舒筋。

【解读】

邪犯太阳经后未得到及时或正确的治疗，太阳病未罢，邪气未被祛除，以致邪气传变至阳明经表，邪气怫郁，郁遏阳明经脉的阳气，故见发热、恶寒、无汗、满脸通红、头痛（以前额、目眶等处为主）、鼻干、睡卧不安等症，因阳明为多气多血之经，邪犯阳明经表，郁遏阳气，正气抗邪于表，故见脉浮而长；治疗用葛根汤发汗解表、升津舒筋以解太阳、阳明两经的邪气。

葛根汤方

葛根四两　麻黄三两（去节）　芍药二两　桂枝二两（去皮）　大枣十二枚（劈）　生姜三两（切）　甘草二两（炙）

上七味，以水一斗，先煮麻黄、葛根，减二升，去白沫，纳诸药，煮取三升，去滓，温服一升，覆取微似汗，余如桂枝汤法将息及禁忌。

葛根汤方歌：葛根汤中桂麻黄，芍甘大枣与生姜。

发汗解肌调营卫，外感刚痉服之良。

【医案助读】

头痛 李某，男，38岁，住北京朝阳区。患顽固性偏头痛二年，久治不愈。经友人介绍，延请刘老诊治。主述：右侧头痛，常连及前额及眉棱骨。伴无汗恶寒、鼻流清涕、心烦、面赤、头目眩晕、睡眠不佳。诊察之时，见病人颈项转动不利，问之，乃答曰：颈项及后背经常有拘急感，头痛甚时拘紧更重。舌淡苔白，脉浮略数，遂辨为寒邪客于阳明经脉，经气不利之候。治当发汗祛邪，通太阳之气，为疏葛根汤。处方：麻黄4g，葛根

18g，桂枝 12g，白芍 12g，炙甘草 6g，生姜 12g，大枣 12 枚。麻黄、葛根两药，先煎，去上沫，服药后覆取微汗，避风寒。服 3 剂药后，脊背有热感，继而身有小汗出，头痛、项急随之而减。原方再服，至 15 剂，头痛，项急诸症皆愈。

按语：本案为风寒客于太阳经腧，津液不得濡润，经脉气血不利所致。其辨证要点是头痛伴有无汗恶寒，项背拘急与脉浮等症。故以葛根汤散寒通经。本方用桂枝汤加麻黄以发汗散邪，又能疏通经络，并能启动津液以濡润经脉。现代研究亦证明，葛根有扩张血管，改善血液循环的作用。服用本方可使寒邪散，经脉通，津液升，荣卫和则头痛、项强自愈。

服用本方之后，常有脊背先见发热，继而全身汗出，这是药力先作用于经腧而使经气疏通，邪气外出的反映，为疾病向愈之佳兆。[陈明．刘渡舟临证验案精选．北京：学苑出版社，1998：134]

阳明热病脉证

【原文】 　　　　　白虎烦渴热阳明，汗出身热脉长洪。

　　　　　　　　　　不恶寒兮反恶热，合柴兼见少阳经。

〖注〗太阳已罢，而传阳明不传少阳，亦未入腑，其热渐深，表里俱热，为阳明经热病也。白虎热阳明，谓白虎汤主治阳明热病也。脉长洪，谓阳明之热脉也。烦躁口渴，引饮汗出身热，不恶寒反恶热，皆谓阳明经热病之证也。用白虎汤解阳明表里俱热也。阳明未罢，又传少阳，亦阳明热病也。合柴，谓白虎合小柴胡汤，治阳明经热证，兼见少阳经弦脉，寒热往来，口苦耳聋，目眩而呕，胸胁痛之病也。详阳明少阳篇。

【提要】本条是叙述阳明热病的脉症及治疗。

【白话文】

阳明经热病是邪入阳明而致表里俱热之证。症见发热、汗出、恶热、不恶寒、烦渴、脉洪而长等。方用白虎汤清热生津。若同时现少阳病脉症，则用白虎合小柴胡汤治之。

【解读】

太阳病证已未见，邪气已完全传入阳明经，此时太阳表证虽然已经没有了，但邪气并未得以外解，邪入阳明，阳明为多气多血之经，正邪相争，以致形成表里俱热之证，症见发热、恶热、汗出、不恶寒、心烦躁热、口渴引饮、脉洪而长等，但邪热亦尚未入腑，当用白虎汤清热生津解阳明表里之热也。若同时症见弦脉，寒热往来，口苦耳聋，目眩而呕，胸胁痛等，是阳明兼少阳之病，则用白虎汤合小柴胡汤以解阳明、少阳两经之邪热。

白虎汤方

知母六两　石膏一斤（碎）　甘草二两（炙）　粳米六合

上四味，以水一斗，煮米熟汤成，去滓，温服一升，日三服。

白虎汤方歌：白虎汤用石膏偎，知母甘草粳米陪。

　　　　　　　　热渴汗出脉洪大，加入人参气津生。

【医案助读】

发热　汪某某，男，54岁。患感冒发热，于1971年6月12日入某医院，在治疗中身热逐步上升，到14日达38℃以上。曾屡进西药退热剂，旋退旋起，8天后仍持续发热达38.8℃，6月22日由中医治疗。诊察证候，口渴、汗出、咽微痛，脉象浮大，舌苔薄黄。认为温热已入阳明经，内外虽俱大热，但尚在气分，不宜投芩连苦寒之剂，因疏白虎汤加味以治。处方：生石膏60g（先前），知母12g，粳米12g，炙甘草9g，鲜茅根30g（后下），鲜芦根30g，连翘12g，水煎，米熟汤成，温服。下午及夜间连进两剂，热势下降到38℃。23日又按原方续进2剂，热即下降到37.4℃。24日，原方石膏量减至45g，进一剂。25日又进一剂，体温已正常，口不渴，舌苔退，唯汗出不止。以王孟英驾轻汤加减予之。随后进补气健脾剂，兼饮食调理，月余而愈。

辨治思路：据口渴、高热（发热达38.8℃）、汗出、脉象浮大，舌苔薄黄而诊之为"温热已入阳明经，内外虽俱大热，但尚在气分，不宜投芩连苦寒之剂，因疏白虎汤加味以治"，辨证思路十分清晰，加减意图也甚明确，因见咽痛，故加连翘，热邪易于伤津，故加茅根、芦根以清热生津。而方中石膏之用量亦随发热的情况而变化，初时用60g，当体温降至37.4℃时，则减至45g，以防过剂伤正。体温已正常，口不渴，舌苔退，唯汗出不止时，以王孟英驾轻汤（鲜竹叶、生扁豆、香豉、石斛、枇杷叶、橘红、陈木瓜、焦栀）加减予之，随后进补气健脾剂，兼饮食调理月余而愈，符合《伤寒论》病后调理之法，整个案例足可为后学者效法。［熊曼琪．伤寒学．北京：中国中医药出版社，2003：206］

阳明腑病脉证

【原文】　　　　　胃实脉大腑阳明①，大便难兮脾约②同。

　　　　　　　　　蒸蒸③潮热④濈濈汗⑤，满痛始可议三承。

〔注〕脉大腑阳明，谓热邪入腑，阳明当脉大也。曰胃实，曰大便难，曰脾约，谓腑病受邪之不同也。脾约者，太阳阳明也。胃实者，正阳阳明也。大便难者，少阳阳明也。皆为可之下证，不无轻重之别。然必蒸蒸潮热，身肢濈濈然汗出，或满或痛，始可议其微、甚，以三承气汤、麻仁丸下之可也。详阳明篇。

【提要】　本条叙述阳明腑证的脉症及治疗。

【注释】

①腑阳明：指阳明腑证，邪气进入阳明后，化热生燥，与大便相结，影响胃气下降，大便干结不通。

②脾约：病证名，因脾胃气滞而导致津液运行异常，从而出现大便干燥、腹胀、小便频的症状，名脾约。

③蒸蒸：此指蒸蒸发热，指热从里向外透发，如蒸笼状。

④潮热：定时发热，如潮汐有信。阳明病多于午后申时（下午 3 - 5 点）前后，为阳明有热之征。

⑤濈濈汗：形容汗出不多而连绵不断的样子。

【白话文】

阳明腑证与脾约都有大便艰难一症，但阳明腑证可见脉洪大，身体蒸蒸发热、或潮热发于午后的申时（下午 3 ~ 5 点）前后，手足濈濈汗出、腹部胀满或疼痛而且拒按。此时根据病情的轻重，可选用三个承气汤。

【解读】

阳明腑证是指邪热传入阳明胃肠之腑后，邪热与阳明糟粕相结所形成的证候。因邪热已传入阳明，胃肠燥结已成，故称"胃实"或"胃家实"，其脉象见大而有力。受邪的原因及途径各有不同：若是由太阳病汗不得法，或误用吐、下，或妄利小便，致使津液损伤，邪入阳明化燥，约束脾阴，使其不能为胃行其津液，津液不能还入胃肠，而致小便频数、大便秘结，形成脾约，称为"太阳阳明"。若是因外邪直犯阳明，化热成燥，因燥成实，或宿食化燥，燥结成实，而形成阳明腑实证（胃家实），称为"正阳阳明"。若是由少阳病误用汗、吐、下诸法，损伤津液，少阳之邪由热化燥入于阳明，形成胃中燥热实证，而见大便难，称为"少阳阳明"。这三种阳明病，都是燥结均已成，故皆可使用下法治疗，但有轻重之分。若症见脉洪大，身体蒸蒸发热，或潮热发于午后的申时（下午3~5点）前后，手足濈濈汗出、腹部胀满或疼痛而且拒按，可酌情选用三个承气汤。若出现大便干燥、小便数多的症状，名脾约，选用麻子仁丸治疗。

大承气汤方

大黄四两（酒洗）　厚朴半斤（炙，去皮）　枳实五枚（炙）　芒硝三合

上四味，以水一斗，先煮二物，取五升，去滓，纳大黄，更煮取二升，去滓，纳芒硝，更上微火一两沸，分温再服，得下余勿服。

小承气汤方

大黄四两（酒洗）　厚朴二两（炙，去皮）　枳实三枚（大者，炙）

上三味，以水四升，煮取一升二合，去滓，分温二服。初服汤当更衣，不尔者尽饮之，若更衣者，勿服之。

调胃承气汤方

甘草二两（炙）　芒硝半升　大黄四两（清酒洗）

上三味，切，以水三升，煮二物至一升，去滓，纳芒硝，更上微火一二沸，温顿服之，以调胃气。

三承气汤方歌：大承气汤用芒硝，大黄枳实厚朴饶。

去硝名曰小承气，调胃承气硝黄草。

麻子仁丸方

麻子仁二升　芍药半斤　枳实半斤（炙）　大黄一斤（去皮）　厚朴一尺（炙，去皮）　杏仁一升（去皮尖，熬，别作脂）

上六味，蜜和丸如梧桐子大，饮服十丸，日三服，渐加，以知为度。（现代用法：上药为末，炼蜜为丸，每次9g，每日1~2次，温开水送服。亦可按原方用量比例酌减，改汤剂煎服）。

麻子仁丸方歌：麻子仁丸小承气，杏芍麻仁治便秘。

胃热津亏解便难，润肠通便脾约济。

【医案助读】

急性麻醉性肠梗阻　万某某，女，28岁，1992年6月3日初诊。阵发性腹痛2天，停经4个月，已确定早孕。2天前突感右下腹阵发性剧痛，进行性加重住院。体检记录：体温38.5℃，心肺（－），腹部膨胀，拒按，右下腹有压痛，麦氏点无压痛，未扪及肠型及蠕动波，肠鸣音减弱，肝脾未触及。B超发现右侧卵巢有囊肿约7cm×5cm×4cm，疼痛难忍，当日手术切除。次日腹部胀痛加剧，肠鸣音减弱，诊断为急性麻醉性肠梗阻，经禁食、胃肠减压，症状未减，乃请我会诊。患者痛苦面容，腹部膨胀而痛，口渴唇干喜冷饮，时伴恶心，胸闷，小便短赤，大便5天未行，夜寐不安。舌红，苔黄少津，脉滑数。中医诊断为腹痛。由阳明腑实，气机阻滞，肠道传化失职而致。治宜大承气汤，荡涤积滞，宽肠理气。处方：大黄12g（后下），芒硝10g（冲），枳实6g，厚朴6g。1剂水煎服，服后腹痛加剧，即频转矢气，尔后排臭秽之粪便甚多，顷刻腹痛腹胀大减，精神、胃纳转佳。继以健脾调中安胎以善后。

按：本例妊娠何以攻下？经曰："有故无殒，亦无殒也。"以大承气汤直捣病所，中病即止。[蒋玉珍．大承气汤在痛证中的应用．江西中医，1995，（1）：28－29]

阳明慎汗慎清慎下

【原文】　　　　　阳明表证反有汗，桂枝加葛中风传。

热证无汗亡津液，燥渴仍从白虎瘥。

胃实汗热原应下，恶寒浮缓表为先。

欲知定硬①识矢气②，不转③微涩④下之冤。

舌滑尿白小便数，便硬休攻导自安。

小便数多知便硬，无苦数少是津还。

【注】阳明表证应无汗，反有汗，是从风邪传来，仍从表治，宜用桂枝加葛根汤。阳明热证应有汗，反无汗，是或吐，或汗，或下亡其津液，若无燥渴，则从表治，若有燥渴，仍从热治，宜用白虎汤。胃实自汗潮热，原应下之，若有恶寒浮缓之表，宜先解表，表解已，乃可攻之。欲知大便硬定未定，当稍与小承气汤，转矢气者，已成定硬，当与大承气汤攻之。若不转矢气者，未成定硬，攻之必溏，勿更与也。若脉微涩者，亦不可下，下之则冤死也。舌滑，尿白，里热微也，虽小便数、大便硬，其热远在广肠，亦不可下，用蜜煎猪胆导法自可安也。凡小便数多，知大便必硬，虽大便硬而无或满、或痛之苦，当审其小便日几行，日减数少，是津液还于胃中，慎不可攻，不久必自大便出也。详阳明篇。

【提要】本条叙述阳明病慎用汗、清、下三法。

【注释】

①定硬：大便必定干硬。

②矢气：俗称打屁。

③不转："不转矢气"的省称；言服小承气汤后，胃肠之气没有下行，故不会出现矢气、肠鸣等现象。

④微涩：即微脉和涩脉，微脉为脉摸之似有似无，因阳气虚不能鼓充脉管；涩脉为往来不利，主阴血虚不能滋润；微涩同见，主气血俱虚。

【白话文】

阳明经的表寒证是无汗的，而表证反见汗出，这是风邪传（或犯）阳明经之表，用桂枝加葛根汤治之；阳明病的热证应该是有汗出的，若无汗出，则是损伤津液。若燥渴引饮，还是可用白虎汤（注：最好白虎加人参汤）治疗。自汗，潮热，为阳明腑实证，本应攻下，但若有恶寒，脉浮缓之表，宜先解表，表解已，乃可攻之。确定大便是否结硬，可服小承气汤试之，服后有矢气（放屁）者，是大便已硬；服后不矢气，且脉微涩者，是大便未硬，燥结未成，不可攻下。舌苔滑，小便色白，尽管大便硬，亦不可下，用蜜煎猪胆导法即可也。凡小便频繁、量多，知大便必硬。虽大便硬而无腹满或腹痛之苦，小便次数减少，是津液将还于胃肠之中。

【解读】

阳明经表证为风寒邪气侵袭阳明经表所致，因寒邪郁闭，本应见无汗，治疗当用葛根汤发汗解表、升津舒筋。但若反见汗出，则可知此为风邪侵袭阳明经表为主，治疗仍从表解，应改用桂枝加葛根汤解肌发表、生津舒筋。

阳明热证本应见汗出，阳明病发热无汗出，有 2 种可能，一是用了汗、吐、下三法，损伤了津液；一是阳明表寒未解。前者当用清热生津或清热养阴之法，后者，当用解表之法，不可用清法，即《伤寒论》第 170 条"伤寒脉浮，发热无汗，其表不解，不可与白虎汤"。若见烦热口渴引饮等热证，可知里热炽盛，治疗应从清热论治，宜用白虎汤（白虎加人参汤）清热生津。

若邪已入阳明胃腑热结成实，症见大便秘结、多汗、蒸蒸潮热等胃家实的典型症状者，在治疗上本应以下法为主，但若见恶寒、脉浮缓等表证，此时应以解表为先，而慎用下法，以免引表邪入里，而致闭门留寇，待表邪完全解除后才可用下法。

若想知道阳明病患者的大便是否已经成硬结之势，仲景的方法是，先给患者内服少量的小承气汤，若患者服药后，出现转矢气，则说明肠中燥屎已成硬结，此时治疗应当用大承气汤峻下热结；若未见转矢气者，说明肠中大便尚未成硬结之势，此时慎不采用攻下之法，若用下法，可损伤脾胃而致大便溏。或虽见患者大便难，但切其脉微涩者，此为气血虚衰、正气不足之象，不可采用攻下之法，若轻易攻下，必致病情恶化。即《伤寒论》第 209 条"若不大便六七日，恐有燥屎，欲知之法，少与小承气汤，汤入腹中，转矢气者，此有燥屎也，乃可攻之，不转矢气者，慎不可攻"。第 214 条"若不转矢气者，勿更与之。明日又不大便，脉反微涩者，里虚也，为难治，不可更与承气汤也"。

阳明病若见舌苔滑腻，小便色白不黄，说明里热尚轻，虽见小便频数、大便硬，但可知其热尚远在直肠之间，此时不可用下法，应用蜜煎方或猪胆汁等润肠导便之法，大便自可解出，诸症可愈。

若症见小便频数量多的，可知大便必硬。虽见大便硬结而无腹满、腹痛等所苦之症，此时当审问患者小便以往日解几次，今日解几次，若见逐日减少小便频次及尿量者，这是津液能还入胃肠的表现，因津液能还入肠中，肠燥得以滋润，大便不久后即可自行解出，慎不可使用攻下之法。

少阳脉证

【原文】　　往来寒热①胸胁满②，脉弦目眩③而耳聋。

口苦默默④不欲食，心烦喜呕⑤少阳经。

或渴或咳身微热，或胁硬痛腹中疼。

或悸不呕尿不利，舌苔滑白小柴⑥宗。

〔注〕脉弦，谓少阳病脉也。往来寒热胸胁满，目眩耳聋，口苦默默不欲食，心烦喜呕，少阳经主证也。或渴，或咳身微热，或胁硬痛，腹中疼，或悸不呕，尿不利，舌苔滑白者，皆少阳或有之证也。均宜小柴胡汤主之，随证加减治之可也。详少阳篇。

【提要】本条叙述邪犯少阳经腑的脉症及治疗。

【注释】

①往来寒热：往来，反复交替的意思；寒，指恶寒；热，指发热。往来寒热，即指恶寒与发热交替，恶寒时不发热，发热时不恶寒，反复发作。

②胸胁满：满 mèn，音闷，同闷。胸胁满，是"胸胁苦满"的省称，指胸胁部胀闷感。

③目眩：两目发黑，头晕，严重者视物旋转、恶心呕吐。

④默默：指心情抑郁，言语较少。

⑤喜呕：胆气犯胃而频频作呕。

【白话文】

少阳病是邪犯少阳经腑所致之病，症见往来寒热、胸胁苦闷、心烦喜呕、不欲饮食、口苦、咽干、目眩、脉弦等，或见口渴、腹痛、心悸、无呕吐、小便不利、舌苔滑白等或见症。用小柴胡汤为主，进行加减治疗。

【解读】

少阳病是指邪犯手足少阳经、腑（三焦及胆）所致枢机不利，常表现为经腑同病，其典型脉象为脉弦，症见口苦、咽干、目眩、耳聋、往来寒热、胸胁苦满、心烦、表情抑郁、频频呕吐、不欲饮食等主要症状，或见口渴，或见咳嗽，或见身微微发热，或见胁下硬痛、腹中痛，或见心悸、无呕吐、小便不利、舌苔滑白等或见症。少阳受邪，气机被郁，故弦脉为其主脉。

少阳郁火循经上扰清窍则见口苦、咽干、目眩、耳聋等症。正邪分争，进退于表里之间，正胜则发热，邪胜则恶寒，邪正交争，互有胜负，呈现寒去热来，寒热交替，故称谓往来寒热。往来寒热是少阳病主要热型，也是少阳病主症之一。它既不同于太阳病发热恶寒同时并见；也不同于阳明病发热，不恶寒，反恶热；并且也与疟疾发作时寒热交替，发有定时有别，此种热型为少阳病所独有。足少阳之脉，下胸中，贯膈，络肝属胆，循胁里。邪犯少阳，经气不利，故见胸胁苦满。肝胆气郁，疏泄失职，故神情默默而寡言。胆热内郁，影响脾胃，脾失健运则不欲饮食。胆火内郁，上扰心神则心烦。胆热犯胃，胃失和降则喜呕。

少阳手足两经，络属胆与三焦，少阳之位，在表里之间，邪犯少阳，胆火内郁，三焦不利，内外失和，故其病变可及表里内外，上下三焦。加之邪正交争，互有胜负，故少阳病势不定，变化多端，因此，少阳病多见或然之症。如邪郁胸胁，未犯胃腑，则胸中烦而不呕；邪热伤津则口渴；少阳胆腑气郁较甚，经气郁结较重则胁下痞硬；邪犯少阳，三焦不利，气化失职，水气内停，水停心下则心下悸；水停下焦则小便不利；表邪未解，津液未伤则不渴，身有微热；寒饮犯肺，肺气上逆则咳。以上诸症，虽症状各异，但总的病机仍是胆热内郁，枢机不利，脾胃失和，故仍当以小柴胡汤加减化裁治之。

小柴胡汤方

柴胡半斤　黄芩三两　人参三两　半夏半斤（洗）　甘草（炙）　生姜三两（切）　大枣十二枚（劈）

上七味，以水一斗二升，煮取六升，去滓，再煎取三升，温服一升，日三服。若胸中烦而不呕者，去半夏、人参，加瓜蒌实一枚；若渴，去半夏，加人参合前成四两半、栝楼根四两；若腹中痛者，去黄芩，加芍药三两；若胁下痞硬，去大枣，加牡蛎四两；若心下悸、小便不利者，去黄芩，加茯苓四两；若不渴，外有微热者，去人参，加桂枝三两，温覆微汗愈；若咳者，去人参、大枣、生姜，加五味子半升、干姜二两。

小柴胡汤方歌：小柴胡汤和解功，半夏人参甘草从。

更用黄芩加姜枣，少阳百病此为宗。

【医案助读】

感冒 赵某某，男，28岁，为住院患者。患病毒性感冒，高热持续不退，体温39.6℃，并与恶寒交替出现，类似疟证，特邀刘老会诊。经仔细询问，夜晚发热更甚，身疼痛无汗，头痛，眩晕，口苦，咽干口渴，呕恶不欲食，胸胁满闷，视其舌红而苔黄，切脉则弦数。刘老辨为邪客少阳之半表半里，正拒邪入则发热，邪进正退则恶寒，正邪分争所以往来寒热而如疟。然口渴苔黄反映少阳与阳明并病。当和解少阳，兼清阳明之热。柴胡16g，半夏14g，党参6g，炙甘草6g，黄芩10g，生姜8g，大枣7枚，桔梗10g，枳壳10g，连翘10g，生石膏30g，板蓝根16g，玄参14g。服药3剂，汗出热退，体温降至38℃，又服2剂，寒热不发，脉静身凉而病愈。

按：本案寒热往来为邪在少阳。少阳居于半表半里之间，为三阳之枢机。伤寒，邪传少阳，正邪分争，正胜则热，邪胜则寒，故见恶寒发热交替出现，更有口苦、咽干、眩晕、胸胁满闷、呕恶不欲食等症，则断少阳证无疑。其身痛、无汗之症，为邪热壅盛，气机不利导致。治疗以和解少阳，斡旋气机为主，兼以清解气分热毒。方以小柴胡汤和解少阳枢机，恢复肝胆出入之机转，从而鼓正祛邪；枳壳、桔梗一升一降，斡旋上下；石膏、连翘、板蓝根、玄参，清气分之热毒，彻邪外出。诸药共伍，能和畅气机，宣通内外，调达上下，疏利三焦。服之则使少阳和畅，枢转气活，自能鼓邪热随汗外出。本方用于外感发热不退，邪入少阳者，屡获效验。[陈明．刘渡舟临证验案精选．北京：学苑出版社，1998：4]

少阳病用柴胡汤加减法

【原文】　　　　胸烦①不呕去参夏，加蒌若渴半易根。

腹痛去芩加芍药，心悸尿秘苓易芩。

胁下痞硬②枣易蛎，不渴微热桂易参。

咳去参枣加干味，小柴临证要当斟③。

【注】少阳经主证，宜小柴胡汤主治也。其或有之证，务要临证斟酌加减可也。若胸中烦而不呕，去半夏、人参，加瓜蒌实。若渴者，以半夏易栝楼根。若腹中痛，去黄芩加白芍。若心下悸，小便不利者，加茯苓去黄芩。若胁下痞硬，加牡蛎去大枣。若不渴外有微热者，去人参加桂枝微汗之。若咳者，去人参、大枣，加干姜、五味子。义详少阳篇小柴胡汤下。

【提要】本条叙述少阳病用小柴胡汤的临证加减。

【注释】

①胸烦：心胸烦闷。

②痞硬：这里指胁下胀满按之较硬的感觉。

③斟：即斟酌、思考。

【白话文】

小柴胡汤虽是少阳病的主方，但对于少阳病的多种或见症，临床应用时则应根据具体病证酌情加减，方可应临床之变。若胸中烦而不呕吐，去半夏、人参，加瓜蒌实。若口渴者，以栝楼根代替半夏。若腹中痛，去黄芩加白芍。若心下悸，小便不利者，去黄芩加茯苓。若胁下痞硬，去大枣加牡蛎。若口不渴、微发热者，去人参加桂枝。若咳者，去人参、大枣，加干姜、五味子。

【解读】

少阳手足两经，络属胆与三焦，少阳之位，在表里之间，邪犯少阳，胆火内郁，三焦不利，内外失和，其病变可及表里内外、上下三焦，故可见多种或见症。小柴胡汤虽为少阳病的主方，但由于少阳病势不定，变化多端，出现许多或然之证，故仲景设小柴胡汤加减法，示人临证宜加减化裁，辨证用药。如胸中烦而不呕，是邪热扰心，胃气尚和，故去甘壅之人参以免留邪；去温燥的半夏加瓜蒌以清心除烦；如渴是邪热伤津，去半夏，用栝楼根（即天花粉）清热生津；如腹中痛是土被木乘，脾络失和，故去黄芩之苦寒，加芍药于土中泻木，和络缓急以止痛；如胁下痞硬，是邪气郁遏少阳较甚，去大枣甘能壅满，加牡蛎软坚散结，消滞除痞；如心下悸，小便不利，是三焦决渎失职，水饮内停，以水饮得冷则停，得淡则利，故去苦寒之黄芩，加淡渗之茯苓；如不渴，外有微热，是太阳表邪未除，无里热伤津之象，去人参壅补，加桂枝以解外；如咳者，属寒饮犯肺，去人参、大枣甘温壅气，生姜辛温之品，加干姜温中化饮，加五味子敛肺止咳。

少阳禁汗吐禁下

【原文】　　　　　少阳三禁要详明，汗谵吐下悸而惊[1]。
　　　　　　　　　甚则吐下痢不止，水浆不入[2]命难生。

【注】三禁，谓少阳禁吐、禁汗、禁下也。若误发汗，则生谵语，若误吐下，则心悸而惊。少阳经，即有心下硬，不可下，下之甚，则下痢不止。即有胸中满，不可吐，吐之甚，则水浆不入，变成危候，命难生也。详少阳篇。

【提要】本条叙述少阳病禁汗、吐、下三法。

【注释】

①悸而惊：即心悸心惊。

②水浆不入：指不能进食。

【白话文】

少阳病的治疗禁忌有三，分别为禁汗、禁吐、禁下。误用汗法，可出现谵语；若误吐、下之法，可出现心悸、惊惕不安，甚至出现呕吐、下利不止、饮食不得下咽，严重者危及生命。

【解读】

少阳病的治疗有"三禁"。《伤寒论》中有明文，第 264 条"少阳中风，两耳无所闻，目赤，胸中满而烦者，不可吐下，吐下则悸而惊"及第 265 条"伤寒，脉弦细，头痛发热者，属少阳。少阳不可发汗，发汗则谵语。此属胃，胃和则愈，胃不和，烦而悸"。足少阳经脉起于目锐眦，走于耳中，下胸中，贯膈；手少阳之脉上耳后，入耳中，出耳前，止于目锐眦，其支者布胸中，络心包，下膈。胆火上扰，清窍不利故头痛发热。脉症合参，断为病属少阳。若仅凭头痛发热一症，难断病在何经，因三阳经病皆有头痛发热。若头痛连及项背，发热恶寒，脉浮是病在太阳之表，治宜汗解；若头痛多在前额，发热而脉大，是病在阳明之里，治宜清下；惟头痛位居两侧，发热而脉弦为病在少阳。邪在少阳，胆火上炎，枢机不利，治宜和解，不可发汗，误汗则津液外泄，化燥伤津，胃中干燥，促使邪气内传阳明，邪热上扰心神则谵语。误治变证，宜看胃气能和与否。若胃气和，其含义有二：一为热除津复，谵语自止；一为胃热津伤，难以自和，可用和胃泄热之法，下其里实，实邪去则胃自和。若胃气不和，则热盛津伤，阴血不足，心失所养，故见烦、悸之症。此为少阳误汗所致，故少阳病禁用汗法。少阳中风，为风邪侵袭少阳之经，少阳主相火，又为风邪所犯，风火相煽，循经上扰，清窍不利，故耳聋，目赤；邪滞少阳经脉，胆火上炎，枢机不利则胸中满而烦。可见本证是无形之风火，扰少阳经脉所致。应以和解枢机，清降胆火之法加以治疗。若误认胸满而烦为实邪阻滞，而用吐下之法，势必耗伤气血，胆气内虚，心失所养，而出现心悸，惊惕等变证，甚则可致饮食不可下咽，而危及生命，故少阳病禁用吐下之法。

少阳可吐可汗可下

【原文】

胸满热烦栀子豉，痞硬冲喉瓜蒂平。

发热恶寒肢烦痛①，微呕支结②柴桂宁。

郁郁微烦呕不止，心下痛硬大柴攻。

误下柴胡证仍在，复与柴胡振汗③生。

【注】上言其禁,恐失宜也;此言其可,贵变通也。胸满烦热,太阳少阳轻邪也,宜栀子豉汤涌之。胸满痞硬,气上冲喉不得息者,太阳、少阳重邪也,宜瓜蒂散吐之。发热恶寒,四肢烦疼微呕,心下支结,太阳、少阳表证也,宜柴胡桂枝汤,微汗两解之。郁郁微烦,呕不止,心下痛硬,少阳、阳明表里证也,宜大柴胡汤缓攻两解之。误下不致变逆,柴胡证仍在者,复与柴胡汤以和解之,若解则必蒸蒸振汗出而解,以下后虚故也。详太阳、少阳篇。

【提要】 本条叙述少阳病在适当的情况下可用汗、吐、下三法。

【注释】

①烦疼:指因疼痛而烦躁。

②支结:心下因气滞而如有物支撑之感。

③振汗:即战汗,身体振动而汗出。

【白话文】

上条强调汗、吐、下三法为少阳病的治疗禁忌。此言少阳病在一定的情况下也是可以酌情用汗、吐、下三法的。如:胸满烦热者,用栀子豉汤;胸满痞硬,气上冲喉不得息者,宜瓜蒂散吐之;发热恶寒,四肢烦疼微呕,心下支结者宜柴胡桂枝汤;郁郁微烦,呕不止,心下痛硬者,宜大柴胡汤;虽误下不致变逆,柴胡证仍在者,复与柴胡汤,必蒸蒸振汗出而解。或不恰当,当临床出现相应病因病机时,亦可选用汗、吐、下之法,贵在灵活变通,重在辨证论治。

【解读】

前一条提出汗、吐、下三法为治少阳病所禁,此条又说少阳病亦可选用汗、吐、下之法,临床的病证是复杂的。单纯的少阳病禁汗、吐、下三法,是言其常,但如少阳病兼有他经病证的情况下,也是可以酌情合用汗、吐、下三法的,是言其变。

"胸满热烦栀子豉"即《伤寒论》第77条"发汗,若下之,而烦热,胸中窒者,栀子豉汤主之"。本是太阳病,用发汗,或用泻下,热邪不为汗下所解,而郁热之邪,留扰胸膈,气机阻滞,故身热而心烦,胸中窒闷不舒,形成太阳、少阳两经同病,邪结未清,故用栀子豉汤清宣郁热,得吐者,止后服。

"痞硬冲喉瓜蒂平"即《伤寒论》第166条"病如桂枝证，头不痛，项不强，寸脉微浮，胸中痞硬，气上冲喉咽不得息者，此为胸有寒也，当吐之，宜瓜蒂散"。"病如桂枝证"，是指病人有发热、汗出、恶风等症，与太阳中风相似，然其头不痛，项不强，脉非寸关尺三部皆浮，而独寸脉浮，则知其非为太阳表证，故仲景以"如"字述之。今寸脉浮，反映了上焦为痰实阻滞，气机上逆之机，痰饮壅塞胸中，阻碍气机，故见胸中痞硬；痰随气逆故见气上冲咽喉，呼吸困难；内有肺气郁滞，不得宣发，在表之营卫不和，故外见发热、恶风、汗出等症，综合分析，本证之机在于痰饮停滞胸膈，气机不利，有上越之势，故仲景曰"此为胸有寒也"（寒饮或寒痰）。因其病位在上，治疗上应采取因势利导之法，用瓜蒂散涌吐痰食之邪，即《内经》所谓"其高者，引而越之"之意也。此胸中痞硬是因有形之寒饮或寒痰阻滞胸膈（属上焦焦膜——少阳）而成。

"发热恶寒肢烦痛，微呕支结柴桂宁"即《伤寒论》第146条"伤寒六七日，发热，微恶寒，支节烦疼，微呕，心下支结，外证未去者，柴胡桂枝汤主之"。伤寒六七日，一般为表证解除之期，如不解，则有传变之势。今发热，微恶寒，肢节烦疼，知太阳证未罢，风寒仍在表；微呕与心下支结并见，是邪犯少阳，胆热犯胃，经气不利。本证为太阳表证未解，进而邪犯少阳，实为太阳少阳并病，治宜太少两解之法。但从微恶寒，可知发热亦微，仅肢节烦疼，而无头项强痛，身痛，无汗等证，说明太阳表证已轻。微呕，即心烦喜呕而微，心下支结与胸胁苦满同类而轻，可见太少证候俱轻，故以小柴胡汤、桂枝汤复方减半而投之，合为柴胡桂枝汤，一则调和营卫，以解太阳；一则和解枢机，以治少阳。

"郁郁微烦呕不止，心下痛硬大柴攻"即《伤寒论》第103条"太阳病，过经十余日，反二三下之，后四五日，柴胡证仍在者，先与小柴胡汤；呕不止，心下急，郁郁微烦者，为未解也，与大柴胡汤下之则愈。"太阳表证已罢，邪已传入少阳，谓之"过经"。病入少阳，当以和解为主，汗吐下之法均属禁忌。今反二三下之，是为误治，误治可能产生变证。但从后四五日柴胡证仍在，表明邪气并未因下而内陷，邪仍在少阳，故先与小柴胡汤以和解少阳。服小柴胡汤后，如枢机运转，病即可愈；但服后病未好转，而反加重，由喜呕变为"呕不止"，此乃邪热不解，内并阳明，热壅于胃，胃气上逆所致；由胸胁苦满变为"心下急"，是邪入阳明，胃热结聚，气机阻滞所致；由心烦而变为"郁郁微烦"，是气机郁遏，里热渐甚。从呕不止、心下急、郁郁微烦说明由少阳误治，邪化燥成实，兼入阳明。少阳证不解，则不可下，而阳明里实，又不得不下，遂用大柴胡汤和解与通下并行，双解少阳、阳明之邪。

"误下柴胡证仍在，复与柴胡振汗生"即《伤寒论》第101条"……凡柴胡汤证而下之，若柴胡汤证不罢者，复与柴胡汤，必蒸蒸而振，却复发热汗出而解"。凡柴胡证，当用和解之法，不可攻下，误用下法，当属误治，易使邪气内陷，产生变证；但亦有下之后柴胡证仍在者，则知邪气未陷，仍可再用柴胡汤。但误下之后正气受损，抗邪无力，服汤后，正气得药力之助与邪抗争，正邪交争较为剧烈，必见蒸蒸发热，周身振抖，乃至正胜邪却之时，遂发热汗出而解。此种病解的机转过程，后世称为战汗。

栀子豉汤方

栀子十四个（劈）　香豉四合（棉裹）

上二味，以水四升，先煮栀子，得二升半，纳豉，煮取一升半，去滓，分为二服，温进一服，得吐者，止后服。

栀子豉汤方歌：栀子豉汤治虚烦，懊憹倒置不得眠。

　　　　　　　呕吐少气加姜草，胸滞结痛药不添。

瓜蒂散方

瓜蒂一分（熬黄）　赤小豆一分

上二味，各别捣筛，为散已，合治之，取一钱匕，以香豉一合，用热汤七合，煮作稀糜，去滓，取汁和散，温顿服之。不吐者，少少加，得快吐乃止。诸亡血虚家，不可与瓜蒂散。

瓜蒂散方歌：瓜蒂散中赤小豆，豆豉汁调酸苦凑。

　　　　　　　邪逐涌吐功最捷，胸脘痰食服之走。

柴胡桂枝汤方

桂枝一两半（去皮）　黄芩一两半　柴胡四两　人参一两半　甘草一两（炙）生姜一两半（切）　半夏二合半（洗）　芍药一两半　大枣六枚（劈）

上九味，以水七升，煮取三升，去滓，温服一升。本云人参汤，作如桂枝法，加半夏、柴胡、黄芩，复如柴胡法。

柴胡桂枝汤方歌：小柴原方取半煎，桂枝汤入复方全。

　　　　　　　　　　阳中太少相因病，偏重柴胡作仔肩。

大柴胡汤方

柴胡半斤　黄芩三两　芍药三两　半夏半升（洗）　生姜五两（切）
枳实四枚（炙）　大枣十二枚（劈）　大黄二两

上七味，以水一斗二升，煮取六升，去滓，再煎，温服一升，日三服。一方加大黄二两。若不加，恐不为大柴胡汤。

大柴胡汤方歌：大柴胡汤黄芩芍，姜枣枳实半大黄。

　　　　　　　　　　少阳阳明同为病，和解泻热妙非常。

【医案助读】

急性胆囊炎　韩某，男，36岁，农民。1981年7月16日晨乍寒乍热，右胁胀痛，掣及胃脘，痛不可忍，以头撞墙，头汗淋漓。入县医院急诊，注射"度冷丁"，止痛一时，诊断为"急性胆囊炎，结石不排除"。查：体胖，面部潮红，喜食辛辣，舌红苔黄燥，脉弦滑有力，大便3日未解，小便黄赤，口苦呕逆，不欲食，腹满痛。证属少阳未解，阳明里实；治宜疏泄肝胆，清除脏热。予大柴胡汤加减：柴胡、黄芩、白芍、枳实、大黄、元胡各15g，半夏、生姜各10g。1剂水煎2次分服。第一煎药服后即排气欲便，即时胁痛及头痛减轻，呕恶缓解；2小时后，2煎药服后，泻下稀臭便半痰盂，矢气，胁痛轻微，头汗止。药已中的，次日守原方大黄减半，加大枣5枚，2次分服。药后小便清，脉和缓，苔黄，思食，余症尽除。

按：患者乍寒乍热，右胁胀痛掣及胃脘，口苦呕逆，不欲食，乃邪在少阳；面部潮红，喜食辛辣，舌红苔黄燥，小便黄赤，大便3日未解，腹满痛，脉弦滑有力，为阳明里实已成，所以治宜疏泄肝胆，清除腑热，投以大柴胡汤，清泄少阳、阳明两经之邪热，则热去病解。[罗乃忠.《伤寒论》方治疗急症验案三则.黑龙江中医药，1991，(4)：34 – 35]

三阳合病并病

【原文】　　　　合病两三经同病，并病传归并一经。

二阳合病满喘发，自痢葛根呕半同。

太少痢芩呕加半，明少弦负顺长生。

滑数宿食大承气，三阳合病腹膨膨。

口燥身重而谵语，欲眠合目汗蒸蒸。

遗尿面垢参白虎，浮大汗下禁当应。

二阳并病汗不彻，面赤怫郁大青龙。

表罢潮热手足汗，便难谵语大承攻。

太少头项痛眩冒，心下痞硬如结胸。

禁汗吐下惟宜刺，谵惊不食痫多凶。

【注】一经未罢，又传一经，二经、三经同病，而不归并一经者，谓之合病。二经、三经同病，而后归并一经自病者，谓之并病。二阳，谓太阳、阳明也。太阳则有头痛、发热、恶寒、无汗，阳明则有肌热、恶热、心烦、不眠之症，相合同病也。满喘，谓二阳合病当下痢不下痢，更加胸满而喘，宜麻黄汤发之。自痢，谓二阳合病当有之证，宜葛根汤也。呕半，谓二阳合病，不下痢但加呕者，宜葛根汤加半夏也。同，谓二证同用葛根一方也。太少，谓太阳、少阳合病也。太阳则有头痛发热，恶寒无汗；少阳则有寒热往来，口苦耳聋，目眩胸胁痛之症，相合同病也。痢芩，谓太阳、少阳合病当自下痢，宜与黄芩汤也。呕加半，谓太阳、少阳合病不自痢，但加呕者，宜黄芩汤加半夏也。若不呕痢而见太阳、少阳之证，非合病也，宜用柴胡桂枝汤两解之。明少，谓阳明、少阳两经之证同见下痢合病也。弦负，弦为少阳木脉，木胜则土负，负则死也。顺长生，长为阳明土脉，土盛则本不能灾为顺，顺则生也。滑数，谓阳明，少阳合病，下痢黏秽者，脉必滑数，是宿食也，宜大承气汤；呕酸苦者，宜大柴胡汤。三阳，谓太阳、阳明，少阳合病也。腹膨膨，谓腹胀满也。口燥，谓口中干燥也。身重，谓身重难转侧也。谵语，谓妄乱言也。欲眠，谓喜睡也。合目汗蒸蒸，谓合目出热汗也。遗尿，谓失尿不知也。面垢，谓面似有油垢也。此

皆三阳热盛，津液枯竭之证，设使脉浮，禁不可汗，脉大亦不可下，惟宜用白虎加人参，益气生津清热可也。若未经汗下，津液未伤，三阳合病，轻证惟宜柴葛解肌汤，清解三阳可也。二阳，谓太阳阳明并病也。汗不彻，谓邪在太阳，发汗未彻，又传阳明也。面赤，谓邪犹怫郁于太阳、阳明之表，未并阳明之腑，宜大青龙汤解两经之热也。表罢，谓太阳证罢也。潮热，手足汗，大便难，谵语，谓已归并阳明腑也，宜大承气汤，攻阳明实热也。太少，谓太阳、少阳并病也。头颈强痛，目眩昏冒，心下痞硬，如结胸证，谓太阳少阳二经之证尚未归并，其邪未定，禁不可汗下，惟宜刺大椎、肝俞、肺俞，以泻其热也。若误发汗，则必发谵语。若误吐下，则必心烦而惊，水浆不入，下痢不止。变此恶候，命多凶也。义详合病并病篇。

【提要】本条叙述三阳合病与并病的脉症及治疗。

【白话文】

两经或三经同时发病，而不归纳到一经的，就叫"合病"；两经或三经受病后，最后归并于一经者，叫"并病"。太阳与阳明合病，不下利，见胸满而喘，宜麻黄汤治疗；太阳与阳明合病，自下利，用葛根汤治疗；太阳与阳明合病，不下利，但呕吐者，葛根加半夏汤治疗；太阳与少阳合病，自下利者，宜用黄芩汤治疗；太阳与少阳合病，不下利，但呕者，用黄芩加半夏汤汤治疗；阳明与少阳合病，弦脉甚者，木胜土负，负则死，脉长者土盛，土盛则木不能灾为顺，顺者生。阳明、少阳合病，下痢黏秽者，脉滑数，是宿食也，宜大承气汤；太阳、阳明、少阳合病，见腹胀满，口中干燥，身重难转侧也，妄乱言也，喜睡，合目出热汗，遗尿，面似有油垢者，此皆三阳热盛，津液枯竭之症，即使脉浮或脉大，不可用汗、下之法，惟宜用白虎加人参汤；太阳阳明并病，汗出不彻，面赤，宜大青龙汤治之，表证已解，见潮热，手足汗，大便难，谵语者，宜大承气汤；太阳、少阳并病，见头颈强痛，目眩昏冒，心下痞硬，如结胸证，禁不可汗下，惟宜刺大椎、肝俞、肺俞；以泻其热也。若误汗、吐、下，则发谵语、心烦而惊，水浆不入，下利不止，多为危候。

【解读】

"合病两三经同病，并病传归并一经"，两经或三经同时发病，而不归纳到一经的，就叫"合病"；两经或三经受病后，最后归并于一经者，叫"并病"。

但今天的解释与以上《医宗金鉴》的解释略有不同，现今一般解释为：凡两经或三经以上同时发病的称为"合病"；一经病证未罢，而另一经病证又起，发病有先后次第之分者，称为"并病"。

"二阳合病满喘发"即《伤寒论》第 36 条"太阳与阳明合病，喘而胸满者，不可下，宜麻黄汤"，本条论太阳阳明合病、喘而胸满的证治。合病治法，当根据复杂证候，突出重点所在，而为之施治。本条云："太阳与阳明合病"，且有"不可下，宜麻黄汤"的字样，是知此属太阳伤寒与阳明同时发病。然其中证候之孰轻孰重，孰主孰次，又当仔细分析。条文明确揭示"喘而胸满"，而对阳明病则戒之以"不可下"，说明病证以太阳伤寒为主，而阳明病次之。肺主宣降，肺气上逆则喘，肺气壅滞则胸满，皆因风寒袭表，不惟皮毛受邪，且内合于肺使然。病之重心既然在表，自可据无汗而喘之例，主用麻黄汤以发汗解表。或曰本条有较明显的阳明证，如不大便等，又当如何处治？要知喘而胸满，与阳明腹满而喘有别，即使是表里同病，今以伤寒表实证为主，治法自应先表后里，而不可早下。

"自痢葛根呕半同"即《伤寒论》第 32 条"太阳与阳明合病者，必自下利。葛根汤主之"及第 33 条"太阳与阳明合病，不下利，但呕者，葛根加半夏汤主之"，前一条论太阳阳明合病下利的证治。太阳与阳明合病，是太阳阳明同时受邪发病，从主方用葛根汤分析，则本条当以太阳表证为主，自必有发热恶寒、无汗、头痛、项背强、脉浮紧等证。今不言，是省文。又因寒束于表，阳郁而不得宣达，致阳明腑气不和，传导失职，故自下利。此乃次要证，且用明文点出。所谓"自下利者"，是既非误治，亦非里虚，而是因风寒所及，下利自然而作之意。其利多为水粪杂下，而无恶臭及肛门灼热感，并见于太阳伤寒证中。太阳兼阳明下利，虽属表里同病，但证以太阳为主，故治当以发汗解表为先，使表解里自和，此亦称之为逆流挽舟之法。用葛根汤者，即取桂枝汤调和营卫，解肌祛风；葛根配麻黄，轻以去实，解肌表而发汗，舒经络而治项背强急。况葛根有升阳和胃止利之用，故无汗有汗，下利不下利，俱可以葛根汤主之者，意即此也。后一条论太阳阳明合病呕逆的治法。伤寒邪实于表，最易影响阳明胃肠升降失序，上逆则为呕逆，下迫则为下利。太阳与阳明合病，不下利，但呕者，当与上条自下利有异。上条外邪迫于肠，传导失职而下利；本条外邪内迫于胃，胃气上逆而呕逆。因呕与下利，皆是肠胃受病，从六经分证而言，属于阳明范围，故谓之阳明。但本证重点，仍以太阳病发热、恶寒、无汗、项背强等为主症，故治法仍用葛根汤，以解表发汗疏通经络为主，惟加半夏以降逆止呕。

"太少痢芩呕加半，明少弦负顺长生，滑数宿食大承气"即《伤寒论》第172条"太阳与少阳合病，自下利者，与黄芩汤；若呕者，黄芩加半夏生姜汤主之"。本条辨太少合病下利或呕的证治。合病，自属两经或三经之病合而俱见之义。但本条所谓"太阳与少阳合病"，却并无太阳之证，方无太阳之药，是有合病之名，而无合病之实，疾病重心偏于少阳。少阳邪热内迫阳明，胃肠功能失职，故见下利或呕吐。但既云合病，以方测证，当有发热，口苦，小便短赤，大便利而不爽，并有热臭气，腹痛，脉弦数等症。故用黄芩汤，以清热坚阴，和中止利。若呕，是兼胃气上逆，则加半夏、生姜以降逆止呕。若症见不吐不利，而见太阳、少阳之症者，此非合病，应用柴胡桂枝汤两解太少经表之邪。阳明属土，少阳属木，阳明病主脉为大，少阳病主脉属弦，如果脉见大而弦，此为阳明少阳合病的本脉，可用黄芩汤清热，其下利可自愈；若脉单见大而不弦，或出现长大之象，此为阳明土气尚旺，不受少阳木气相乘，其病为顺，易愈；若脉象单弦而不大，则为少阳木气太旺，易乘阳明土气，其病为逆，难治；若脉不弦而滑数，这就非阳明少阳经表合病之证了，假如症状又见下利黏秽，此为宿食为病的热利，治疗用大承气汤攻积下滞；阳明少阳合病者，症见呕吐酸苦，反映了胆、胃腑热俱盛，治疗用大柴胡汤以泻阳明少阳两经之热。

"三阳合病腹膨膨，口燥身重而谵语，欲眠合目汗蒸蒸，遗尿面垢参白虎，浮大汗下禁当应"即《伤寒论》第219条"三阳合病，腹满身重，难于转侧，口不仁面垢，谵语遗尿。发汗则谵语，下之则额上生汗，手足逆冷。若自汗出者，白虎汤主之"及第268条"三阳合病，脉浮大，上关上，但欲眠睡，目合则汗"。219条论三阳合病，邪热偏重于阳明的证治及治禁。三阳合病，言太阳、阳明、少阳三经同时发病。然从症状表现看，实以阳明热盛为主。阳明热盛气壅，故见腹满。邪热弥漫，元气受损，故见身重，难以转侧。阳明经脉绕口、过面部，阳明之热循经上熏，则见口中感觉失常，食不知味，语言不利，面色不泽，如蒙尘垢。胃热上扰心神，则见谵语。热盛神昏，膀胱失约，故见遗尿。此证虽以阳明热盛为主，但既言三阳合病，必有太阳病、少阳病之脉证可见，然因其微而以"三阳合病"赅之，即柯韵伯所谓"本阳明病，而略兼太少也"。"若自汗出者"是运用白虎汤的辨证关键，从185条、188条分析，"若自汗出"，正说明太、少之邪已转属阳明。因而此证初始是"三阳合病"，而至"若自汗出"时，已经为阳明一经之病。因此证已归并阳明，属阳明无形之热充斥，治宜白虎汤辛寒清热。"若自汗出者，白虎汤主之"，意承"谵语，遗尿"句下，言此证之治法用方，属倒装文法。此证以白虎汤为正治之方，若误用辛温发汗，必更伤津液，而使胃家燥热益甚，谵语加重。《金匮玉函经》"发汗则谵语"下有一"甚"字，甚是。若误用苦寒泻下，因其里未成实，必伤伐无辜，使阴液竭于下，阳气无所依附而脱于上，故见额上汗出如油珠，手足厥冷之症。三阳合病，禁用汗下二法，其理自明。268条论述三阳合病，是太阳、阳明、少阳的证候同时俱见。脉浮属太阳，脉大为阳明，浮大而直上关上，为有弦象，是少阳主脉。盖弦脉则端直以长，如张弓弦，如是三阳脉见。虽曰三阳合病，而脉亦对应，但病机重点却在于里热，里热内扰，神识昏蒙，故但欲睡眠；里热内炽，阴液不能藏，因而合目则汗。一般而言，寤而汗出，谓之自汗；寐而汗出，谓之盗汗。本证目合而汗出，乃盗汗之属。盗汗属阴虚者多，而本证汗出，则为阳盛。何以知然？以其病关少阳，少阳居表里之位，寐则阳入于里，卫阳稍减，而里热转盛，热迫液泄，故盗汗出也。由此可见，盗汗之属性，须结合全部脉证，方可定其虚实。

"二阳并病汗不彻，面赤怫郁大青龙，表罢潮热手足汗，便难谵语大承攻"即《伤寒论》第48条，"二阳并病，太阳初得病时，发其汗，汗先出不彻，因转属阳明，续自微汗出，不恶寒。若太阳病证不罢者，不可下，下之为逆，如此可小发汗。设面色缘缘正赤者，阳气怫郁在表，当解之，熏之。若发汗不彻，不足言，阳气怫郁不得越，当汗不汗，其人躁烦，不知痛处，乍在腹中，乍在四肢，按之不可得，其人短气但坐，以汗出不彻故也，更发汗则愈。何以知汗出不彻？以脉涩故知也"。太阳病初得病时，当用发汗解表，但若汗不如法，以致发汗不透彻，则不仅太阳表证不解，而且阳气怫郁于表，外邪入里化热，又出现阳明里证，即为二阳并病。面赤，即面色潮红，缘缘不退，提示病邪郁于太阳和阳明的经表不得解散，尚未完全并入阳明之腑，此时可见烦躁、短气、脉涩等，或见痛无定处，时在腹中，时在四肢，以手按之，又不能确切找出痛的部位，这是因为邪气壅滞，邪无出路的缘故，治疗当以大青龙汤清解太阳、阳明两经的邪气。"续自微汗出，不恶寒"，是病人由无汗变为持续不断的自汗出，由发热恶寒变为不恶寒但发热，乃二阳并病的进一步发展。此时太阳表证已罢，病已转属阳明，阳明外证显露，出现潮热、手足汗出、大便困难、谵语等症，反映了此时已非二阳并病，邪气已完全并入了阳明之腑，治疗当用大承气汤攻下阳明实热之法。

"太少头项痛眩冒，心下痞硬如结胸，禁汗吐下惟宜刺，谵惊不食痫多凶"即《伤寒论》第142条，"太阳与少阳并病，头项强痛，或眩冒，时如结胸，心下痞硬者，当刺大椎第一间、肺俞、肝俞，慎不可发汗；发汗则谵语，脉弦，五日谵语不止，当刺期门"。本条论太阳少阳并病的证治。太阳证候未罢，继而出现少阳之证，即为太少并病。太阳经起于目内眦，上额交巅，络脑下项，循身之后，太阳受邪，经脉不利，故头项强痛。少阳经起于目外眦，循胸过季胁，胆火上炎，热干空窍，故头昏目眩；邪郁少阳，经气不行，则时如结胸，心下痞硬，但不若结胸硬满疼痛之甚，无有休止之时。此属两阳共同之证，实则偏重于少阳，而以经脉为患。故当采用刺法，因其势而利导之，因其实而宣泄之。大椎属督脉经，为六阳之会，刺之能发越邪气，透解热势；肺与皮毛相合，刺肺俞以宣太阳之邪；肝胆互为表里，刺肝俞以泄少阳之邪。治法选穴与证候悉相合拍。因本病不纯在表，故不可妄汗，误汗则徒伤津液，木火愈炽，火邪乘胃，胃气不和，则发谵语。若误用吐法，必会导致心烦而惊，水浆不入，下利不止等变证危险病象；谵语而见脉弦，示人此病之关键处，还是偏重于少阳，故当刺肝之募穴期门，以泄火去实。

黄芩汤方

黄芩三两　芍药二两　甘草二两（炙）　大枣十二枚（劈）

上四味，以水一斗，煮取三升，去滓，温服一升，日再夜一服。

黄芩汤方歌：黄芩汤治太少利，腹痛急迫脉弦细。

　　　　　　　黄芩白芍甘草枣，清热和阴平肝逆。

黄芩加半夏生姜汤方

黄芩三两　芍药二两　甘草二两（炙）　大枣十二枚（劈）　半夏半升（洗）　生姜一两半　一方三两（切）

上六味，以水一斗，煮取三升，去滓，温服一升，日再夜一服。

黄芩加半夏生姜汤方歌：黄芩原方加夏姜，呕吐下利胃肠伤。

太少合病邪热淫，苦降辛开治少阳。

【医案助读】

烧心　陈某，男，24岁，2015年3月因寐差、腹中有烧灼感就诊于湛江某医院（医院名称不详）。门诊查胃镜无殊，生化检查示转氨酶略升高，门诊医生予以四逆汤合四君子汤15剂及护肝西药（药名不详），1个月后复查，转氨酶降至正常范围内，寐差几无改善，腹部症状更剧。初诊自诉寐差数年，常难以入睡，入睡后梦境纷飞，醒后昏沉头痛。观其舌，舌红苔少。诊其脉，脉浮弦。然口不作渴，无自汗出。腹中常感不适，常于饭后腹内有明显灼热感，定要一泻方快。每日晨起大便一次，不成形。胃纳差，食入心下有堵塞感，食后胃中亦常感空虚。辨为少阳热证，方用黄芩加半夏生姜汤加粳米，4剂，日二服。服4剂后，寐稍改善，胃纳稍加，仍有阻隔乃至反胃感。舌较前稍淡。后以黄芩汤为底方随证加减出入，前后共计17剂，患者反馈入睡较易，醒后头部仍昏痛，胃纳可，腹部症状消失。

按：此症未见口渴，乃伤津未重，寐差乃少阳火旺难降，少阳火冲迫胃中津液，上冲表现为食入不畅有阻滞感，下迫则表现为食后一泻方快，腹中烧灼感更可作为火盛的佐证。此虽病在肠胃根则在少阳，清泻少阳则肠胃不固之诸症可除。予黄芩汤殊为对证。前医因见患者转氨酶升高，又见腹部不适，故以四逆散治肝、四君子补脾。而虚实寒热未辨，是典型的以症用方，其方不效亦可料见。服药后腹部症状更剧乃因四君子实脾，壅堵少阳火热邪气，邪无出路，冲逆更甚而致。[陈敏妃，李华峰，许志良．黄芩汤病机初探．浙江中医药大学学报，2016，40（12）：926－927，931]

三阴受病传经欲愈脉证

【原文】　　　　　　伤寒三日三阳尽，热微烦躁入阴传。

其人能食而不呕，脉小尿清为不传。

【注】伤寒三日，三阳受邪为尽，三阴当受邪，其人身热虽微，而烦躁者，谓邪去阳入阴不解也。若其人反能食而不呕，脉静小，小便清，谓邪未入于阴为不传，欲自愈也。

【提要】本条叙述邪是否传三阴的脉症。

【白话文】

从伤寒病传经的规律来看，经过三天，邪应由三阳传入三阴经，但传入三阴与否，不能完全按时日，得根据具体的临床表现来判断。症见身微发热、烦躁，可知邪已由阳经传入阴经了，病邪未得解。若未见呕吐，其人反能食，脉搏细小，小便清，大便自调者，说明邪未传入三阴经，病邪已解，病证向愈。

【解读】

本歌诀是对《伤寒论》第270条"伤寒三日，三阳为尽，三阴当受邪，其人反能食而不呕，此为三阴不受邪也"的概括，按《素问·热论》传经理论是以日数为凭，所谓一日太阳，二日阳明，三日少阳，四日太阴……。但这显然与临床实际不符，对此，仲景指出病情是否发生传变，应以脉症为凭，详见原文第4、5条。本条又进一步强调了这一问题，伤寒三日，是指外感病过了三天，若按《内经》理论，三阳为尽，三阴当受邪，但是否发生传经，绝不是以日数为凭，而应以脉症为据，如果病人表现能食不呕，说明正气相对较旺，胃气尚和，疾病没有发生传变，故曰"此为三阴不受邪也"，反之，若传入三阴，太阴当见腹满而吐，食不下；少阴当见欲吐不吐，或吐利肢厥；厥阴当见饥而不欲食，食则吐蛔，今不见这些脉症，说明未传入三阴。本条总的精神是再次强调疾病是否发生传变，应以脉症为凭，不能仅拘于日数之说。

太阴阴邪脉证

【原文】　　　　　太阴阴邪沉迟脉，吐食腹满有时疼。

手足自温利不渴，理中汤主悸加苓。

腹满去术加附子，吐多去术加姜生。

虽吐下多还用术，渴欲得水倍术宁。

欲作奔豚术易桂，干姜寒倍参腹疼。

〖注〗太阴阴邪，谓邪从阴化之寒证也。脉沉迟，太阴阴邪脉也。吐食、腹满时痛，太阴里寒证也。手足自温，邪如太阴也。自利不渴，脏无热也，宜理中汤主之。若心下悸，加茯苓。腹满，去术加附子。吐多，去术加生姜。虽吐若下利多，还用白术。若渴欲得饮水，仍倍加术。若脐下欲作奔豚，去术易桂。中寒倍加干姜，腹痛倍加人参。详太阴篇。

【提要】本条是叙述太阴病邪从寒化的脉症及治疗。

【注释】

①奔豚：豚 tún，音屯，指小猪，病人自觉有气从少腹上冲咽喉，如小猪快速奔跑冲撞。

【白话文】

太阴病邪从寒化之病。症见脉沉迟、呕吐、腹满时痛、手足自温、下利、口不渴等，治疗当用理中汤。若症见心下悸加茯苓；腹满明显去白术加附子；呕吐明显去白术加生姜；虽吐若下利多，还用白术；渴欲饮水，当白术加倍用；欲作奔豚，去白术加桂枝；寒甚倍加干姜；腹痛倍加人参。

【解读】

本歌诀实际包含《伤寒论》第 273 条"太阴之为病，腹满而吐，食不下，自利益甚，时腹自痛。若下之，必胸下结硬"。及第 277 条"自利不渴者，属太阴，以其脏有寒故也。当温之，宜服四逆辈"。及第 386 条理中丸方后注文的内容。太阴病是中阳不足，运化失职，寒湿内停，升降失常所导致的疾病。太阴脾虚，中阳不足，寒湿内盛，故脉见沉迟。中焦阳虚，寒凝气滞，或因运化失职，寒湿内阻，气机不畅，故见腹满、腹痛。脾胃为人体气机升降之枢纽，由于中阳不足，升降失职，浊阴上逆则呕吐。中气下陷，寒湿卜渗则见自利。自利是指自发性下利，非误治所致，"自利益甚"，则指下利逐渐加重，乃由于呕吐，食不下，使脾胃更伤，气陷更甚所致。脾胃虚弱，受纳腐熟运化功能失职，故食不下。时腹自痛也是太阴虚寒腹痛的特点，乃由于中焦阳虚，寒凝气滞，或寒湿内阻，气机阻滞所致，常表现为时作时止，喜温喜按。治疗当以温中散寒，健脾燥湿为主，方用理中汤（丸）。因无热邪，仅是脾胃阳虚，寒湿内停于中焦，且下利轻，津未伤，故口不渴。自利不渴不仅可与里热下利之口渴作鉴别，而且亦与少阴病"自利而渴"有别，是太阴病的典型证候之一。与太阴病提纲症候相参，则辨证更为准确。太阴病总的病机为脾脏虚寒，故称"脏有寒"。治疗上仲景提出"当温之"大法，即温中散寒，健脾燥湿。未言具体方药，而曰"宜服四逆辈"，即四逆汤、理中汤一类的方剂。临证可视病情的虚寒程度，轻者单纯脾胃虚寒宜理中汤（丸），重者由脾及肾，伴肾阳虚者，宜四逆汤。

理中丸方后记载随证加减法有八种：

（1）脐上悸动者，是肾虚水气上冲之象，方中去白术之壅补，加桂枝以温肾降冲，通阳化气。

（2）吐多者，是胃寒饮停而气逆，故去白术之补土壅塞，加生姜以温胃化饮，下气止呕。

（3）下利严重者，是脾气下陷，脾阳失运，故还需用白术健脾燥湿以止利。

（4）心下悸者，是水邪凌心，可加茯苓淡渗利水，宁心安神。

（5）渴欲饮水者，乃脾不散精，水津不布，宜重用白术健脾益气，以运水化津。

（6）腹中痛者，是中气虚弱，故重用人参至四两半。

（7）里寒甚，表现为腹中冷痛者，重用干姜温中祛寒。

（8）腹满者，因寒凝气滞，故去白术之壅塞，加附子以辛温通阳，散寒除满。

理中丸方

人参　干姜　甘草（炙）　白术各三两

上四味，捣筛，蜜和为丸，如鸡子黄许大。以沸汤数合，和一丸，研碎，温服之，日三四，夜二服。腹中未热，益至三四丸，然不及汤。汤法，以四物依两数切，用水八升，煮取三升，去滓，温服一升，日三服。若脐上筑者，肾气动也，去术，加桂四两；吐多者，去术，加生姜三两；下多者，还用术；悸者，加茯苓二两；渴欲得水者，加术，足前成四两半；腹中痛者，加人参，足前成四两半；寒者，加干姜，足前成四两半；腹满者，去术，加附子一枚。服汤后如食顷，饮热粥一升许，微自温，勿发揭衣被。

理中丸方歌：理中丸主理中焦，甘草人参术干姜。

呕利腹痛阴寒盛，或加附子总扶阳。

【医案助读】

泻泄　崔某，男，5岁，呕吐，泻泄，高热来势凶猛，延诊。热退吐止，仍泻，有轻中度脱水，建议转诊，治疗7日，脱水纠正，但泻泄仍作，到某医院治疗14日，泻泄未瘥。出院延余诊。症见神疲体倦，面色苍白，四肢不温，口不渴，大便清稀，舌淡，苔白，脉沉弱迟。辨证为脾胃虚寒，治宜温中祛寒，补益脾胃，拟理中汤加味。处方：人参5g、炒白术10g、炮干姜5g、炙甘草3g、炮附子5g、肉桂3g（另包）、砂仁3g、茯苓10g，日1剂水煎服，连服2剂而愈。

按：理中丸为太阴阳虚脾寒的主治之方，此案泻泄经半月有余而未止，症见神疲体倦，面白不渴，四肢不温，大便清稀，舌淡苔白，脉沉弱迟，明系中焦虚寒，脾失健运，故予理中丸加炮附子、肉桂补火以暖土，加砂仁、茯苓温脾胃而兼分利，因方药契合于病机，加之小儿脏气清灵，随拨随应，故仅服2剂而告愈。[崔兆兰.理中丸的临床应用.河北中医，2000，（9）：686－687]

太阴阳邪脉证

【原文】　　　　　阳邪嗌干腹满痛，误下时痛大实疼。

大承桂枝加芍大，脉弱芍大当审行。

〔注〕阳邪，谓太阴邪从阳化之热证也。嗌干，谓咽干太阴热也。腹满痛，太阴有余证也。误下，谓误下邪陷太阴当分轻重也。时痛，谓腹有时痛，有时不痛，宜桂枝加芍药汤和之。大实痛，谓腹大满痛，无时不痛，宜桂枝加大黄汤下之。兼阳明胃实，以大承气汤下之。若脉弱即当行大黄芍药，宜斟酌减之，以其人胃气弱易动也。详太阴篇。

【提要】本条叙述太阴病邪从热化的脉症及治疗。

【白话文】

太阴病邪从热化之病。症见咽干、腹满疼痛。误用下法，见腹痛时作时止，宜桂枝加芍药汤治之；见腹大满痛，无时不痛，宜桂枝加大黄汤下之，甚至以大承气汤下之；若脉弱即当行大黄芍药，宜斟酌减量用之。

【解读】

"阳邪嗌干腹满痛"，太阴病邪从热化，热炎于上，则见咽干，热积于中，则见腹满疼痛，因太阴经脉循行于腹部，络于咽嗌，故当太阴经脉受邪，经气不利时，可见腹部胀满疼痛及咽喉干燥不适的症状，此歌诀是指《伤寒例》所述"尺寸俱沉而细者，太阴受病也，当四五日发，以其脉布胃中，络于嗌，故腹满而嗌干"，此语实际是出自于《素问·热论》"四日，太阴受之，太阴脉布胃中络于嗌，故腹满而嗌干"。但对于此证，《素问》《伤寒论》《医宗金鉴》均未提出治法。

"误下时痛大实疼，大承桂枝加芍大，脉弱芍大当审行"，来自《伤寒论》第279条"本太阳病，医反下之，因尔腹满时痛者，属太阴也，桂枝加芍药汤主之，大实痛者，桂枝加大黄汤主之"及第280条"太阴为病，脉弱，其人续自便利，设当行大黄、芍药者，宜减之。以其人胃气弱，易动故也"。以上二条论太阳病误下邪陷太阴的证治及脾虚气弱者当慎用攻伐之品。279 条言太阳病当用汗法，禁用攻下，今不当下而误下，故曰"反"。误下伤脾，脾伤运化失职，气机壅滞则腹满；血脉不和，经络不通则腹痛，因病位在脾，故曰"属太阴也"。然此虽属太阴，却与太阴病本证不同，彼为脾阳不足，寒湿内盛所致，故除见腹满时痛外，更见食不下、呕吐、下利等，当用理中汤治疗；而本证仅见腹满时痛，余症不显，为脾伤气滞络瘀所致，故治以通阳益脾，活络止痛，方用桂枝加芍药汤。"大实痛"是形容腹痛剧烈，拒按等证情，比"腹满时痛"为重，可伴便秘之症，乃脾伤气血瘀滞较甚，不通则痛所致，故在上方基础上加大黄二两，增强化瘀通络导滞之功，名为桂枝加大黄汤，兼阳明胃实者，可用大承气汤下之。

桂枝加大黄汤，即桂枝加芍药汤再加大黄组成。加大黄亦有双重作用，其一因气血经络瘀滞较甚，腹满痛较重，故加大黄增强其活血化瘀，通经活络之功；其二因气滞不通，亦可导致大便不行，加大黄能导滞通便，邪气去则络脉和，其病自愈。280 条曰太阴病，脉弱，这是太阴病的主脉，乃由于脾阳虚弱，鼓动无力所致。若阳虚加重，使脾胃升降失常，脾气不升，寒湿下注，可出现下利。此时即使出现络脉不和，气滞血瘀的腹满时痛或大实痛，当用桂枝加芍药汤或桂枝加大黄汤时，其大黄、芍药的用量宜轻，因有脾阳虚弱，若苦寒药用量过大，更伤脾阳，易生变证，故曰"易动故也"。本条是强调应根据病人的体质及脉症来增减药量，使方药更适合于病情。桂枝加芍药汤是由桂枝汤原方倍用芍药组成，虽只有一味药量不同，方义却有很大差别。本方用桂枝配合甘草辛甘化阳，通阳益脾；生姜与大枣合用亦能辛甘合化，补脾和胃；重用芍药取其双重作用，一者与甘草配伍，缓急止痛，再者活血和络，经络通则满痛止，故用于腹满时痛十分恰当。

桂枝加芍药汤方

桂枝三两（去皮）　芍药六两　甘草二两（炙）　大枣十二枚（劈）生姜三两（切）

上五味，以水七升，煮取三升，去滓，温分三服。本云桂枝汤，今加芍药。

桂枝加大黄汤方

桂枝三两（去皮）　大黄二两　生姜三两（切）　芍药六两　甘草二两
（炙）大枣十二枚（劈）

上六味，以水七升，煮取三升，去滓，温服一升，日三服。

桂枝加芍药汤、桂枝加大黄汤方歌：桂枝倍芍转输脾，泄满升邪止痛宜。

大实痛因反下误，黄加二两下无疑。

【医案助读】

荨麻疹　苏某某，女，32岁。患荨麻疹已达5年之久。开始时每年发五、
六次，后来逐年加剧，今年起愈发愈频，竟至没有间歇。曾大量注射过葡萄糖
酸钙，内服苯海拉明及驱风、治血之中药多剂，均归无效。现症：遍身大小不
等的疙瘩，抓痒无度，此起彼伏，日夜无宁静之时。在发作剧烈时，特别怕
冷，身必重裘，大便一直两天一次，且燥结难下，腹微痛。处方：桂枝9g，芍
药9g，甘草3g，生姜9g，大枣3枚，大黄9g，全瓜蒌12g，麻仁12g。服上药
后约3小时，身痒渐止，疙瘩逐渐隐没，周身微汗，大便畅通，症状全部消
失，迄今已半月余，未再发过。

按：桂枝加大黄汤为《伤寒论》太阳表里双解的方剂。本症形寒怕冷，为
太阳表证未解，便秘、腹痛，为阳明腑实。故以桂枝汤解表邪和营卫；大黄、
瓜蒌、麻仁以通便润肠，药与证合，故数载顽固疾患，竟一剂而愈。[顾介山.
桂枝加大黄汤治愈顽固性荨麻疹.江苏中医，1958，（2）：24]

太阴阳明表里同病

【原文】　　　　腹满时减复如故，此是寒虚气上从。

腹满不减不大便，转属阳明乃可攻。

〖注〗腹满时减，减复如故，谓腹时满时不满，而减复如常，此为太阴寒邪寒虚之气上
逆之满，乃可温之证也，宜厚朴生姜甘草半夏人参汤。腹满不减，谓常常而满，终日不减，

或不大便，此为转属阳明实热内壅之满，乃可攻之证也，宜大承气汤。详太阴篇。

【提要】本条叙述太阴腹满与阳明腹满的鉴别及治疗。

【白话文】

腹满时有缓解者，此为虚，为太阴寒邪寒虚之气上逆之满。腹满无缓解时，终日不减，或不大便者，此为实，为转属阳明实热内结之证，乃可攻之。

【解读】

"腹满时减复如故，此是寒虚气上从"即《金匮要略·腹满寒疝宿食病脉证治第十》第 3 条"腹满时减，复如故，此为寒，当与温药"。此条论述虚寒性腹满的病证特点，因阳气时运，故腹满时而减轻，阴寒复聚，则腹满复如故，可知此为太阴寒邪寒虚之气上逆所致之满，治疗应用温药，宜用厚朴生姜甘草半夏人参汤以温阳散寒，恢复脾胃功能，则腹满可愈。

"腹满不减不大便，转属阳明乃可攻"即《伤寒论》第 255 条"腹满不减，减不足言，当下之，宜大承气汤"。今腹满不减，减不足言，说明腹满减的程度很少，少到不足以用语言来表达，这是热实腹满的特征。而此种腹满必伴有不大便，腹痛拒按，舌苔黄厚干燥等见症，此为转属阳明实热内壅之满，乃可攻之证也，治疗当用大承气汤。

厚朴生姜半夏甘草人参汤方

厚朴半斤（炙，去皮）　　生姜半斤（切）　　半夏半升（洗）　　甘草二两
人参一两

上五味，以水一斗，煮取三升，去滓，温服一升，日三服。

厚朴生姜半夏甘草人参汤方歌：厚朴半斤姜半斤，一参二草亦须分。

半升夏最除虚满，汗后调和法出群。

【医案助读】

慢性萎缩性胃炎　李某，女，45 岁，1995 年 8 月 20 日初诊。上腹部胀满不适 3 年余，饥饿、饱餐后均不舒服，每年夏秋季加重，晚上胀满不适更甚，以致晚餐不能食，伴倦怠乏力，胃部隐隐作痛，面色萎黄，舌质淡，苔薄白，脉沉缓。胃镜检查示：慢性萎缩性胃炎。B 超显示：肝胆未见异常。辨证属脾胃虚寒，气滞不运。治宜温运脾胃，宽中除满。处方：厚朴 15g，半夏 12g，党参 12g，怀山药 15g，炙甘草 6g，生姜 8g。每日 1 剂，水煎服。

上方服 6 剂后，病人腹胀满明显减轻，继服 10 剂，临床症状全消。嘱再服香砂六君子丸 1 月。后胃镜检查示：胃黏膜大部为橘红色，仅胃窦部尚有轻度充血，病获临床治愈。

按：腹胀已历 3 年余，西医诊为慢性萎缩性胃炎性，病程虽久，然腹胀不减，显系气滞所为，而气滞之因，当辨虚实。从其所伴倦怠乏力，面色萎黄，舌淡，脉沉缓等症入手分析，则脾虚气弱、寒湿中阻之机可明。综合分析，是证当为脾虚湿滞之证，正与厚朴生姜半夏甘草人参汤证主机吻合，故投之迅速取效。然该证毕竟病程较久，脾虚深痼，若不加强疗效，恐其复发，故以香砂六君子丸善后，终获全功。是案提示，久病初愈，巩固疗效尤为重要。［李琼．厚朴生姜半夏甘草人参汤治疗慢性胃炎．河南中医，2000，（6）：15］

少阴阴邪脉证

【原文】　　　　　　少阴阴邪脉沉细，背寒欲寐口中和。

咽痛腹痛骨节痛，厥痢清谷四逆瘥。

〖注〗少阴阴邪，谓邪从阴化之寒证也。脉沉细，少阴阴邪之脉也。背寒，谓背恶寒，阳气虚也。欲寐，谓但欲寐，阴气盛也。口中和，口中不干燥也。咽痛腹痛，下痢清谷，寒盛于中也。骨节疼痛，四肢厥冷，寒淫于外也，宜四逆汤，温中散寒也。详少阴篇。

【提要】本条叙述少阴病邪从寒化的脉症及治疗。

【白话文】

少阴病邪从寒化之病。症见脉沉细、背恶寒、时时欲寐、精神萎靡、口中不燥不苦、咽痛、腹痛、骨节疼痛、四肢厥冷、下利清谷等，治疗当用四逆汤类，温里散寒、回阳救逆。

【解读】

"少阴阴邪脉沉细，背寒欲寐口中和"即《伤寒论》第 281 条"少阴之为病，脉微细，但欲寐也"、第 304 条"少阴病，得之一二日，口中和，其背恶寒者，当灸之，附子汤主之"，第305条"少阴病，身体痛，手足寒，骨节痛，脉沉着，附子汤主之"。口中和并非病症，是指口中不苦、不燥、不渴，主要为排除热证而提出的鉴别指征。督脉循行于背，统督诸阳。少阴病阳虚，背部失于温煦，故背恶寒。由于阳虚湿盛，故以附子汤温阳化湿。"灸之"可祛寒通阳，使阳气畅通，药力能更好地发挥作用。一般认为，当灸大椎、关元、气海等穴。第305条证以疼痛证候为主要病变。肾阳虚衰，水寒不化，寒湿留着于筋脉骨节肌肉，经脉受阻，经气不利，故身体骨节疼痛；肾阳虚衰，四末失于温养，故手足寒；阳虚湿遏，故脉沉。304条证与305条证虽然临床表现不一，但病机同为阳虚寒盛，故治亦用温阳散寒的附子汤。

歌诀"咽痛腹痛骨节痛，厥痢清谷四逆瘥"所描述的咽痛、腹痛、骨节疼痛、手足厥冷、下利清谷等症，见于《伤寒论》中四逆汤适应证的多条原文。肾阳虚衰，四末失温，则手足厥冷；肾阳虚衰，火不暖土，腐熟无权，则下利清谷；少阴阴精阳气虚衰，则见但欲寐、精神萎靡；少阴经脉过腹部，循喉咙，挟舌本，寒伤少阴之经，则见咽痛、腹痛。证属少阴阳虚，阴寒内盛，治疗当用四逆汤之类的方剂，以回阳救逆。

附子汤方

附子二枚（炮，去皮，破八片）　茯苓三两　人参二两　白术四两　芍药三两

上五味，以水八升，煮取三升，去滓，温服一升，日三服。

【医案助读】

虚劳　陈某，男，30岁。初受外感，咳嗽愈后，但觉精神萎靡，食欲不振，微怕冷，偶感四肢腰背酸痛。自认为病后元气未复，未即就医，拖延十余日，天天如是，甚感不适，始来就诊。脉象沉细，面色苍白，舌滑无苔，此乃脾肾虚寒，中阳衰馁。治当温补中宫，振奋阳气，附子汤主之。处方：炮附子三钱，白术四钱，党参三钱，杭芍（酒炒）二钱，茯苓三钱，水煎服。服一剂后，诸症略有瘥减，次日复诊，嘱按原方继服二剂。过数日，于途中遇见，病者愉快告云：前后服药三剂，诸症悉愈，现已下田耕种。

按：素体阳虚之人，患外感，虽外感证愈，但邪伤肾阳，阳虚寒盛，出现一派少阴阳虚证候，阳虚寒湿不化阻于四肢腰背，故四肢腰背酸痛，证属阳虚

寒盛，但证较轻，用附子汤三剂而愈。［刘渡舟. 新编伤寒论类方. 山西：山西人民出版社，1984：197］

少阴阳邪脉证

【原文】　　　　少阴阳邪沉细数，口燥咽干大承汤。

少阴心烦不得卧，黄连阿胶是主方。

〔注〕阳邪，谓少阴邪从阳化之热证也。少阴病但欲寐，阴邪则脉沉细无力，阳邪则脉加数而有力矣。始病即口燥咽干，水不上升，热之甚也。宜大承气汤急下之，泻阳救阴也。少阴病但欲寐，二三日以上变生心烦不得眠，是阳邪乘阴，阴不能静也，宜黄连阿胶汤，清阳益阴也。详少阴篇。

【提要】　本条叙述少阴病邪从热化的脉症及治疗。

【白话文】

少阴病邪从热化证，若症见脉沉细数而有力、口燥、咽干等，应急用大承气汤治疗；若症见心中躁扰烦热、辗转反侧、不得安眠，治疗应用黄连阿胶汤。

【解读】

少阴病本应症见脉微细、但欲寐，现出现脉沉细数而有力、口燥、咽干等，可知少阴病邪从热化，"少阴阳邪沉细数，口燥咽干大承汤"即《伤寒论》第320条"少阴病，得之二三日，口燥咽干者，急下之，宜大承气汤"。口燥，指口干舌燥；咽乃少阴经脉循行之处，口燥、咽干为热邪炽盛灼津，肾阴亏损。二三日指示时间较短即出现上症，说明素体阴虚，感邪后伤阴燥化迅速。燥热灼津，真阴将竭，故当急下，治用大承气汤峻泻燥实，以救将竭之真阴。与第321条"少阴病，自利清水，色纯青，心下必痛，口干燥者，急下之，宜大承气汤"及第322条"少阴病，六七日，腹胀不大便者，急下之，宜大承气汤"共同构成"少阴三急下证"，均为少阴之阴被燥热所灼，有劫伤少阴真阴之势时，应以大承气汤急下燥热，釜底抽薪而存阴液。

"少阴心烦不得卧，黄连阿胶是主方"即《伤寒论》第303条"少阴病，得之二三日以上，心中烦，不得卧，黄连阿胶汤主之"。本条论述少阴热化阴虚火旺不寐的证治。邪犯少阴，往往因患者体质因素而发生寒化及热化不同病变。本条文所述之症多由素体阴虚，复感外邪，二三日后，邪从火化，阴虚火旺而形成的少阴热化证。少阴属心肾，心属火，肾属水。肾水亏虚，不能上济于心，心火独亢于上则心中烦、不得卧。临床还当伴见口干咽燥，舌红少苔，脉沉细数等阴虚火旺脉证。本证心火独亢，肾水亏虚，治应泻心火、滋肾阴、交通心肾，方用黄连阿胶汤。黄连阿胶汤重用黄连、黄芩泻心火，正所谓"阳有余，以苦除之"；芍药、阿胶、鸡子黄滋肾阴，亦即"阴不足，以甘补之"。值得注意的是，方中鸡子黄为血肉有情之品，擅长养心滋肾，需生用。全方合和，共奏泻心火，滋肾水，交通心肾之功效。煎服法：①黄连、黄芩、芍药先浓煎1次。②阿胶溶入煎好的药汁中。③药小冷，搅入鸡子黄，分3次服用。

黄连阿胶汤方

黄连四两　黄芩二两　芍药二两　鸡子黄二枚　胶三两（一云三挺）

上五味，以水六升，先煮三物，取二升，去滓，纳胶烊尽，小冷，纳鸡子黄，搅令相得，温服七合，日三服。

黄连阿胶汤方歌：黄连阿胶鸡子黄，黄芩白芍共成方。

水亏火炽烦不眠，滋阴降火自然康。

【医案助读】

失眠　吴某某，女，34岁，车站职工。1974年5月14日来诊，其母代诉患者于20天前顺产第三胎。恶露已净，因缺乳用生黄芪（累积一斤）炖鸡，服后心烦失眠，自购眠尔通内服不见好转，反而加重。近两日心迷神乱，昼夜翻来覆去，不能成寐，烦时如狂，语无伦次，无端小事亦能发怒。察其舌脉，舌质红，苔少，脉细数。辨证为阴虚阳亢之不寐。乃因产后失血之体，过用益气升阳之药，耗伤阴气，心火游离所致。处方：黄连9g，阿胶12g（另炖冲服），白芍9g，黄芩9g，鸡子黄2枚冲服，试投一剂。次晨来告，服药一剂后，昨晚入睡，今早神清，原方再进二剂而愈。

按：本方出自《伤寒论》第303条"少阴病得之二三日以上，心中烦，不得卧，黄连阿胶汤主之"。少阴病的正局为全身性虚寒证，心中烦不得卧是少阴病变证，病邪从阳化热，阴虚阳亢所致。不得卧者，不能寐之甚也。少阴者，手少阴心，足少阴肾也。肾属水，心属火，水升火降，则心肾既济而能安寐。肾水不足，心火有余，水不升，火不降，心肾不交，神明受扰。所以不得安寐。心烦和不得寐，又相互影响，因心烦而影响了睡眠不得安寐，因不能安寐而更使心烦益甚。欲求安寐，必先除其心烦。除心烦之法，则须滋其肾阴，制其心火。黄连阿胶汤正是具有这样的功能，其中以芩连直折心火，苦能坚阴，用阿胶以滋肾阴，以鸡子黄佐芩连于泻心中补心血，滋离宫之火，芍药佐阿胶于补阴中敛阳气，以致水升火降，心肾交合。全方药味不多，但结构严谨，寓意深远，用以治疗阴虚阳亢心肾不交的心烦不眠确有卓越效果。［吴菊保．黄连阿胶汤治阴虚火旺失眠症．新中医，1979，(5)：16］

少阴太阳表里同病

【原文】　　　　少阴脉沉反发热，麻黄附子细辛汤。

若二三日无里证，减辛加草用之良。

【注】少阴病脉沉，为阴寒之证，当无热，今反发热，是兼有太阳表也。宜麻黄附子细辛汤，急温而散之。若二三日热仍不解，亦无里寒吐痢之证，去细辛易甘草，缓温而和之。详少阴篇、厥阴篇。

【提要】本条叙述少阴病阳虚兼表的脉症及治疗。

【白话文】

少阴阳虚兼表之病。症见脉沉、发热、恶寒等太阳、少阴病症。方用麻黄附子细辛汤治之；若二三日热仍不解，亦无里寒吐痢之症，原方去细辛易甘草即麻黄附子甘草汤治之，可获良效。

【解读】

"少阴脉沉反发热，麻黄附子细辛汤"即《伤寒论》第301条"少阴病，始得之，反发热脉沉者，麻黄细辛附子汤主之"。本条论述少阴寒化兼表的证治。少阴寒化不应发热，今始得之即出现发热，故谓之"反发热"，乃少阴阳虚复感外邪所致。因证兼太阳之表，除发热外，当有无汗恶寒，头痛等症。然太阳病发热，其脉当浮，今脉不浮而沉，知非纯为太阳表证。脉沉主里为少阴里虚寒之征象。323 条"少阴病，脉沉者，急温之"可证。总之本证为少阴寒化兼太阳表证，法当表里双解，用麻黄附子细辛汤温阳解表。

"若二三日无里证，减辛加草用之良"即《伤寒论》第302 条"少阴病，得之二三日，麻黄附子甘草汤微发汗。以二三日无里证，故微发汗也"。本条为少阴兼表证病情轻缓的证治。本条证候当与301 条证合参，"二三日无里证"是本证的着眼点。因少阴寒化阳虚为本，病亦有自表起者，但少阴表证发热多轻浅，病程多较短，邪迅即传里，出现典型的少阴里虚寒证。病至二三日，未出现厥、利、吐等虚寒证，说明本证一是感邪程度轻，二是阳虚程度不甚，"微发汗"提示此证二三日后表证比始得之的发热衰减，发热只是"身微热"而已。病未进，也就"无里证"了。"无里证"不仅是本证的辨证要点，同样也是301 条证的辨证要点，如两证已出现典型的里虚寒证时，当先回阳救逆为要，而非温经发汗所宜。麻黄附子甘草汤证也是少阴兼表证，只是证较麻黄细辛附子汤证为轻，故用温经微发汗法。

麻黄附子细辛汤方

麻黄二两（去节）　　细辛二两　　附子一枚（炮，去皮，破八片）

上三味，以水一斗，先煮麻黄，减二升，去上沫，纳诸药，煮取三升，去滓，温服一升，日三服。

麻黄附子细辛汤方歌：麻黄附子细辛汤，发汗温阳两法彰。

若非表里兼相治，少阴反热焉能康。

麻黄附子甘草汤方

麻黄二两（去节）　　甘草二两（炙）　　附子一枚（炮，去皮，破八片）

上三味，以水七升，先煮麻黄一两沸，去上沫，纳诸药，煮取三升，去滓，温服一升，日三服。

麻黄附子甘草汤方歌：甘草麻黄二两佳，一枚附子来固表。

少阴得病二三日，全无里证汗微发。

【医案助读】

低血压　苗某，男，45岁。患低血压一年余，原因不明，每因劳累及外感后自觉头晕，四肢乏力，纳差神疲，血压12/8kPa。舌质淡，苔薄白，双脉沉缓无力。证属少阴阳虚。投以炙麻黄10g，制附子12g，细辛3g，煎服3剂后，头晕消失。继服7剂，血压升至16.8/10.7KPa。随访半年，未复发。

按：主症虽为头晕（低血压），但临床脉症表现却是一派里虚寒证，虽无典型表证，但每因劳累及外感后见症。证仍属外邪诱发，故3剂麻黄细辛附子汤头晕愈，7剂而血压正常。

在临床工作中常遇到一些原因不明的低血压病，轻者可坚持工作，并无休克的明显症状。过去多以气血虚弱辨治，着重于健脾补气养血，佐以升阳的药物，但效果并非满意。经查文献而知：麻黄中的主要成分为麻黄碱，能收缩血管，升高血压，作用缓慢而持久。细辛煎剂也有升压的作用，附子具有明显的强心作用。余以麻黄附子细辛汤治疗原因不明的低血压病，7~15剂为一疗程，一般均可收到较满意效果。［郭振营．麻黄附子细辛汤新用二则．河南中医，1987，7（6）：21］

厥阴阴邪脉证

【原文】　　　　厥阴阴邪①微细厥，肤冷脏厥②躁难安。

囊缩舌短苔滑黑，四逆当归四逆先。

少满痛厥姜萸入，蛔厥③静而复时烦。

得食而呕蛔闻臭，烦因蛔动乌梅丸。

〔注〕厥阴阴邪，谓邪从阴化之寒证也。微细，厥阴阴邪脉也。厥，谓四肢厥冷也。肤冷，谓肌肤冷也。脏厥，谓寒阴脏厥也。躁难安，谓烦躁无有安时也。囊缩，谓外肾为寒收引缩入腹也，妇人则乳缩阴收也。舌短，谓舌缩短也。苔滑黑，谓舌苔不干而色黑也。四逆，谓四逆汤也。当归四逆，谓当归四逆汤也。先者，谓先服当归四逆汤也。少满痛，谓少腹满按之痛也。厥，谓厥冷也。姜萸入，谓当归四逆汤加入吴茱萸、生姜也。蛔厥，

谓厥而吐蛔也。静而复时烦，谓烦时止时烦也。得食而呕蛔闻臭，谓呕因蛔闻食臭而始呕也。烦因蛔动，谓烦因蛔动而始烦也。乌梅丸蛔厥，谓宜用乌梅丸也。详厥阴篇。

【提要】本条叙述寒邪侵犯厥阴肝经的治法。

【注释】

①厥阴阴邪：邪入厥阴从阴化寒形成的厥阴阴寒证。

②脏厥：病名，指因肾中阳气衰竭而致四肢厥冷。

③蛔厥：病名，因蛔虫内扰导致气机逆乱而致的四肢逆冷。

【白话文】

寒邪侵犯厥阴，症见：脉微细、手足厥冷，皮肤冷。脏厥出现烦躁不安时，阴囊（或女性乳房、外阴）收缩，舌头短缩，舌苔黑而滑，当先用当归四逆汤再用四逆汤，如果少腹满痛、肢厥则用当归四逆加吴茱萸生姜汤；蛔厥则出现有时心烦有时不心烦，得食物则呕吐是蛔虫闻到了食物的气味从体内出来了，蛔虫出来的时候心烦会发作，这个时候就要用乌梅丸。

【解读】

邪气侵入厥阴经为脏厥之证，邪气从阴化寒，厥阴经阳气受损则出现脉微细、肌肤冷，若寒邪继续伤及肾阳（相火），则出现肾阳不得通达全身，出现皮肤冷。同时，阴邪中阻，兼有阳虚，阳气浮越，则出现烦躁不安。但此处必以手足躁扰为主，因阳烦阴躁，此证属寒证故也。若患者出现舌头缩短、阴囊缩短（或女性乳房、外阴收缩），则因厥阴肝经经脉有寒邪。《灵枢·经脉》："厥阴者，肝脉也，肝者，筋之合也，筋者，聚于阴气，而脉络于舌本也。"《乳痈论》："乳房阳明所经，乳头厥阴所属。"囊缩、舌短为寒邪侵犯足厥阴肝经经脉，因寒主收引，筋脉拘挛而成。治疗当先服用当归四逆汤以解厥阴经脉之寒，再用四逆汤祛肾中寒邪。如果少腹满而且按之痛、四肢厥冷，说明寒甚，当加入吴茱萸和生姜，以散尽陈寒。若患者出现有时安静有时又烦躁，手足厥冷而且呕吐蛔虫，因为蛔虫扰动胸膈则出现心烦，若蛔虫暂时安静下来就不心烦，吃了东西以后，因为蛔虫闻到食物气味而出，扰动胸膈，所以又一次烦躁，这个时候应当使用乌梅丸进行治疗。

四逆汤方

甘草二两（炙）　附子大者一枚（生用去皮破八片）　干姜二两半

上三味，以水三升，煮取一升二合，去滓，分温再服。

四逆汤方歌：四逆汤中附草姜，四肢厥冷急煎尝。

　　　　　　　　腹痛吐泻脉微细，急投此方可回阳。

当归四逆汤方

当归三两　芍药三两　桂枝三两　细辛三两　木通三两（现多用通草3～9g代替）　甘草二两（炙）　大枣二十五枚（劈）

上七味，以水八升，煮取三升，去滓，温服一升，日三服。

当归四逆汤方歌：当归四逆用桂芍，细辛通草甘大枣。

　　　　　　　　　养血温经通脉剂，血虚寒厥服之效。

乌梅丸方

乌梅三百枚　细辛六两　干姜十两　黄连十六两　当归四两　附子六两（炮去皮）　蜀椒四两（出汗）　桂枝六两（去皮）　人参六两　黄柏六两

上十味，异捣筛，合治之，以苦酒渍乌梅一宿，去核，蒸之，五斗米下，饭熟，捣成泥，和药令相得，纳臼中，与蜜，杵二千下，丸如梧桐子大，先食饮，服十丸，日三服，稍加至二十丸。禁生冷、滑物、臭食等。

乌梅丸方歌：乌梅丸中细辛桂，参附椒柏姜连归。

　　　　　　　　蛔厥久痢皆可治，安蛔止痛次方珍。

【医案助读】

痛经　王某，女，25岁，月经来潮未净，即畅游水中致外感寒邪，头项强痛，乍寒乍热，经治疗痊愈。但其月经再潮时呈腹冷痛，经量少而不畅，四肢不温，关节酸痛诸症。观之面色㿠白，舌质淡苔白，脉沉细，脉症相参，当属血虚寒滞，冷凝胞宫之证。治宜温胞通经，调理冲任为妥，方予当归四逆汤加减。当归15g，桂枝12g，白芍15g，鸡血藤12g，吴茱萸10g，艾叶10g，细辛6g，通草3g，生姜6片，大枣6枚，炙甘草6g，红糖引，水煎服，连服6剂，诸症大减，经量渐增，效不更方，续服6剂，经行已畅，诸症悉除。

按：经曰冲为血海，任主胞胎。此案乃因经行未尽，畅游感寒，致寒凝胞宫，血海瘀滞，遂现少腹冷痛，经量少而不畅。经云诸寒收引，皆属于肾。寒伤肾阳，脉络不通，不通则痛，故呈四肢不温、关节酸痛诸症。法当温经散寒，养血通脉以荡除寒邪，调理冲任。方益吴茱萸、艾叶温散寒邪，暖肾通阳；用鸡血藤补血、活血、疏经活络；配红糖性温和中助脾，补血、行瘀。全方诸药为伍，则经气行而脉络通，阳气复而寒凝散，冲任盈而诸症息。[鄢卫东. 当归四逆汤治验五则. 卫生职业教育，2012，(7)：141-142]

厥阴阳邪脉证

【原文】　　　　　　阳邪①热厥厥而热，消渴②热气撞心疼。

烦满囊缩舌焦卷，便硬尚任大承攻。

四逆③不分四逆散，咳加姜味下利同。

悸加桂枝腹痛附，下重薤白秘尿④苓。

〔注〕阳邪，谓厥阴邪从阳化之热证也。厥，谓手足寒也。厥而复热，热而复厥，是为热厥。厥微热微，厥深热深也。消渴，谓饮水多而小便少也。热气上撞心疼，是火挟木邪而逆也。烦满，谓少腹烦满也；囊缩，谓外肾为热灼，筋缩入腹也。舌焦卷，谓舌苔干焦而卷也。便硬，谓大便硬，尚可任攻，宜大承气汤。四逆，谓四肢厥冷也。不分，谓寒热之厥，疑似不分也。宜四逆散，疏达厥阴。其厥不回，再审寒热可也。或咳加生姜、五味子。下利亦加，故曰同也。心下悸加桂枝，腹痛加附子，泻利下重加薤白，秘尿不利加茯苓。详少阴厥阴篇。

【提要】　本条叙述厥阴阴邪从阳化热的证治。

【注释】

①阳邪：指厥阴邪气从阳化热，热邪阻碍气机。

②消渴：指进食多，饮水多的症状。

③四逆：指四肢冷。

④秘尿：此处指小便不利。

【白话文】

厥阴阴邪从阳化热，症见：手足寒但是发热，此时手足越冷，发热越严重，或见饮水量多但是小便量减少之消渴；或见气上撞心，心烦而痛；或见少腹满，外阴内缩，舌苔干焦而卷。如果这时候大便硬，那就可以用承气汤攻下。如果四肢厥冷，但很难分寒厥和热厥的时候，就用四逆散，兼见咳嗽或者下利就加干姜和五味子；兼见心下悸就加桂枝；兼见腹痛就加附子；兼见泻利下重就加薤白；兼见小便不利就加茯苓。若服用四逆散后厥仍然不解，再辨证论治，分寒厥热厥治疗。

【解读】

厥阴病不仅有寒厥，还有热厥。厥阴经病邪从阳化热，出现热厥之证。厥而发热，患者出现手足寒但是发热并伴胸腹灼热。此时手足越冷，发热（积热）越严重，即"厥深则热也深，厥微则热也微"。厥阴从阳化热，厥阴又属风，风合热则销铄津液，故而饮水多而小便少，风挟热上冲则出现气上撞心，心中烦而痛。厥阴肝经循少腹、阴器、舌，因津液缺少，不得濡养厥阴经，故而舌卷囊缩（舌苔干焦而卷，外阴灼热而内缩），少腹烦热而满。此时因无寒象，若脉滑，则用白虎汤，以清其热；若大便硬，则可以用承气汤攻下。若其人四肢厥冷，难分寒热的时候，就可以用四逆散，疏利厥阴肝经气机。或气机通利，则阳气外达于四肢，四肢厥冷恢复。或气机通利，引正邪交争，寒热的矛盾可以更加容易显现出来。所以，用了四逆散以后四肢厥冷不解者，再辨寒热，随证治之。若咳嗽或下利，则为气郁饮停所致，当加入干姜温化水饮，佐五味子以防干姜发散太过。心悸者，加桂枝温通心阳，使其不至于阳虚心无所主，发为心悸。腹痛因寒湿内阻，加附子温中祛寒湿以止痛。下利者，为寒湿阻滞气机，加薤白理气祛寒湿以止其下利。小便不利者，加茯苓利小便。

四逆散方

甘草（炙）　枳实（破，水渍，炙干）　柴胡　芍药各十分

上四味，各十分就，捣筛，白饮和，服方寸匕，日三服（现代用法：水煎服）。

四逆散方歌：四逆散里用柴胡，芍药枳实甘草须。

此是阳郁成厥逆，疏肝理脾奏效奇。

【医案助读】

手足紫绀　李某，女，42岁。于2001年11月6日就诊。5年前冬季用抹布蘸白灰水粉刷墙壁后出现双手冰凉、均匀青紫，伴有皮肤干燥、麻木、轻度

疼痛，且每年冬季症状加重，并出现皲裂、冻疮。双侧桡动脉搏动正常，触诊双手指冰凉。舌淡红、苔薄黄，脉弦数。经下方治疗 2 个疗程后，症状明显减轻，连续治疗 4 个疗程，虽值冬季，但症状完全消失。追访 2 年未复发。四逆散加味方：柴胡 10g，枳实 10g，芍药 10g，甘草 6g，桂枝 10g，细辛 3g，通草 10g。[赵小玲，候萍．四逆散加味治疗手足紫绀症 26 例．实用中医内科杂志，2005（4）：373－374]

少阴厥阴外热里寒脉证

【原文】　　　　　少阴里寒外热证，面赤身反不恶寒。

　　　　　　　　　厥利清谷脉微绝，通脉四逆主之先。

　　　　　　　　　利止参加脉不出，葱入面色赤炎炎。

　　　　　　　　　腹痛加芍咽桔梗，呕加圣药用姜鲜。

　　〖注〗少阴里寒外热之证,面赤不恶寒，格阳外热也。四肢厥冷，下利清谷，脉微欲绝，阴极里寒也，宜通脉四逆汤主之。服四逆汤下利止，脉仍不出加人参，面色赤者加葱，腹痛加芍药，咽痛加桔梗，呕加生姜。详少阴篇。

　　【提要】本条论述少阴里寒内盛，阴盛格阳的脉症与治疗。

　　【白话文】

　　少阴里寒外热之证，症见脸红，身不恶寒，四肢厥冷，下利清谷，脉微欲绝，此时应当先用通脉四逆汤。服用通脉四逆汤以后，如果下利止而脉不出则加人参，面色红加葱，腹痛加芍药，咽喉痛加桔梗，呕加生姜。

　　【解读】

　　少阴阴寒内盛，肾阳虚衰，则出现脉微欲绝，下利清谷。阴盛格阳，阳气外浮，则出现面红，身不恶寒、手足冷。这时候应该用通脉四逆汤，即四逆汤重用附子，以破阴回阳。因为患者已经出现阴盛格阳之象，里寒较四逆汤更加严重，所以加重附子剂量。服四逆汤后，下利止而脉微弱或脉不出，是寒邪已除，正气未充，故加人参补元气益五脏之气，使气充实，脉可出；如果面色红，为阴气太盛格阳于外，可加辛温之葱白，通其格上之阳；腹痛就加芍药缓急止痛；咽痛为所格阳气聚于咽部生热而痛，故加桔梗清热利咽；呕较重的话就加呕家圣药鲜生姜来止呕。

通脉四逆汤

甘草二两（炙）　附子大者一枚（生用，去皮，破八片）　干姜三两

上三味，以水三升，煮取一升二合，去滓，分温再服，其脉即出者愈。面色赤者，加葱九茎；腹中痛者，去葱，加芍药二两；呕者，加生姜二两；咽痛者，去芍药，加桔梗一两；利止，脉不出者，去桔梗，加人参二两。

通脉四逆汤方歌：通脉四逆草附姜，加重剂量另名方。

手足厥逆吐利甚，脉搏不出急回阳。

【医案助读】

真寒假热　患儿男性，1岁，于1960年8月28日因发热7天就诊。其母说：七天前发热，经西医诊断为重感冒，用百尔定、青霉素、链霉素等数天后热终未退。检查：体温39.5℃，心肺正常，腹部无异常。化验白细胞 $19.8 \times 10^9/L$，中性粒细胞0.80，淋巴细胞0.15。望诊：眼睛无神，想睡懒睁眼，符合少阴证的但欲寐。并有四肢逆冷，诊脉浮大无根，诊断为少阴格阳证，法宜温中回阳并兼散寒，方用通脉四逆汤。处方：干姜2.4g，附子1.5g，甘草1.5g。开水煎，冷服。服药后，患儿熟睡4小时，醒后精神好，四肢不冷，眼睛大睁，不再发热。约两小时后，检查体温37℃，化验白细胞 $8.4 \times 10^9/L$，前后6小时一切症状消失而痊愈。

按：按西医学说，白细胞达 $19.8 \times 10^9/L$，中性粒细胞0.80，表示可能有炎症存在，应该用消炎药，今据中医辨证，属于里寒而外假热之少阴格阳证，用通脉四逆汤而获效。姜、附辛温大热之品，何以竟能退39.5℃的高热？并使白细胞计数在短时间内恢复至正常？这一系列的问题以及有关机制方面有待同志们进一步研究了。[许云斋. 少阴格阳证辨证治疗初步经验. 中医杂志，1962，（2）：14－16]

两感

【原文】　　　　　一日太阳少阴病，头痛口干渴而烦。

二日阳明太阴病，满不欲食身热谵。

三日少阳厥阴病，耳聋囊缩厥逆寒。

水浆不入神昏冒，六日气尽命难全。

〖注〗两感者,脏腑表里同病也。一日，头痛，太阳也；口干烦渴，少阴也。二日，身热谵语，阳明也；腹满不欲食，太阴也。三日，耳聋，少阳也；囊缩而厥，厥阴也。传经之邪其为病也渐，两感之邪其为病也速。盖因阳邪酷烈，正不能御，所以三日后水浆不入，六腑之气欲绝，昏不知人，五脏之神已败，而不即死者，赖有胃气未尽耳，故又三日其气乃尽而死。张洁古制大羌活汤，以羌、独、芩、连辈，辛甘以散太阳之表，苦寒以清少阴之热，施之于表里不急者，固为得法也。若夫一日则头痛口干烦渴，二日则身热谵语腹满不欲食，三日则耳聋囊缩而厥，水浆不入，昏不知人，传变如此迅速，恐用大羌活汤平缓之剂，反失机宜，当遵仲景治有先后之说，审其表里孰急，随证治之，犹或可活。故于此证初病，一日表里俱热者，根据少阴病得之二三日，口燥咽干之法，用大承气汤重剂以泻阳邪之烈；表里俱寒者，根据少阴病始得之，反发热脉沉之法，用麻黄附子细辛汤，以解阴邪之急。二日表里俱实者，根据阳明病谵语有潮热，腹满时减，减不足言之法，用大承气汤攻之；表里虚者，根据三阳合病，腹满身重，面垢谵语之法，用大剂白虎加人参汤清之。三日表里热者，根据厥深热亦深之法，用大承气汤下之；表里寒者，根据脉微欲绝手足厥寒之法，用当归四逆加吴茱萸生姜汤温之，缓则不及事矣。其间颇有得生者，后之学人其留意焉。

【提要】本条论述表里两经同病的特点。

【白话文】

脏腑表里同病，第一天是太阳少阴两感，症见头痛口干口渴而心烦。第二天阳明太阴两感，症见腹胀、食欲不振、身热、谵语。第三天少阳厥阴两感，症见耳聋、阴囊收缩、四肢厥冷。三天后，出现饮食不能入，神志不清。到第六天就难以救活了。

【解读】

本条来源于《素问·热论》："帝曰：其病两感于寒者，其脉应与其病形何如？岐伯曰：两感于寒者，病一日则巨阳与少阴俱病，则头痛口干而烦满。二日则阳明与太阴俱病，则腹满身热，不欲食谵言。三日则少阳与厥阴俱病，则耳聋囊缩而厥，水浆不入，不知人，六日死。"参照《素问·热论》上文，"岐伯曰：伤寒一日，巨阳受之，故头项痛，腰脊强。二日阳明受之。阳明主肉，其脉侠鼻，络于目，故身热目痛而鼻干，不得卧也。三日少阳受之，少阳主胆，其脉循胁络于耳，故胸胁痛而耳聋。……四日太阴受之太阴脉布胃中，络于咽，故腹满而咽干。五日少阴受之。少阴脉贯肾，络于肺，系舌本，故口燥舌干而渴。六日厥阴受之。厥阴脉循阴器而络于肝，故烦满而囊缩"，可以得出本条所述两感的临床表现。脏腑表里同病，第一天是太阳少阴两感，症见头痛口干口渴而心烦。第二天阳明太阴两感，症见腹胀、食欲不振、身热谵语。第三天少阳厥阴两感，症见耳聋、阴囊收缩、四肢厥冷。邪气顺着六经而传，病情发展较慢，但表里两感的病情发展就比较迅速。这是因为阳邪来势迅猛，正气不能抵御，所以三天后饮食不得下咽，神识昏迷，五脏之气败绝，但还不至于死亡，这是因为胃气还没绝，再过三天，胃气将尽就可能死。（第六天就难以救活了）。

张洁古创制了大羌活汤，用羌活、独活、黄芩、黄连等，辛甘之品发散太阳表邪，苦寒之品清少阴里热，如果用于表证和里证都不急的太少两感之证，是比较适合的。如果一天就头痛口干烦渴，第二天就发热谵语腹胀不欲进食，第三天则耳聋阴囊（妇女则外阴）内缩，四肢厥冷，神志昏迷等，用大羌活汤这种比较平缓的方药就不太适合了，因为病情进展过于迅速。此时应当遵循张仲景的表里先后的法则，审查病情，优先治疗病情比较急的情况，比如表证比里证急则优先治表，然后治里，里证比表证急则优先治里，然后治表。这样也许可以治愈。故而表里同病初期，如果出现了表里都是热证的情况，根据《伤寒论》的少阴病三急下之法，重用大承气汤来泻下阳热之邪；表里皆有寒证表现，根据《伤寒论》治少阴病，反发热脉沉之法，用麻黄附子细辛汤来表里同解。第二日表里都是实证，根据阳明病，谵语有潮热，腹满时减，减不足言之法，用大承气汤攻下；表里都比较虚（注：此处虚，是与大承气汤证的实而言，是指邪热未与胃肠的糟粕相结），则根据三阳合病，腹满身重，面垢谵语之法，重用白虎加人参汤清表里。第三日表里俱热，则根据厥深热亦深之法，用大承气汤攻下；表里俱寒，则根据脉微欲绝，手足厥冷之法，用当归四逆加吴茱萸生姜汤来温散。应该使用这类作用比较迅速的方剂，如果用作用缓和的方剂，对病情是没有什么效果的。如果治疗得当，有比较多的人是可以治愈的，后辈学者应当细心诊治。

【医案助读】

外感发热　王某，男，7 岁。外出受凉后发热 38.3℃，流涕，咽痛，咳嗽，于医院静点头孢类抗生素、炎琥宁、阿奇霉素等 7 天。现症状发热，咽痛，咳嗽有痰不易咳出，口渴，大便 3 日未解。查体：体温 37.5℃，舌质红，苔薄黄，脉浮数。治以：大羌活汤加减。药用羌活 5g，独活 5g，防风 5g，防己 3g，黄芩 5g，黄连 3g，苍术 5g，白术 5g，炙甘草 3g，知母 5g，地黄 3g，桔梗 3g，杏仁 5g。1 日 1 剂，3 剂后诸症消失。

按语：小儿本为稚阳之体，感冒后外邪易入里化火化热，发热、咽痛、口渴、便秘均为内热表现，同时外受风寒之邪，形成"客寒包火"，外寒不去，内热难除。小儿脏器清灵，随拨即应，服药 3 剂后，症状消失。同时嘱其多饮水，加强体育锻炼，注意保暖，体质强壮即可远离感冒。[韩德恒，宋彦荣，韩裕璧. 大羌活汤加减治疗感冒探微. 中国中医药现代远程教育，2013，11（8）：93－94]

汗下失宜致变坏证

【原文】　　　　　太阳三日已发汗，若吐若下若温针。

不解致逆成坏证，观其脉证犯何经。

难辨阴阳六经证，重困垂危莫可凭。

惟用独参煎冷服，鼻上津津有汗生。

〔注〕太阳病三日，已发汗不解，若吐、若下、若温针，苟或相当即成解证。如其不当，不但病不解，或因而致逆变成坏证，当观其脉证，知犯何经之逆。如汗后亡阳、渴躁谵语，下后寒中、结胸痞硬，吐后内烦腹满，温针后黄、衄、惊、狂之类，随证治之可也。甚或脉微欲绝，神昏不能言，循衣摸床，叉手冒心等，重困垂危，难辨阴阳，六经莫可凭之证。此时此际，惟用人参煎汤，徐徐冷服，以待其机。倘得鼻上津津有汗，则为可生之兆也。

【提要】本条阐述太阳病经汗、吐、下后成坏病的处理方法。

【白话文】

太阳病得了三天，经过或发汗、或涌吐、或泻下、或用温针疗法后，病仍然没有好转，则转为坏病。这个时候应该仔细观察患者的症状和体征，并且细心诊脉。如果出现阴阳难分、六经难辨，病人情况比较危急，这时候用独参汤缓缓冷服，服后患者鼻子上微微有汗，则可望有生机。

【解读】

太阳病，一般用汗法治疗，多可得愈。但发汗不当、或涌吐、或泻下、或用温针疗法后，病仍然不见好转，而且加重，则转为坏病。这个时候应该仔细观察患者的症状和体征，细心诊脉。如发汗后出现亡阳，烦躁谵语；或攻下后出现脾胃虚寒、结胸痞硬；或用了吐法之后出现心烦腹满；或温针疗法后身黄、鼻衄、神志异常等，当根据具体情况辨证施治。如果出现脉微欲绝，神志昏迷，口不能言，循衣摸床，心悸等，很难辨别阴阳、六经的时候，病人情况十分危急，这时候只用独参汤缓缓冷服，以观其变。如果服后鼻子上微微有汗，则可望有生机，否则，必死。

【医案助读】

急性前壁、下壁心肌梗死　患者女，60 岁，因持续心前区疼痛 10 余小时就诊，经心电图及心肌酶学确诊为急性前壁、下壁心肌梗死。入院后予以持续心电监护及综合治疗。治疗过程中，患者出现面色苍白，口唇紫绀，烦躁不安，四肢湿冷，血压 8/6kPa 等休克表现。除常规治疗外，立即给予血管活性药物间羟胺、多巴胺静脉持续点滴，视病情调整剂量，持续 4 天后，血压仍不能恢复正常状态，至第 5 天加用人参 10g 煎服，每日 1 剂。至加用后第 3 天，患者一般情况好转，四肢转暖，并减少血管活性药物用量。共用独参汤 6 天，完全停用升压药物，血压稳定在 11/7kPa 左右，住院 20 余天出院。

按：心源性休克，中医多辨之为心阳衰微，即相当于西医学所说的因心肌梗死造成的泵衰竭。人参具有生津止渴、回阳救逆之功能。用以治疗气虚、气脱等危症。其主要成分含人参素、人参苷、脂肪酸、维生素等，能增加心脏心缩，增加心搏量，并具有改善微循环、使四肢转温、出汗减少等功能，从而起到提高血压，达到纠正休克之目的。[刘保存．独参汤治疗心源性休克2例．实用中西医结合临床，2013，5（4）：57]

表证

【原文】　　　　　　表证宜汗太阳经，无汗发热恶寒风。

　　　　　　　　　　头项强痛身体痛，若出自汗表虚明。

【注】表证，谓寒邪在表，无汗发热，恶寒恶风，头项强痛，身体痛也。太阳经主表，故曰表证。有是证无汗者，皆属表实。虽有是证，若自汗出者，皆属表虚，未可轻汗，即有风邪，只宜桂枝汤解肌可也。表实无汗，重者麻黄汤主之，轻者麻桂各半汤主之，时有汗时无汗者，桂枝二麻黄一汤主之。表实躁热甚者，三黄石膏汤主之。微者，大青龙汤主之。不躁有热者，桂枝二越婢一汤主之。以上表证，不必悉具，亦不论日之多寡，但见有头痛恶寒一二证，即为表未罢，虽有里证，当先解表。表解已，乃可攻之，临证者不可不详辨也。详太阳篇。

【提要】本条论述太阳风寒表实证和太阳中风表虚证的临床表现和鉴别要点。

【白话文】

寒邪在表，多侵犯足太阳膀胱经，因太阳主表，这时候多用汗法治疗。太阳风寒表实证症见：无汗发热，恶寒恶风，头项强痛，身体痛。如果出现自汗则为太阳表虚证。

【解读】

太阳主一身之表，统摄一身之营卫，这时候多用汗法治疗。寒邪侵犯太阳经脉，寒邪闭阻卫气，卫气不温煦肌肤故而恶寒。卫闭营郁不能鼓动津液外出则无汗。卫气不得宣畅郁而化热，故发热。寒凝营气，营气不行则身痛，太阳经脉循行项背，所以出现头项强而痛。如果发热、无汗则属于表实；发热有汗属于表虚。表实证可发汗，表虚证不可发汗。表虚为风邪侵袭太阳，风性开泄故而汗出，不能继续发汗，应该用桂枝汤，调和营卫而驱邪。在注中提到，太阳风寒表实证，重者用麻黄汤，轻者用麻黄桂枝各半汤，时有汗时无汗用桂枝二越婢一汤。如果表实郁热而内有燥热甚者，用三黄石膏汤；如果表实寒偏重而里燥热微，用大青龙汤；如果表证轻内热微者，则用桂枝二越婢一汤。用以上诸方，不需要所有的表症都具备，也不需要按日来按图索骥，但见恶寒、头痛等一二个感冒的症状，那么就可以辨为表证，就要先解表。恶寒、头痛说明病邪在体表，则多为表证，有表证一般情况下的治法一定是先解表后治疗里证。但是，如果里证影响到了表证的治疗，或者是里证很急的时候应当重新考虑审度病势，再做决定。

【医案助读】

感冒　夏某，男，49 岁，2017 年 10 月 12 日因反复发热 1 个月就诊，患者诉近日体重下降 5kg，因脸上长痘服用芦荟半年，与蜂蜜拌着服用。2017 年 8 月 30 日饮用 2 瓶冰啤酒，服用 2 块雪糕，淋雨，当天晚上体温 39℃以上，伴发热，欲汗出不出，怕风，饮食可，大便偶不成形，于西南医院诊治，体温降至正常。近 1 个月反复发热，近日下午发热，体温可达 38℃左右，咳嗽，欲汗出不出，心烦，头昏，小便稍色黄，大便偶不成形。舌淡红，有齿痕，苔薄黄，乏津，双侧脉浮数，重按无力，尺脉沉。诊断为感冒，辨证为太阳阳明太阴合病，拟方桂枝二越婢一汤加减：麻黄 5g、肉桂 10g、白芍 10g、炙甘草 10g、生姜 10g、大枣 15g、石膏 20g、杏仁 5、滑石 30g，3 剂，水煎服，日 1 剂，分 3 次服用，每次喝热稀饭、盖被子。

2017 年 10 月 19 日复诊，患者诉 10 月 12 日中午服用第 1 次、晚上服用第 2 次后全身出少许汗，但汗出不透，10 月 13 日未服药，10 月 14 日打乒乓球后出现发热，晚上回家服用 1 次药、饮热水、盖被子后全身汗出，衣服湿透，此后至今未发热，咳嗽消失，心烦消失，头昏消失，饮食可，二便可。舌淡，尖稍红，有齿痕，苔白腻微黄。嘱其继服上次剩余 2 剂中药，不需盖被子、服热稀饭，观其舌苔变化，待舌苔消失后停止服药。2017 年 10 月 22 日复诊，患者诉上述症状未再发，苔薄白。

按：《素问》言："阳气者，若天与日，失其所，则折寿而不彰。故天运当以日光明"，指出阳气是人体之根本，患者因脸上长痘，服用芦荟半年，《本草纲目》言："芦荟，味苦寒"，长期服用损伤中焦阳气，导致中焦阳气不足。患者因饮用冰啤酒、服用雪糕更损中焦阳气而致太阴虚寒水饮，淋雨受凉，感受风寒之邪后出现发热、怕风、体温升高等症状，且近1个月反复发热，近日下午发热，体温可达38℃左右，咳嗽，欲汗出不出，心烦，头昏，小便稍色黄，此乃风寒郁表，日久不解，寒将化热之轻证，患者舌边有齿痕，提示体内兼具水饮为患，阳明热损津液，故见舌乏津，治用桂枝二越婢一汤加杏仁、滑石，桂枝二越婢一汤微汗解表，微清里热，表里双解，清利湿热。古代桂枝、肉桂不分，统称为桂枝，现代肉桂所治的范围与《伤寒论》《金匮要略》桂枝使用的范围基本一致，故使用肉桂。《神农本草经》言："杏仁，味甘温，主咳逆上气，雷鸣，喉痹下气……"，故加杏仁止咳；《神农本草经》言："滑石，味甘寒，主身热泄澼……荡胃中积聚寒热，益精气。"滑石寒能除热，荡胃中积聚寒热，滑利大肠，凡积聚寒热由蓄饮垢腻成者，皆能除之。益精气，邪去则津液自生，通利之药，皆益胃气，胃气利，则其效如此。[陈云坤，王成虎，冯英凯. 桂枝二越婢一汤临床运用验案二则. 亚太传统医药，2018，14（9）：123－124]

里证

【原文】　　　　　里证宜下不大便，恶热潮热汗蒸蒸。

燥干谵语满硬痛，便溏①为虚不可攻。

【注】里证，谓热邪内结，不大便，恶热潮热，自汗蒸蒸，口燥舌干谵语，腹满硬痛也。阳明腑主里，故曰里证。里实者，有脾约，有胃实，有大便难，三者均为可下之证，然不无轻重之别。三承气汤、脾约丸，量其可者而与之，庶乎无过也。若便溏为里虚，即有是证不可攻也。论中有急下数证，不待便实而下之者，是下其热也，非下其结也。义详阳明、少阴篇。

【提要】本条论述里证的表现、治法及禁忌。

【注释】

①便溏：指大便不成形、如糊状。

【白话文】

里证如果出现大便难、潮热恶热、大汗出、口舌干燥、谵语、腹胀、腹部硬而痛，是里热证也，应当用下法。如果大便溏则为里虚证，不可以用攻下的治法。

【解读】

热邪内结阳明的里实热证，因邪热与燥屎相结，所以出现不大便。因里热壅盛，热邪有余，故而恶热。阳明经旺于日晡（下午 3~5 点），经气旺时正邪交争更剧烈故而出现潮热。热邪化燥，灼伤津液，则出现口舌干燥。胃络通于心，邪热壅盛上扰神明则出现谵语。治当泻其热。如果大便溏多为脾虚，就不要用攻下的方法了。但是如果出现热结旁流或者因食积等因素而出现的大便溏，甚至泻秽水便，则需要遵从通因通用之法。本条注中将阳明里实证分为脾约、胃实、大便难。脾约一症，出现大便难而小便数，其机理为胃中有热而脾阴不足，脾运化水液的功能受胃所约束，津液不能还于胃中，当用麻子仁丸；胃实多见于热象比较严重而大便难不严重者，可用调胃承气汤；如果大便难较为严重，热象不是很重者，可用小承气汤；如果里热和燥屎都有，并且都很严重的时候，就用大承气汤。这三种阳明病都可以用攻下之法，但有三承气汤、麻子仁丸这样的轻重之别，斟酌病情的轻重而用，不要病轻药重，药过病所。如果大便溏则为里虚证，不可以用攻下的治法。《伤寒论》中有要急下的条文，是指不需要等到大便很硬就用攻下法，这是用攻下来泻热，并非为了攻下燥结的大便。

阳证

【原文】　　　　　　阳证身轻气高热，目睛了了面唇红。

　　　　　　　　　　热烦口燥舌干渴，指甲红兮小便同。

【注】阳证,谓阳热之证也。不论三阴、三阳,凡见是证者,均为阳热有余也,阳主动,故身轻也。阳气盛,故气高而喘也。阳主热,故口鼻气热也,阳主寤,故目睛了了而不眠也。目睛不了了,亦有热极朦胧似不了了,然必目赤多眵,非若阴证之不了了而神短无光也。阳气热,故身热,面唇红,指甲红也。阳热入里,故心烦、口燥、舌干而渴,小便红也。表实者,三黄石膏汤发之。里实者,三承气汤下之,表里不实而热盛者,白虎解毒等汤清之可也,详三阳篇。

【提要】本条论述阳证的临床表现。

【白话文】

阳证出现高热,感觉身体活动轻便而不感觉沉重,声高而气喘,口鼻中呼出的气体灼热,争目不眠,面红、唇红、心烦、身热、口干舌燥、指甲红,小便赤。

【解读】

阳热之邪为病,为阳证。不论三阴三阳,均会出现以下症状,比如身热,身体轻便而不感觉沉重,声高而气喘,口鼻热或呼热气,争目不眠,或眼睛朦胧伴眼赤眼屎多,面红、唇红、心烦、身热、口干舌燥、指甲红,小便赤等。阳气主动,所以身体轻便。阳热上扰故而气喘、口鼻气热。阳气循行在外,不入于阴,故无法入睡。如果热邪很盛,也可以导致视物模糊,但必然伴有眼红眼屎多,不像阴证那种视物模糊,双眼无神缺乏光彩,正如《圣济总录》所言:"若腑脏夹热,内熏于肝,冲发于目,使液道热涩结滞于睑,则成眵。"阳气主热,故发热,指甲红。阳热入里影响心神故心烦,热邪消耗津液故口干舌燥,小便黄赤。阳证当清之泻之,故而在表用三黄石膏汤一类,清热解表;在里用白虎解毒汤一类清里热;化燥与缩食相结者,用三承气汤。

阴证

【原文】　　　　　　　阴证身重息短冷,目不了了色不红。

　　　　　　　　　　　无热欲卧厥吐利,小便白兮爪甲青。

【注】阴证,谓阴寒之证也。不论三阴、三阳,凡见是证者,均为阴寒不足也。阴主静,故身重也。阴主瞑,故目不了了但欲卧也。阳气虚寒,故息短口鼻气冷也,阴淫于外,故面无红色,四肢厥冷爪甲青也。阴邪入内,故呕吐,下利清谷,小便清白也。以上皆三阴寒证,临证者以附子、四逆、理中、吴茱萸等汤,择其宜而与之可也。详三阴篇。

【提要】本条论述阴证的临床表现。

【白话文】

阴寒之邪为病,为阴证。不论三阴三阳,均有以下症状。自觉身体沉重感,呼吸气短,口鼻气冷,恶寒不发热,皮肤也不温,视物模糊、双眼无神,面色不红,神疲欲睡,四肢厥冷,吐,泻,小便清,爪甲青等。

【解读】

阴寒之邪为病,为阴证。阴主静,所以身体沉重;阳气在里为阴,所以视物不清,想睡而不得。阳气不足,所以呼吸气短,口鼻气冷,神疲欲睡。阴气盛于外,所以面色不红,四肢厥冷,指甲发青,因为红为阳,青为阴。阴邪入里,影响胃气下行则呕吐,伤脾则腹泻,大便有不消化食物,小便白。这些都是阴证的表现,治疗应该予附子汤、四逆汤、理中汤、吴茱萸汤等,根据病情的需要选择用之。

吴茱萸汤

吴茱萸一升　人参三两　生姜(切)三两　大枣(擘)十二枚

上四味,以水七升,煮取三升,去滓。温服七合,日三服。

吴茱萸汤方歌:吴茱萸汤人参枣,重用生姜温胃好。

　　　　　　　阳明寒呕少阴利,厥阴头痛皆能保。

【医案助读】

头痛　患者,赵某,女,58岁,以"间断性头痛10余年,加重1周"为主诉入院。刻诊:神志清、精神倦怠,时有头痛发作,痛势如劈,位在巅顶,时时放射至前额及眉棱骨,发作时头晕,如坐舟船,不能站立,耳鸣、恶心欲呕,纳食尚可,夜寐欠安,二便可。查舌淡苔白腻,脉沉弦。上述症状每于受寒或情志抑郁时发作。患者曾多次诊治,效果不佳。既往有"高血压"病史20余年,最高血压达220/100mmHg,现服用伲福达(硝苯地平缓释片20mg bid po)、卡托普利片(20mg tid po)以控制血压,血压在(130~150)/(70~

80）mmHg 之间波动；患者形体肥胖，BMI：29.06kg/m² ，椎体束征（－）；头颅 CT 未见明显异常；脑血管彩超：椎基底动脉供血不足；发作时血压在 160～170/80～100mmHg。患者头痛头晕如坐舟船、耳鸣、恶心欲呕、形体肥胖，舌体胖大，边有齿痕，舌淡苔白腻，脉沉弦，考虑其病缘于脾虚生痰，加之肝风内动，风痰上扰清窍，为风痰上扰所致，予半夏白术天麻汤以化痰息风，用药 3 剂后，患者头晕稍有好转，但仍头痛剧烈，后考虑其阳虚阴盛，阴寒之气上犯清阳之位所致，予吴茱萸汤加减，处方：吴茱萸 15g，党参 15g，生姜 4 片，大枣 4 枚，桂枝 6g，蔓荆子 10g，藁本 10g，白芷 10g。以散寒止痛，通经活络。服用 5 剂后症状明显好转，继服 3 剂痊愈。

按：《伤寒论》中"干呕，吐涎沫，头痛者，吴茱萸汤主之"。该患者头痛、眩晕、干呕、恶心欲呕等症，是由于厥阴肝经之脉上出于额，与督脉会于巅顶，阴寒之气循经上冲所致。吴茱萸汤正是应用于肝胃虚寒，浊阴上逆所致的头痛、眩晕、呕吐等症，故以吴茱萸温肝暖胃、散寒降浊为主，生姜辛散寒邪、暖胃止呕为辅；寒邪易耗元气，故用参、枣之甘缓，补脾胃以扶元气，且以制吴茱萸、生姜之辛燥，共为佐使药，桂枝温经散寒；蔓荆子、藁本、白芷为头痛引经药；以上诸药可使阴寒之邪消散，浊阴得以平降，而诸症可解。

阳盛格阴

【原文】　　　　　阳盛格阴身肢厥，恶热烦渴大便难。

　　　　　　　　　沉滑爪赤小便赤，汗下清宜阴自完。

【注】经曰：阳气太盛，阴气不得相营也。不相营者，不相入也。既不相入，则格阴于外，故曰阳盛格阴也。其外证虽身肢厥冷，颇似阴寒，而内则烦渴，大便难，小便赤，恶热不欲近衣，爪甲赤，脉沉滑，一派阳实热证。汗下清三法得宜，则阳得以消，阴得以完全也。表实无汗，三黄石膏汤。里实不便，三承气汤。热盛无表里证，宜解毒白虎汤。

【集注】刘完素曰：蓄热内甚,脉须疾数,以其极热蓄甚而脉道不利,反致脉沉细欲绝,俗未明造化之理。反谓传为寒极阴毒者,或始得之,阳热暴甚,而便有此证候者,或两感热甚者，通宜解毒加大承气汤下之。后热稍退而未愈者，黄连解毒汤调之。或微热未除者，凉膈散调之。或失下热极，以至身冷脉微而昏冒将死，若急下之，则残阴暴绝必死，盖阳后竭而然也。不下亦死，宜凉膈散或黄连解毒汤，养阴退阳，积热渐以消散，则心胸再暖而脉渐以生也。

【提要】 本条论述阳盛格阴的证治。

【白话文】

阳盛格阴症见身冷肢厥，但怕热、心烦、口渴、大便难，脉沉而滑、爪甲色红、小便色红。如果汗吐下法运用得当则可阳消阴回，阴阳和合。

【解读】

阳气太盛，阴气就无法涵养阳气。阴阳不能相交，故曰阳盛格阴。正如《内经》："阳气太盛，阴气不得相营也。"不相营者，不相入也。既不相入，则格阴于外，故曰阳盛格阴也。在外的表现有虽然身冷肢厥，比较像寒证，但又见烦躁渴饮，大便干结难解，小便黄赤而少，怕热不想多穿衣服，爪甲较红，脉沉滑有力，一派阳热实证。如果正确运用汗下清热法，则阳热邪气得以消除而保存阴气，即阳消阴回，阴阳和合。如果兼有表实无汗，可用三黄石膏汤；如果兼有大便干结不解，三承气汤斟酌使用；如果是热邪内结，无表里他症，宜用解毒白虎汤。

阴盛格阳

【原文】　　　　　阴盛格阳色浅赤，发热不渴厥而烦。

下利尿清爪青白，浮微通脉复阳还。

〔注〕经曰：阴气太盛，阳气不得相营也。不相营者，不相入也。既不相入，则格阳于外，故曰阴盛格阳也。色浅赤，谓面色见浮浅之红赤色也。其外证面赤发热而烦，颇类阳热，其内则不渴，下利清谷，小便清白，爪甲青白，四肢厥冷，脉浮微欲绝，一派阴寒虚证。宜通脉四逆汤冷服之，从其阴而复其阳也。利止脉不出，加倍人参。下利无脉，宜白通加猪胆汁人尿汤。厥烦欲死，宜吴茱萸汤。

【提要】 本条论述阴盛格阳的证治。

【白话文】

阴盛格阳症见：面色红而浅，发热，口不渴，四肢厥冷，心不烦，下利清谷，小便清长而色白，爪甲色青白，脉浮微弱欲绝。这个时候应该用通脉四逆汤回阳救逆。

【解读】

阴气太盛，阳气不能入于阴中。不能入于阴而格阳于外，故曰阴盛格阳。阴寒之邪内盛，阳气不得通达于四末，出现四肢厥冷；脾主运化，脾阳须得肾阳温煦，脾肾阳虚不得运化则下利清谷；因寒邪阻滞，爪甲不荣，则出现爪甲色青白；因寒邪内盛，所以小便清；阳浮于外，则出现在外的热象，但由于是阳气外浮，并非实热，所以出现面色红但色浅，不似热证面赤甚；发热脉浮但脉微弱欲绝，不似表实热证之脉浮数而有力；口不渴，心不烦，说明没有实热，而是浮阳；这时候就要用通脉四逆汤（解见前）。服药后，如果脉突然外浮，必死，如果脉细连续不断，可生。

阳毒

【原文】　　　　阳毒热极失汗下，舌卷焦黑鼻煤烟。

昏噤发狂如见鬼，咽疼唾血赤云斑。

六七日前尚可治，表里俱实黑奴丸[1]。

热盛解毒里实下，表实三黄石膏煎。

〖注〗阳毒，谓阳热至极之证也。失汗下，谓应汗不汗，应下不下，失其汗下之时也。热毒炎炎不已，故舌卷焦黑，鼻内生煤烟也。热毒内攻乘心，故神昏噤栗，发狂如见鬼神，咽疼唾血也。热毒外薄肌肤，故发赤色如锦云之斑也。六七日前，谓日浅毒未深入，故尚可治。表里俱实，谓有是证，无汗不大便者，宜黑奴丸[1]两解之。无表里实证热盛者，宜黄连解毒汤。兼燥渴者，合白虎汤清之。里实不便者，宜解毒承气汤下之，表实无汗者，宜三黄石膏汤发之。

【提要】本条论述阳热化毒的证治。

【注释】

①黑奴丸，出自《世医得效方》。

【白话文】

阳毒是因为阳热炽盛引起的，其发病的原因是在应当发汗的时候没有用汗法，在应当用下法的时候没有用下法，这个时候出现舌头卷，舌苔焦黑，鼻内焦黑，甚则神昏、口紧闭不开、发狂和见到鬼神一样，咽喉痛，吐血，身上长片状瘀斑，如同红色的云一样。病在六七天内仍然可以治，表里俱实的用黑奴丸，里实的用解毒承气汤，表有寒里有热的用三黄石膏汤。

【解读】

阳毒是因热邪至极而产生的一种病，因邪气在表时未发汗，邪气在里时未泻下，阳热炽盛，内蕴成毒；这个时候出现舌头卷，舌苔焦黑，鼻内焦黑，甚则神昏、口紧闭不开、发狂和见到鬼神一样，咽喉痛，吐血。热邪炽盛则舌苔和鼻中焦黑，热入心包则舌卷，热闭心包则口噤、神昏，热扰心神则发狂如见鬼状，热入血分则咽痛、吐血、身上发斑如红云。如果病程不超过六七天说明热毒尚浅，还可以治疗；如果表里俱热，就用黑奴丸（《世医得效方》载：麻黄、大黄各二两，黄芩、釜底煤、芒硝、灶突墨、梁上尘、小麦奴各一两，上为末，蜜丸弹子大，每一丸，新汲水化服，须臾振寒，汗出而解，未汗再服）。治疗，如果里热与燥屎相结就用大承气汤；如果表有寒未解，里有热毒，那么就用三黄石膏汤。

阴 毒

【原文】　　　　　阴毒寒极色青黑，咽痛通身厥冷寒。

　　　　　　　　　重强身疼如被杖，腹中绞痛若石坚。

　　　　　　　　　或呕或利或烦躁，或出冷汗温补先。

　　　　　　　　　无汗还阳退阴汗，急灸气海及关元。

〖注〗阴毒，谓阴寒至极之证也。血脉受阴毒邪，故面色青黑也。阴毒内攻于里，故咽痛腹中绞痛也。阴毒外攻于表，故厥冷通身，重强疼痛如被杖也，独阴无阳不化，故阴凝腹若石之坚硬也。或呕吐、或下利，或烦躁、或冷汗出，皆阳虚不足或有之证，均以温补为先，宜四逆汤倍加人参。若有是证，其人无汗，宜还阳散、退阴散，温而汗之，使寒毒散而阳伸也。凡遇此证，俱宜急灸气海、关元二三百壮，随服药饵，未有不生者也。

【提要】本条论述阴寒化毒的证治。

【白话文】

阴毒因为阴寒至极所致，症见：面色青而黑，咽喉疼痛、全身厥冷、身体沉重而僵硬、身痛像被杖打过一样，腹中绞痛、坚硬如石，可能出现呕吐、下利、烦躁、冷汗出。这个时候应当先用温补的方法，如果无汗用还阳散，或退阴散，以温阳发汗，并急灸气海和关元穴。

【解读】

阴毒是阴寒至极引起的，血脉被阴毒所侵故面色青而黑，阴毒内攻故咽喉疼痛腹中绞痛，阴毒向外攻于表故全身厥冷、身体沉重而僵硬、身痛像被杖打过一样，独阴无阳，阴主有形故腹中绞痛、坚硬如石，或可出现呕吐、下利、烦躁、冷汗出等，都是阳虚可能出现的症状，这个时候应当先用温补的方法，可四逆汤倍加人参。如果无汗用还阳散或退阴散温阳发汗，寒毒得以驱散而阳气流畅，并当急灸气海和关元穴。

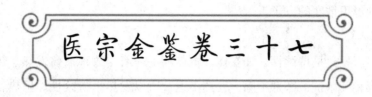

表热里热阴热阳热

【原文】　　　　发热无时热翕翕，炊笼腾越热蒸蒸。

　　　　　　　　表热尿白里热赤，外需麻桂内凉承。

　　　　　　　　燥干烦渴为阳热，厥利外热属阴经。

　　　　　　　　阳热宜清白虎辈，阴热四逆与白通。

　　【注】发热无时热翕翕，谓发热无休止之时，若合羽外覆之表热也。炊笼腾越热蒸蒸，谓发热如炊笼蒸蒸内越之里热也。表热，热不在里，故尿白也；里热，故尿赤也。外需麻桂，谓表热无汗宜麻黄汤，有汗宜桂枝汤。内凉承，谓里热轻者宜凉膈散，重者宜三承气汤。发热兼口燥、舌干、烦渴者，为阳经之热也，发热兼厥冷、下利清谷者，属阴经之热也。阳热宜清，白虎解毒辈也。阴热宜温，四逆白通汤也。

　　【注】翕翕、蒸蒸发热，俱有汗，二证相类。若以翕翕之表热，误为蒸蒸之里热，下之则逆；若以蒸蒸里热，误为翕翕表热，汗之转伤。翕翕之汗热虽同蒸蒸，扪之自温，不似蒸蒸之汗热、扪之自有热气透手也。其间或有疑似难辨，又当审小便之白赤，舌苔之润燥，自可决也。

　　【提要】本条论述表里阴阳发热的证治。

　　【白话文】

　　（表热）发热持续，如覆盖羽毛一般；（里热）如笼屉里水沸腾，热气向外蒸。表热尿常色白而里热尿常黄赤；表热（无汗）用麻黄汤、（有汗）用桂枝汤；里热（轻者）用凉膈散、（重者）用三承气汤。发热兼口燥、舌干、心烦、口渴属阳经之热；厥冷、下利兼有外热属于阴经；阳经的热应当用清法，可以考虑用白虎汤一类的清热泻火的方子；阴经的热可以考虑用四逆汤、白通汤之类的温里散寒的方子。

【解读】

表热者发热呈持续性，如在体外覆盖羽毛一般，故称翕翕发热。热邪与在表的寒邪相互争抗，寒邪不除，发热不退，所以发热呈持续性。里热者发热如同蒸笼蒸东西一样，热从内向外蒸，故称蒸蒸发热。这是因为胃热炽盛，热自内发的缘故。表热因其邪气尚浅，且多为寒邪，故而小便色白，里热因邪气较重，影响到了里，所以小便色赤。表热无汗，为风寒闭表，用麻黄汤散寒解表；表热有汗，为营卫不和，桂枝汤调和营卫。里热热轻，未与燥屎相结者，当用清法，如凉膈散一类；里热热重，与燥屎相结，当用下法，如承气汤一类。口舌干燥，缺乏津液、口渴，为热伤津液，心烦为邪热扰心，为实热之象，属于阳经实热。身体厥冷或四肢厥冷、下利清谷俱为阴寒内盛，若兼见发热则为阴盛格阳。阳经实热应当用清法，用白虎汤一类的方子；阴经阴盛格阳应用温法，用四逆汤、白通汤一类的方子。

恶寒背恶寒辨

【原文】　　　　恶寒表里阴阳辨，发热有汗表为虚。

　　　　　　　　发热无汗表实证，实以麻黄虚桂枝。

　　　　　　　　无热恶寒发阴里，桂枝加附颇相宜。

　　　　　　　　背寒口和阴附子，口燥渴阳白虎需。

〖注〗恶寒一证，有表里、阴阳之辨。发热恶寒发于阳表也，有汗宜桂枝汤，无汗宜麻黄汤。无热恶寒发于阴里也，有汗宜桂枝加附子汤，无汗宜麻黄附子细辛汤。背恶寒口和，谓口中不燥而和也；阴，谓属少阴也，宜附子汤。背恶寒口燥渴，谓口中燥而渴也；阳，谓属阳明也，宜白虎加人参汤。

〖注〗阴阳二经,恶寒虽同,其身有热无热则异也,一则汗之,二则温之。少阴、阳明之背恶寒虽同,其口中和、口中不和则异也,一则温之,一则清之。恶寒虽属轻微之证,仲景立法可辨,他可类推矣。

【提要】本条论述恶寒的鉴别诊断和治疗。

【白话文】

恶寒有表、里、阴、阳的区别。恶寒、发热有汗是表虚证,用桂枝汤;恶寒、发热无汗是表实证,用麻黄汤。无热恶寒是病发于阴经,属里证,有汗者用桂枝加附子汤。背部恶寒而口不干不苦,就用附子汤;背部恶寒伴口干口渴就用白虎加人参汤。

【解读】

恶寒一症需要辨别表里阴阳。《伤寒论》:"发热恶寒者发于阳也,无热恶寒者发于阴也。"阐述的是辨别发热属太阳还是属少阴。其中,发热恶寒无汗为表实,当用麻黄汤;发热恶风(寒)有汗为表虚,当用桂枝汤。无热恶寒为少阴病,属里(虚)寒证,若有汗,当用桂枝加附子汤。用桂枝汤以解肌和营卫解太阳之表,加附子以温里回阳入少阴之里;若无汗者,其因寒邪侵犯少阴之表,则用麻黄附子细辛汤。背部恶寒有因少阴阳虚,不得温煦;也有因阳明里热太盛,汗出肌疏,津气两伤,不胜风袭所致。前者口不渴,用附子汤;后者口渴口干,用白虎加人参汤。

附子汤方

附子二枚(破八片,去皮)　　茯苓三两　人参二两　白术四两　芍药三两

上五味,以水八升,煮取三升,去滓,温服一升,日三服。

附子汤方歌:附子汤治少阴寒,术芍茯苓人参全。

　　　　　　　　背冷体痛骨节疼,温阳散寒此方安。

【医案助读】

腰痛　朱某,男,52岁,1988年10月9日初诊。患者于9月底,在水中劳作2个多小时,第2天即出现畏寒身痛,四肢关节酸痛,手足厥冷。遂到本村卫生室治疗,给去痛片口服及伤湿止痛膏外贴效果不佳。刻诊:患者极度怕冷,戴帽穿厚衣,精神萎靡,全身疼痛,四肢骨节酸痛尤甚。腰冷如冰,触摸手足冰冷。食欲不振,大便溏薄,舌质淡,边有齿印,苔白厚腻,

脉沉细。证属脾肾阳虚，寒湿滞脉。治宜温经散寒，祛湿止痛。用附子汤治之。处方：炮附子50g（开水先煎2小时），茯苓30g，白术、白芍各20g，石柱参10g。日1剂，连续水煎3次，每次取汁100mL，并于保温瓶中，分早、中、晚3次服完。5剂后，患者畏寒身痛、四肢骨节酸痛及手足厥冷、纳呆便溏等症均消失。惟仍觉腰膝酸软，故予右归丸、十全大补丸调治2周而瘥。

按：附子汤为《伤寒论》方。《伤寒论》第305条云："少阴病，身体痛，手足寒，骨节痛，脉沉者，附子汤主之。"条文所述病证，主要病机是阳虚寒凝。由于里阳不足，不能温煦和推动血脉，所以其脉沉；阳气虚弱，不能充达四肢，故手足寒；阳气虚衰，水寒不化，寒湿滞于经脉、骨节之间，故身体痛，骨节痛。用附子汤温经驱寒，祛湿止痛，正合病机。笔者所治病例，其临床表现"全身疼痛，四肢骨节酸痛，手足冰冷，脉沉细"等与上述条文之证候甚为一致，故用附子汤治之，药证相符，功效立见。[顾文忠．附子汤治验1例．实用中医药杂志，2002（11）：49]

恶风

【原文】　　　　风寒相因相离少，三阳俱有恶寒风。

　　　　　　　　恶风属阳法从表，三阴恶寒无恶风。

[注]风寒二者,大率多相因而少相离,有寒时不皆无风,有风时不皆无寒,故三阳俱有恶寒恶风同见也。恶风与恶寒均表病也,法当从表；然风属阳,寒属阴,故三阴经证有恶寒而无恶风也。

【提要】本条阐述恶风的证治。

【白话文】

风寒常常兼夹为病，单独出现较少，三阳病都可有恶寒和恶风，均属于表。风属阳，寒属阴，故而三阴经有恶寒而无恶风。

【解读】

风为百病之长，所以伤寒病寒常挟风而伤人，有寒的时候都伴随了风邪，有风邪的时候都有寒邪，所以三阳病恶风恶寒常常一并出现。所谓"伤寒"是风寒之邪伤于表而寒偏重，所谓"中风"是寒风之邪伤于表而风偏重，皆因风寒夹杂。在临床上不论恶风和恶寒患者常统俗称为"怕冷"，但恶寒为穿衣而寒不解，恶风为避风而不恶。风属阳，寒属阴，三阴经因感受寒邪偏重，多见恶寒，而不见恶风。

头痛

【原文】　　　　　三阳头痛身皆热，无热吐沫厥阴经。

　　　　　　　　　不便尿红当议下，尿白犹属表未清。

〖注〗三阳，谓太阳、阳明、少阳也。头痛身皆热，谓三阳头痛身皆热也。三阳经头痛，法当从三阳治也。厥阴头痛，则多厥而无热，呕吐涎沫，是厥阴挟寒邪上逆也，宜吴茱萸汤温而降之。三阳头痛，若不大便，小便红赤，为里实热，法当议下，宜承气汤。若小便清白，即不大便，为里热未实，表尚未清，法当先从表治也。三阴经无头痛，惟厥阴有头痛，以其脉与督脉上会于巅也。三阴经无发热，厥阴少阴亦有发热，谓之反发热，以其脏有相火，阴盛格阳于外也。

【提要】本条论述头痛的鉴别和诊治。

【白话文】

三阳经头痛都有发热，厥阴经头痛则无热而吐涎沫。如果大便难、小便红可考虑用下法，小便白者则属于表证未解，应当先解表。

【解读】

三阳是指太阳、阳明、少阳。三阳经均循行于头面，太阳主要循行项背，少阳主要循行两侧，阳明循行前额。所以太阳头痛往往是项背疼痛，少阳常常是两侧偏头痛，阳明往往是前额疼痛。由外感所致的三阳经头痛，多伴身发热。若小便清为表未解，当先解表。若小便红，大便难，则为热结于里，当用下法，如大承气汤之类。厥阴脉与督脉一并上行至头顶，所以巅顶痛常常是厥阴病。厥阴头痛，患者无汗，并出现干呕、吐涎沫，此为肝寒犯胃，胃失和降，浊阴上冲所致。厥阴头痛可以考虑用吴茱萸汤治疗。

项强

【原文】　　　　项背几几①强太阳，脉浮无汗葛根汤。

有汗桂枝添葛入，脉沉栝蒌桂枝方。

结胸项强如柔痉，大陷胸丸下必康。

但见少阳休汗下，柴胡去半入蒌良。

〖注〗项强，太阳病也。项背强，太阳、阳明病也。几几，拘强而甚之貌也。脉浮属二阳之表脉也。若无汗是从伤寒传来，宜葛根汤；有汗是从中风传来，宜桂枝加葛根汤。脉沉，谓邪已入胸里也，宜栝蒌桂枝汤。结胸，谓结胸病也，项强如柔痉，谓项强背反张，有汗如柔痉之状也，宜大陷胸丸。但见少阳，谓太阳、少阳并病之项强。休汗下，谓邪入少阳，不可更汗下也，宜柴胡汤去半夏加栝蒌主之。良，好也。栝蒌桂枝汤方在『金匮要略』。

【提要】本条论述项强的诊治。

【注释】①项背几几：指颈项、背部拘急不舒，非角弓反张。

【白话文】

太阳项强是项背强几几，如果脉浮无汗就用葛根汤，有汗就用桂枝加葛根汤，脉沉就用栝楼桂枝汤。结胸项强如柔痉状，当用大陷胸丸下之。太阳少阳并病不能用下法，应该用小柴胡汤去半夏加瓜蒌即可。

【解读】

太阳项强是项背强几几（项强是太阳病；项背强是太阳阳明合病。几几，是描述拘挛强直得比较严重），足太阳膀胱经行于背部，如果风寒邪侵犯太阳经脉，出现项背强几几，无汗就要用葛根汤，有汗就用桂枝加葛根汤，脉沉就用栝蒌桂枝汤。因葛根可升津液、宣通经气、发表解肌，加入桂枝、麻黄剂可解项背僵。栝蒌桂枝汤是由栝楼根加桂枝汤组成，其中，栝楼根用来补津液，桂枝汤用来解表。项强兼脉沉说明病在里或者是虚证，在这里是津液亏虚且有营卫不和，所以用栝楼桂枝汤。水热互结而病位偏上，使颈项部经气运行受阻，津液凝聚不布，经脉失去濡润而转动不利，所以出现项强。结胸病因患者邪气结于胸中，疼痛甚剧而转侧不利，并非项强，此时颈部柔软，但因为转侧不利，所以也兼有项强的表现，当用大陷胸丸下之。如果见到太阳少阳合病的项强，不能用下法，恐邪气入里。应当在小柴胡汤中去半夏加栝楼根，养津液托邪外出。

大陷胸丸方

大黄半斤　葶苈子半升，熬　芒硝半升　杏仁半升，去皮尖，熬黑

上四味，捣筛二味，纳杏仁、芒硝合研如脂，和散，取如弹丸一枚；别捣甘遂末一钱匕（0.5~1g），白蜜二合（15~20ml），水二升（200ml），煮取一升（100ml）；温顿服之。一宿乃下；如不下，更服，取下为效。禁如药法。

大陷胸丸方歌：大陷胸丸法最超，半升葶苈杏硝调。

项强如痉君须记，大黄甘遂下之消。

【医案助读】

1. 痉病　封姓缝匠，病恶寒，遍身无汗，循背脊之筋骨疼痛不能转侧，脉浮紧。余诊之曰：此外邪袭于皮毛，故恶寒无汗，况脉浮紧，证属麻黄，而项背强痛，因邪气已侵及背输经络，比之麻黄证更进一层，宜治以葛根汤。葛根五钱，麻黄三钱，桂枝二钱，白芍三钱，甘草二钱，生姜4片，红枣4枚。方意系借葛根之升提，达水液至皮肤，更佐麻黄之力，推动至毛孔之外。两解肌表，……。服后顷刻，觉背内微热再服，背汗遂出，次及周身，安睡一宵，病遂告差。［曹颖甫. 曹颖甫医学全书. 太原：山西科学技术出版社，2011：432］

2. 项强　患者，商某某，男，38岁，该患者2013年12月13日中午参加宴会，食用大量烤牛排，饮用5瓶凉啤酒后发热恶心腹痛，回家途中下车，于寒风中剧烈呕吐两次（呕吐物有带血牛肉），头剧痛后遍身大汗湿衣，随即出现颈项不能转动，颈背抽痛，腰不能直行，胃脘胀冷痛，患者大恐，即到中日友好医院、天坛医院就诊，CT、MRI：显示未见异常，西医无法诊治，回家服

用补汤又吐，随即（午餐后 4 小时）来薛老处就诊。颈背痛，不能直，需人扶行，乏力，汗出，恶寒，头晕恶心，面色苍白，舌颤质淡苔白，脉紧。薛老认为，此病暴急，为热食寒伤，患者素体原无疾，只因过食辛热之物，复饮凉啤酒，胃得热而伤冷饮，此热食寒伤，又啤酒本性热而凉服，寒热交争于胃海，兴风作浪，胃气逆乱，上而呕吐，热随吐而止，寒热内争发于外，而见呕吐，大汗出，恰逢冬月冽风，汗出伤寒，而见寒风袭足太阳膀胱经，项背强几几之柔痉证。食伤胃之阴阳在前，故见乏力面白头晕，风寒伤卫阳郁而不固在后，伤风寒而痉，故见舌颤质淡苔白。治宜温中散寒，解表止痉。拟方：桂枝 10g，白芍 10g，葛根 10g，生姜 4 片，大枣 30g，炙甘草 10g，干姜 10g，陈皮 9g，共 3 剂，水煎服 30 分钟，为 150ml，两次兑服，附以热粥食用，得微汗可，若不见微汗出，1 小时后可再服。嘱其饮食清淡，避风寒，见汗擦汗加被，勿复伤风寒。患者遵医嘱服药裹被安眠，自诉服药后，觉汤药到处如暖流激荡，团聚胃中，热散周身，脊背汗出，犹如冰山消融，轰然崩塌，面色暖，头清利，力如前，内外之症荡然若失，周身畅然，次日安好如初。[张华东，桑永兵，刘颖，等. 薛伯寿运用桂枝加葛根汤临床经验. 世界中西医结合杂志，2016，11（2）：165 – 167]

身痛

【原文】 身痛未汗表实证，汗后身疼属表虚。
桂加生姜参芍药，尺迟血少建中芪。
少阴沉厥附子治，厥阴汗痛四逆医。
风湿尽痛难转侧，掣引烦疼桂附宜。

〔注〕身痛，未汗属表实证，宜麻黄汤。汗后身疼，属表虚证，宜桂枝新加汤，即桂枝汤倍生姜，芍药加人参也。曰桂加，即桂枝汤加此也。尺迟血少建中芪，谓身痛尺中脉迟，是血少营气不足也，虽未经汗，不可发汗，直建中汤加黄芪以补营血也。少阴，谓身痛见少阴沉脉，四肢厥冷也。附子治，谓宜附子汤治也。厥阴，谓身痛见厥阴厥逆，汗出不止，

下痢清谷也。四逆医，谓以四逆汤医也。风湿，谓风湿身痛也。尽痛难转侧，是湿则令人一身尽痛不能转侧。掣引烦疼，是风则令人筋脉牵引，烦疼不宁也。桂附宜，谓宜以桂枝附子汤也。

【提要】本条论述身痛的诊治。

【白话文】

身痛无汗属于伤寒表实证。发汗后身痛为伤寒表虚证，用桂枝加芍药生姜各一两人参三两新加汤。身痛而尺脉迟为血少，用黄芪建中汤。少阴病身痛，脉沉而身厥冷，用附子汤。厥阴身痛，常伴厥逆、下利、汗出不止，用四逆汤。风湿身痛为一身尽疼、难以转侧，抽掣牵引，宜用桂枝附子汤。

【解读】

身痛无汗属于伤寒表实证，为营卫为寒邪所凝闭所致。发汗出后，在表的营卫亏虚，经络不得濡养，不荣则痛，故而身疼，这个时候用桂枝加芍药生姜各一两人参三两新加汤，以补充营卫。身痛而尺脉迟，说明不仅表虚，而且里虚。营气出于中焦，源于中焦水谷精微，黄芪建中汤补中焦营血。寒湿阻滞少阴经脉也可身痛、脉沉、四肢厥冷，这时应用附子汤散寒通阳。厥阴身痛，常伴厥逆、下利、汗出不止，这是阴寒内盛，真阳外亡所致，当用四逆汤。表有风湿，一身尽疼，身烦疼，难以转侧，若脉浮虚而涩，知不仅有表实还有表虚，乃虚实夹杂，应该用桂枝附子汤温散寒湿。

桂枝附子汤方

桂枝四两　附子三枚　生姜二两　大枣十二枚　炙甘草二两

上五味，以水六升，煮取二升，去滓，分温三服。

桂枝附子汤方歌：桂枝附子汤通阳，附子重用是三两。

扶阳甘枣与生姜，温经散寒除痹良。

桂枝加芍药生姜各一两人参三两新加汤方

桂枝三两　芍药四两　炙甘草二两　人参三两　大枣十二枚　生姜四两

上六味，以水一斗二升，煮取三升，去滓，温服一升。

桂枝加芍药生姜各一两人参三两新加汤方歌：汗后身疼脉反沉，新加方法轶医林。

方中姜芍还增一，三两人参义蕴深。

【医案助读】

身痛 张某,女,44 岁,农民,2002 年 4 月 15 日初诊。患者主诉周身疼痛以双上肢为重 2 年 3 月,加重 3 月,遇劳加重,休息后可暂缓解。当地医生用中、西药治疗(用药不详),疗效均不理想,遂来就诊。刻下:倦怠乏力,夜间右肩、右上臂肌肉易拘挛,口咽干燥,舌红,苔薄白,脉沉细无力。辨属虚证身痛(气阴两虚)。用桂枝 18g,白芍 36g,干晒人参 12g,鸡血藤 20g,片姜黄 6g,炙甘草 18g,大枣 10 枚,生姜 6 片,煎服法同上。6 剂,痛大减。后因坚持劳作 1 天农活,又复发,又速服上方 3 剂,痛减;继服 8 剂,病愈。随访 1 年未见复发。[党兰玉. 加味桂枝新加汤治疗虚证身痛 40 例. 河南中医,2004,(2):14]

烦躁不眠懊恼

【原文】 躁身不静烦心扰,不躁难眠作热观。

懊恼①烦甚无冷病,惟躁阴阳表里看。

诸烦无论三法后,便软栀竹等汤煎。

便硬白虎三承气,躁同阴见便属寒。

【注】身为热动而不安谓之躁,心为热扰而不宁谓之烦。烦则扰于内,躁则动于外,故有心烦而无身烦,有身躁而无心躁也。大抵烦属阳,躁属阴。若懊恼心中反复颠倒,烦不得眠,不与躁同见者,皆无冷病,当作热观也。惟躁则不然,当分表里阴阳取治。故太阳有不汗出而烦躁,谓之在表,大青龙证也。阳明有心下硬之烦躁,谓之在阳,白虎汤证也。三阴有吐痢手足厥之烦躁,谓之在阴,四逆辈证也。诸烦,谓烦不眠懊恼也。无论三法后,谓不论已经、未经,汗、吐、下三法之前后也。但大便不硬者,以竹叶石膏、温胆、栀子豉等汤主治可也。便硬者,量其热之深浅,以白虎、三承气汤主治可也。躁同阴见,谓躁同三阴证见,便属阴寒之躁,宜四逆、理中、吴茱萸汤主治可也。

【提要】本条论述烦躁不眠懊恼的证治。

【注释】

①懊恼：热邪扰心而致烦闷不舒，莫可名状感。

【白话文】

躁是身体不安静，烦是内心不安宁。失眠但是无手足躁扰，是因为热邪所致。懊恼和心烦一般都是热证。只有躁要分阴阳表里来辨证。心烦一症，无论汗吐下前后，大便软者用栀子豉汤、竹叶石膏汤等方治疗；大便硬者用白虎汤、三承气汤等方剂。躁如果出现三阴经的兼证就属于寒。

【解读】

躁是身体不安静，烦是内心不安宁（热在躯体导致身体躁动不安属于躁，热邪内扰于心而心烦不宁属于烦），烦是热内扰，躁是热在外，所以热内扰则心烦而无身躁，热外扰则身躁动而心不烦。大体上烦属阳，躁属阴。正如《内经》所言："阳盛则烦，阴盛则躁。"如果心中懊恼，严重时反复颠倒而无身躁动，都不是寒证，都是热证。而躁跟烦不一样，需要分表里阴阳论治。太阳病无汗而烦躁，是热在表，故用大青龙解表清热；阳明病心下硬引起烦躁，是热在阳，应用白虎汤。三阴病有呕吐下利手足厥冷的烦躁，是寒在阴，应用四逆辈。凡是烦不得眠懊恼者，无论是否经过发汗吐和攻下法，只要大便不硬者就可用竹叶石膏汤、温胆汤、栀子豉汤等治疗。如果大便硬者，根据热的轻重，斟酌使用白虎汤和三承气汤。如果躁伴随有三阴证，那这个躁就属阴寒证，宜用四逆汤、理中汤、吴茱萸汤等。

自汗头汗

【原文】　　　　自汗热越多急下，更兼热痢不休凶。

　　　　　　　头汗热蒸不得越，黄湿水火血皆成。

〔注〕自汗在太阳，谓之风邪，桂枝汤证也。在阳明，谓之热越，白虎汤证也。若大热蒸蒸汗出过多，则宜调胃承气汤，急下其热，救其津也。若更兼发热下痢不休，内外两脱，

故凶也。头汗出，齐颈而还，则为热不得外越，上蒸于首也。或因黄郁未发，或因湿家误下，或因水结胸蒸，或因火劫热迫，或因阳明蓄血，或因热入血室，皆令成之，则当分门施治可也。

【提要】　本条论述自汗、头汗的证治。

【白话文】

自汗为热邪逼迫津液外泄时，就要用下法，如果病情较重需急下存阴，保全津液。如果自汗兼发热、下利不休，就是比较凶险的征兆。头汗出为体表气机被郁，热邪蒸迫津液难以从表而出，故而从头而发。或因黄疸热郁于里而未发，或因素体表有湿邪误用下法，或因水热互结于胸中，热邪蒸迫津液，或因火劫热迫，或因阳明蓄血，或因热入血室。

【解读】

太阳病自汗是自汗出兼有恶风，其病机为表虚不固，当用桂枝汤。阳明病自汗为身热自汗出，不恶风反恶热。其病机是阳明热盛，迫津液外泄所致，轻者用白虎汤泻热，重者用调胃承气汤急下存阴，保全津液。如果发热汗出又下利不止，那么津液从汗与下利中均有丢失，这时候津液亏虚，进一步伤阴，就比较难治。但头汗出，颈部以下无汗，为热邪不能外越而向上蒸腾所致。有的是因为外有湿邪，内有郁热，湿邪阻滞腠理，热邪向上蒸越形成头汗出，兼有黄疸；有的因素体有湿邪，误用下法，阳气被伤，从上而亡脱，津随阳气出而出现头汗出，这个是比较危重的病症；水与热结于胸中，火被水郁不能外越而上越，必有硬满疼痛拒按；火曰炎上，若火热之邪内结，不得外越，则出现头汗出；邪热陷入血室，瘀热内扰，则也可出现但头汗出。

手足汗

【原文】　　　　　　　　手足濈濈然汗出，便硬尿利本当攻。

　　　　　　　　　　　　寒中汗冷尿不利，攻之固瘕[①]泻澄清。

【注】胃主四肢为津液之主，今热聚于胃，蒸其津液，旁达于四肢，故手足濈濈然汗出，且小便自利，胃中津液必干，大便必硬，本当攻也。若中寒胃阳土虚，脾不约束，津液横溢，四肢犹如阴盛淫雨滂沱，故汗出而冷也。阳虚失运，中寒不化，故小便不利也。今虽便硬而手足汗出，非为热越者比，慎不可攻，攻之必变生，固瘕泄泻澄清不止也。

【提要】本条论述手足汗的证治。

【注释】

①固瘕：它是胃肠病的一种。胃中虚寒，水谷不消而结积的病证。

【白话文】

手足汗出较多，绵绵不断，如果大便硬，小便利，当用攻下的方法。如果中焦脾胃有寒，就出现手足汗冷，小便不利，这时候用攻下法就会继续伤脾胃，出现泻下澄清。

【解读】

脾胃主四肢，是津液的化生之源，现热聚于胃，蒸腾津液外出，旁达四肢，故手足细细汗出，连绵不断。如果小便正常，则胃中津液必然不足，故而大便硬，应当用攻下法。如果脾胃阳虚受寒，脾不能转运、约束津液，津液横溢四肢，则手足出汗而冷。脾胃阳虚不能转运津液，所以小便偏少，虽然大便硬且手足汗出，但不能认为是热证，不能用攻下之法，攻之必然会损伤脾胃，导致固瘕泄泻等病。

潮热时热

【原文】　　　　　　　　午后一发为潮热①，无休发热汗蒸蒸。
　　　　　　　　　　　　时热②自汗无里证，先时与药桂枝③称。

〖注〗潮热，阳明腑证也。阳明旺于申酉，故潮热发于午后，如潮信之不失，因名之曰潮热，可下之证也。无休发热汗蒸蒸，谓发无休止之时，热气透手溱溱有汗，名曰蒸蒸发热，亦属阳明内实，可下之证也。时热自汗者，谓发热时轻时重而有自汗也，似潮热而次数，似蒸蒸而休止。潮热蒸蒸之热，则必兼有可下之证。时热时止之热，则必不兼可下之证，故曰：无里证也。因其无里证，热而有汗，知风邪留连在表不已，故用桂枝主治。然必先其发热汗出之时与桂枝汤也，盖桂枝不为时热自汗者设，而为时热自汗有表无里证者设也。上处重在无里证，非谓凡有时热自汗，皆可服桂枝汤也。

【提要】叙述有时发热汗出的证治。

【注释】

①潮热：发热如潮水之涨落，如期而至。

②时热：此指发热时轻时重。

③桂枝：指桂枝汤。

【白话文】

身热每发于午后，犹如潮水涨落之有时，谓之潮热。若持续发热不止，如蒸笼之热蒸腾于外，伴有汗出连绵不断，为阳明腑实证，用下法。如果发热时轻时重，时发时止，并伴有自汗出，且无任何里证，知为风邪在表不解之故，应在发热汗出之前用桂枝汤治疗。

【解读】

阳明经气旺于申酉，犹如潮水之涨落有时，故午后潮热见于阳明病发热。持续发热汗出无休止之时，里热之气透于皮肤溱溱有汗，名曰蒸蒸发热，不恶寒，反恶热，属阳明腑实之证。潮热、蒸蒸发热为阳明腑实、里热炽盛所致，可用下法。

《伤寒论》第54条："病人脏无他病，时发热，自汗出而不愈者，此卫气不和也。先其时发汗则愈，宜桂枝汤。"时热自汗者，谓发热时轻时重、时发时止而有自汗也，似潮热而次数较多。此处"无里证"与《伤寒论》"脏无他病"相应。蒸蒸之热，热无休止，必兼有可下之实证，而时热时止之发热，则必不兼可下之证，即"无里证"也。因时发热自汗出而无里证，但有恶风，可知风邪留连在表不解，故用桂枝汤解肌发表，调和营卫，且必先于其发热汗出之前与桂枝汤解其表。

谵语郑声

【原文】　　　　谵语①为实声长壮，乱言无次数更端。

郑声②为虚音短细，频言重复更呢喃。

同阳经见均属热，同阴经见总为寒。

阳无可攻当清解，阴不能温清补痊。

【注】言语心主之也。心气实热而神有余，则发为谵语。谵语为实，故声长而壮，乱言无次数数更端也。心气虚热而神不足，则发为郑声。郑声为虚，故音短而细，只将一言重复呢喃也。盖神有余，则能机变而乱言。神不足，则无机变而只守一声也。凡谵语，郑声与阳经同见者，均属热证，可以攻之；与阴经同见者，总为寒证，可以温之。若虽与阳经同见，而无可攻之证，不可攻之，当清解也；与阴经同见而无可温之证，不可温之，当清补也。

【提要】论谵语与郑声鉴别与治法。

【注释】

①谵语：病人神志不清，胡言乱语，声音高亢。

②郑声：病人神志不清，胡言乱语，语音低微。

【白话文】

谵语表现神志不清，语无伦次，声音高亢有力，属心气实热而神有余。郑声表现为神志不清的状况下自言自语，言语重复，但语音低微，属心气虚神气不足。凡是谵语或郑声出现在三阳病变之中，均属热证。而出现在三阴病变之中，均属寒证。如果出现在三阳病变之中而又非攻法之所宜，应当用清法；如果出现在三阴病变之中而又非温法之所宜，则应该用清补的治法。

【解读】

心主神明，心气通于舌，言语由心所主。心神健旺则舌动灵活，语言畅利。谵语和郑声，均属心神的病变，是神志不清时的语言失常。心气实而有热则神有余而谵语，心气虚而有热则神不足而郑声，《伤寒论》210 条明示"夫实则谵语，虚则郑声"。凡是谵语或郑声出现在三阳病变之中，多属热证，非攻法之所宜，则不可强攻，应当用清法。出现在三阴病变之中，多属寒证，非温法之所宜，则应该用清补的治法。

渴证

【原文】　　　　三法伤津胃燥干，阳往乘阴①渴亦然。

　　　　　　　　渴欲饮水少少与，莫使停留饮病干。

　　　　　　　　太阳五苓②尿不利，阳明白虎③饮连连。

　　　　　　　　少阳证具心烦渴，小柴④去半粉加添。

〔注〕渴病，多因或汗、或吐、或下三法伤其津液，致令胃中干燥，故引饮也。阳邪往乘三阴，太阴则咽干，少阴则口燥，厥阴则消渴。渴在三阴，阳邪亦属热伤津液，故曰渴亦然也。三阴之渴，治法详于三阴经内。凡渴欲饮水者，当少少与之，以滋胃干，胃和则愈，若恣意与饮之，不但渴不能愈致水停留为病也。太阳之渴用五苓散者，以水停下焦，小便不利故也。阳明之渴用白虎者，以胃热饮水连连不已也。少阳寒热往来等证已具，心烦渴者，用小柴胡汤以和解，去半夏以避燥，加花粉以生津液也。

【提要】论述口渴的证治。

【注释】

①阳往乘阴：指邪气由阳陷阴。

②五苓：指五苓散。

③白虎：指白虎汤。

④小柴：指小柴胡汤。

【白话文】

汗、吐、下三法，用之不当则损伤津液而使胃中干燥，导致口渴引饮。但当邪气由阳经转入阴经后，也可以出现口渴。凡出现口渴欲饮，应该让患者少少饮水以滋润胃中干燥，使胃气和则愈。若恣意多饮，不但不能止渴，反而容易导致水邪停留。太阳病之口渴，伴小便不利时，当用五苓散治疗；阳明病之口渴是由于胃中燥热伤津所致，见口渴而饮水不止，当用白虎汤治疗；少阳病之口渴，伴往来寒热、心烦等，用小柴胡去半夏，加上天花粉治之。若在太阴则见咽干；在少阴则见口燥；在厥阴则见消渴。三阴病中出现口渴，亦多与热邪伤津液有关。

【解读】

口渴一症，总与津液有关，多为邪气入里化热伤津，或在治疗过程中误用汗、吐、下法损伤津液所致，也有下焦津液不能上承者。对口渴欲饮者，应该劝其慢慢、少少饮水，以滋润胃中干燥，使胃气和则愈。若饮水过快、过多，容易导致水邪停留，而成水饮病。《伤寒论》原文第71条提示："太阳病，发汗后，大汗出，胃中干，烦躁不得眠，欲得饮水者，少少与饮之，令胃气和则愈。"太阳病口渴者喜热饮，伴见小便不利，是因水邪停留，膀胱气化失司，下焦津液不能上承所致，当用五苓散通阳化气行水以承津液；阳明病胃中燥热伤津出现口渴而饮水不止者，喜冷饮，常伴见发热、汗出、尿赤，舌红苔黄等症，当用白虎汤或白虎汤加人参汤清热生津。少阳病已出现往来寒热等证，伴见心烦而口渴，为邪犯少阳，胆火内郁，则应当用小柴胡汤减去燥烈之半夏，而加上天花粉以透解邪热，疏达经气，生津止渴。若热邪陷入三阴，也可以出现口渴，在太阴则见咽干；在少阴则见口燥；在厥阴则见消渴。

五苓散方

猪苓（去皮）十八铢　　泽泻一两六铢　　白术十八铢　　茯苓十八铢　　桂枝（去皮）半两

上五味，捣为散，以白饮和服方寸匕，日三服，多饮暖水，汗出愈，如法将息。

五苓散方歌：五苓散治太阳腑，白术泽泻猪苓茯。

　　　　　　桂枝化气兼解表，小便通利水饮除。

【医案助读】

口渴　彭某，女性，24岁，护士。

主诉：食后口渴多饮8个月。

患者8个月以来每次饭后口渴难忍，频频饮水，每餐后饮水多达3升以上仍觉口渴难忍，并且饮水后小便无明显增加，不尽其烦，外院检查无异常，四处求诊无果。近来 2 个月来症状加重，感觉小腹胀大，但无腹痛，余无明显不适。来诊时诉以上症状，察舌淡苔白，脉细紧。患者虽然口渴多饮，但无明显津液缺乏证候，辨为津不上承到口之水液代谢障碍证，只需恢复津液输布，承津上达则病除。遂予五苓散治疗。处方：白术 20g，桂枝 10g，泽泻 20g，猪苓 20g，茯苓 20g，葛根 30g，4 剂。其中五苓散健脾温阳行水，加葛根之升清以增强承津上达之功效。四天后复诊，诉口渴感减轻，饮水较前减少，可以忍受，但进餐时食欲增强，虽明显有饱感，但进食欲望仍很强烈难忍，察舌淡苔白，脉左细弦，右脉大稍浮，按之软。辨患者并中焦气虚，故需饮食自救。所以在原方基础上加黄芪 30g，4 剂。第三次复诊时诉诸症皆减，守原方再进 5 剂告愈。[金伟孝．五苓散证探析及临床应用．光明中医，2017，32（22）：3225－3226]

舌苔

【原文】　　　　舌心外候①本泽红，红深赤色热为轻。

外红内紫为热重，滑白寒表少阳经。

沉迟细紧脏寒结②，干薄气液两虚空。

黄黑苔润里热浅，焦干刺裂热深明。

黑滑若与三阴见，水来克火百无生。

【注】舌者心之外候，色应红泽为无病也。若初感内外红深，则为有热。外红内紫，则为热甚。舌苔滑白，则为表寒。其胎渐厚，则为传少阳经也。热者宜辛凉汗之，寒者宜辛温汗之。在少阳者为胸中有寒，丹田有热也，小柴胡汤两解之。胸中指表也，浅也；丹田指里也，深也，非直指胸中丹田，谓半里之热未成，半表之寒犹在。故舌白一证，有寒有热也。若其苔滑厚与阴证脉同见，乃脏虚寒结，以理中加枳实温而开之。若其苔干薄与阳证同见，乃气虚液竭，以白虎加人参清而补之。若白苔渐变黄色，此为去表入里，其热尚浅，表不罢者，宜三黄石膏汤；已入里者，凉膈散。如焦干黑色，或芒刺裂纹，此为里热已深，宜栀子金花汤，兼满痛者，大承气汤。红，火色也；黑，水色也。与三阳证见，为热极反兼胜己之化，清之下之，尚可治也。若与三阴证见，则为水来克火，百无一生。治

者以生姜擦之，其黑色稍退，急用附子理中、四逆辈救之可生。

【提要】根据舌象变化以诊治。

【注释】

①舌心外候：指心开窍于舌，故舌为心之外候。

②脏寒结：即脏结病。五脏阳虚衰，阴寒内盛而致脏结，故在此称为"脏寒结"。

【白话文】

心开窍于舌，故曰舌为心之外候，舌质红润鲜泽为正常。舌体内外之颜色皆为深红，表明有热邪，但较轻；舌体外红而内紫，为热邪甚；舌苔色白润滑，为表寒；若白苔逐渐增厚，为表邪传入少阳。苔白滑厚同时出现沉迟细紧等脉，属脏虚寒结；舌苔干而薄与阳证同见，乃气虚津亏。舌苔渐变黄黑但湿润，是里热尚轻；若舌苔色黑，焦枯干燥，甚则舌生芒刺而有裂纹者，说明里热深重。若黑滑苔见于三阴病证中，水来克火而阳气将绝之危证。

【解读】

望舌，包括望舌质与舌苔，是中医重要诊法之一。在外感病初起时，若舌体内外之颜色皆为深红，表明有热邪，但较轻；若舌体外红而内紫，为热邪甚的表现。舌苔色白润滑，为表寒；若白苔逐渐增厚，为表邪传入少阳。属于热邪在表者，可以用辛凉发汗；属于寒邪在表者，可以用辛温发汗。在少阳者指胸中有寒，丹田有热，可用小柴胡汤两解寒热邪气。"胸中"是代指"表"，意为病位较浅；"丹田"是代指"里"，意为病位较深。半里之热尚未形成，而半表之寒尚在，为邪传少阳的表现。舌白一症，可见于寒证，也可见于热证。如果苔白滑厚见于阴证中，则是脏腑阳气不足，阴寒凝结所致，可用理中汤加枳实以温中阳而散寒结；如果舌苔干而薄白，见于阳证中，则是气虚津亏所致，可用白虎加人参汤清热而补气生津。如果舌苔由白逐渐变黄，这是邪气由表入里，但里热尚浅，表证犹未解，可以用三黄石膏汤治疗；邪热完全入里者，用凉膈散治疗；若舌苔色黑，焦枯干燥，甚则舌生芒刺而有裂纹者，说明里热深重，可以用栀子金花汤治疗；兼腹满痛者，则可以用大承气汤。"红"是火之本色，而"黑"是水之本色，若黑苔见于三阳病证之中，是热势盛极，当速用清法、下法救治；若苔黑而滑见于三阴病证中，则是阴寒盛极，水来克火而阳气将绝之凶象，预后不良。此时，可以先用生姜擦拭舌苔，如果黑苔稍退，便急用附子理中汤，或四逆汤之类，温阳祛寒，往往可以救治。

胸胁满痛

【原文】　　　　邪气传里必先胸，由胸及胁少阳经。

太阳脉浮惟胸满，过经不解①有阳明。

干呕潮热胸胁满，大柴②加消③两解行。

心腹引胁硬满痛，干呕尿秘十枣④攻。

【注】邪气传里必先自胸，若脉浮惟胸满而不及胁者，仍属太阳表分也，宜麻黄汤。因胸及胁而皆满者，属少阳经也，宜小柴胡汤。若十余日不解，而胸胁满，兼干呕潮热者，是少阳兼有阳明也，宜大柴胡汤加芒硝两解之。若表已解，心下及腹引胁，满硬而痛，干呕小便不利者，是停饮内实也，宜十枣汤攻之。

【提要】本条论述胁痛的证治。

【注释】

①过经不解：指邪气已经离开原发之经，病仍然不解。

②大柴：指大柴胡汤。

③加消：消，指芒硝。加消，指大柴胡加芒硝汤。

④十枣：指十枣汤。

【白话文】

凡邪气由表入里之时，必定先自胸中始，若出现胸胁俱满者，则属于少阳经之病变；若脉浮而只见胸满未及胁满者，仍然属于太阳表证；若邪气传入于里，十余日不解，而出现胸胁俱满，更兼干呕、潮热者，是少阳而兼阳明之病变，可用大柴胡汤加芒硝汤解少阳与阳明之邪。如果太阳表证已除，而见心下及腹部引两胁硬满疼痛，干呕，小便不利者，邪饮内停之实证，应该用十枣汤攻之。

【解读】

疾病是一个变化的过程，表证失治或误治，邪气就会由表入里，且多先传入于胸中。胸中为心肺所居之所，肺主皮毛，外邪侵犯体表易内传于肺，气机壅滞，肺气不利则见胸闷（满）而喘，若脉浮，未出现胁满者，仍然属于太阳表证，可以用麻黄汤发汗解表，表邪解，肺气利，胸闷（满）、喘可除。足少阳之脉，下胸中，贯膈，络肝属胆，循胁里。邪犯少阳，枢机不利，胸胁俱满者，属于少阳之病变，宜用小柴胡汤和解少阳；十余日病仍然不解，而出现胸胁俱满，更兼干呕潮热、腹满痛、不大便等症，是邪气传入于里，为少阳兼阳明里实证，应该用大柴胡加芒硝汤和解少阳，通下里实。若太阳表证已除，而见心下及腹部引两胁硬满疼痛，干呕，小便不利，且有转侧、动身、咳嗽、呼吸及说话等都可牵引胸胁疼痛即所谓"引胁下痛"，为水饮停聚胸胁，气机升降不利，当攻逐水饮，方用十枣汤。

大柴胡汤方

柴胡半斤　黄芩三两　芍药三两　半夏半升　生姜五两　枳实四枚　大枣十二枚　大黄二两

上八味，以水一升二斗，煮取六升，去滓，再煎，温服一升，日三服。

大柴胡汤方歌：大柴胡汤用大黄，枳苓夏芍枣生姜。

少阳阳明同合病，和解攻里效无双。

十枣汤方

芫花（熬）、甘遂、大戟，等份。

上各为散。以水一升半，先煮大枣肥者十枚，取八合，去滓，纳药末。强人服一钱匕，羸人服半钱，温服之，平旦服。若下少病不除者，明日更服，加半钱，得快下利后，糜粥自养。

十枣汤方歌：十枣逐水效堪夸，大戟甘遂与芫花。

悬饮内停胸胁痛，大腹肿满用无差。

【医案助读】

胁痛　曾某某，女，22岁。1976年4月诊。患者发热38.2℃，右胁胀痛，心烦，口苦口干，恶心，食欲减退，乏力，巩膜轻度黄染，便结硬，小便黄，舌红苔黄腻，脉弦数。肝功能检查，GPT 80U，体查肝肋下2cm，质中，压痛，肝区叩击痛。证属肝胆郁热之胁痛，治以疏肝理气，清热导滞。方用大柴胡汤加减：柴胡、黄芩、枳实、郁金、栀子、连翘各10g，赤芍、沙参各15g，大黄

12g（后下），甘草 5g。每天 2 剂，早、晚各 1 剂。二天后热退，大便通而不结，尔后每天改服 1 剂，去大黄、黄芩，加神曲、麦芽。共服药三周，诸症消失，胁痛除，肝功正常而病愈。

　　按：大柴胡汤出自《伤寒论》，是治少阳阳明并病的主要方剂。该方由小柴胡汤与小承气汤加减而成。方中大黄荡涤实热，清除燥结，与黄芩、柴胡合用，其清热作用即相得益彰。又柴胡与白芍、枳实合用，亦能加强其疏肝理气止痛作用。因此，临床上对于内有热结而见便秘的胁痛证，均可用大柴胡汤加减治疗。如热结甚的加入芒硝，热重者则加入栀子……，痛重者加延胡、郁金，而症见口干、舌红者则应减去半夏，用药中的，则病往往速除。[谢云.大柴胡汤治疗胁痛.四川中医，1992，（5）：27]

呕证

　　【原文】　　　　呕病因何属少阳？表入里拒故为殃。

　　　　　　　　　　太阳之呕表不解，食谷欲呕在胃阳。

　　　　　　　　　　太阴有吐而无呕，厥阴涎沫吐蚘[①]长。

　　　　　　　　　　少阴呕痫有水气，饮呕相因是水乡。

　　〖注〗呕病诸经皆有，因何属少阳也？因表邪入里，里气拒格，上逆作呕，故为殃属少阳也，宜小柴胡汤。心下硬而烦，或不大便，宜大柴胡汤。表不解之呕属太阳也，宜柴桂汤。食谷欲呕，属胃阳。胃阳，阳明也。属中寒，宜吴茱萸汤。得汤更呕属表热，宜葛根加半夏汤。呕吐涎沫，或呕吐蛔，属厥阴也，宜吴茱萸汤。吐蛔者，宜乌梅丸。呕而下利，是有水气，属少阴也，宜真武汤。饮而呕，呕而饮，饮呕相因不已，是停水也，宜五苓散。

　　【提要】论呕的辨证及治疗。

　　【注释】

　　①蚘：即蛔虫。

　　【白话文】

　　呕证，六经病中都可出现，为什么却常将它归属于少阳病呢？这是因为表邪入里之时，受到里气抵抗，正邪互相拒格，上逆而呕，所以其病变应归属于少阳。太阳病之呕，有表证未解；食后欲呕，属阳明病；有吐无呕，属太阴病；呕吐涎沫，或呕吐蛔虫，属厥阴病；呕吐与下利并见，是水气病，病属少阴；渴欲饮水，饮后则呕，呕后又渴而饮水，如此循环不已，是水饮内停之证。

【解读】

六经病都可以出现呕吐，但机理各有不同。如太阳中风桂枝汤证"鼻鸣干呕"，是表气不和，每每影响里气，致里气不调，肺气不利，则见鼻鸣，胃气上逆，可见干呕；太阳伤寒麻黄汤证"呕逆"，是风寒束表，卫郁不宣，表气郁闭，里气不和，进而影响胃气的和降，出现呕逆；太阳里证蓄水证"渴欲饮水，水入即吐"，是水邪停蓄于膀胱，水不化津，以致口渴引饮；水饮内停，饮水后又引起水饮上逆，则水入即吐。少阳病小柴胡汤证"心烦喜呕""干呕不能食"，是胆热犯胃，胃失和降则喜呕；大柴胡汤证"呕吐而下利"是邪已深入少阳，并兼阳明里实，胆热犯胃，故呕吐。阳明燥实内结，热邪迫津下泄，故下利，其利必污浊臭秽，下利不爽，属热结旁流之类；阳明病吴茱萸汤证"食谷欲呕"，是中焦阳虚，浊阴上逆；但是服药后，如果呕逆反而更甚，则属表热，当用葛根加半夏汤。太阴病理中汤证"腹满而吐"，是中阳不足，升降失职，浊阴上逆。厥阴病，呕吐涎沫，为厥阴虚寒，宜用吴茱萸汤治疗；"吐蛔"，是上焦有热，肠中虚寒，蛔虫不安其位，动而上窜，用乌梅丸治疗。少阴病中，呕吐与下利清谷并见，为少阴阳虚有水气，用真武汤治疗。

往来寒热如疟寒热

【原文】　　　　往来寒热少阳证，寒热相因小柴胡。

如疟①寒热三五发，太阳麻桂②等汤除。

〔注〕寒而热，热而寒，寒热相因不已，故名曰往来寒热，为少阳主证，宜小柴胡汤。寒热而有作止之常，一日一次，或隔日一次，谓之疟，属杂病也。寒热而无作止之常，日

三五发，谓之如疟，属太阳经未尽之表邪也，宜麻桂各半汤。若热多寒少，宜桂枝二越婢一汤。若有汗宜桂枝二麻黄一汤，若无汗亦宜麻桂各半汤。此皆治太阳未尽之微邪法也。

【提要】论往来寒热与寒热如疟的鉴别与治疗。

【注释】

①如疟：如疟疾。

②麻桂：指桂枝麻黄各半汤、桂枝二麻黄一汤及桂枝二越婢一汤。

【白话文】

恶寒后发热，发热后又恶寒，寒热交替发作不已，称为"往来寒热"，是少阳病的主症之一，当用小柴胡汤治疗。恶寒与发热交替而作，且有定时，每日一次或隔日一次者，是疟疾病，属杂病范围。如果恶寒发热同时出现，且发作没有一定的时间规律，每日可能发作 3～5 次，则称为"如疟"，是太阳表邪未解，可用麻桂各半汤治疗。

【解读】

往来寒热是少阳病主要热型，也是少阳病的主症之一。因少阳受邪，枢机不利，正邪分争，进退于表里之间，正胜则发热，邪胜则恶寒，邪正交争，互有胜负，呈现寒去热来，寒热交替，休作有时，故称为往来寒热，当用小柴胡汤治疗。寒热往来定时而作，或是每日发一次，或是隔日发一次，这是疟病的特点，属于杂病的范畴。如果恶寒发热同时发作没有一定的时间，每日可能发作 3～5 次，则称为"如疟"，此为病久邪微，正气欲抗邪外出，而邪郁不解，正邪交争较为轻微所致。"如疟"与疟病发作的最大区别在于如疟者发热和恶寒同时出现而非交替发作。"如疟"因其病变仍在于太阳之表，正邪交争较为轻微，故可用麻桂各半汤治疗；如果发热重恶寒之，其病机为表郁内热，与"不汗出而烦躁"之大青龙汤证相似，但程度尚轻，宜用桂枝二越婢一汤小发其汗，兼清里热；如果再见汗出，为太阳病发汗后大邪已去，余邪犹存，属太阳病表郁不解之轻证，则宜桂枝二麻黄一汤微发其汗；尽管发热多恶寒少，但不汗出，也可用麻桂各半汤治疗。以上各方，都是为治疗太阳在表未尽之余邪而设立的。根据其寒热发作的不同情况，可以判断出正邪双方的力量对比而予以不同的治法及方药。比如"发热恶寒，热多寒少，一日二三度发"，说明表郁稍重，用桂枝麻黄各半汤小发其汗。若"一日再发者"，说明表郁较轻,则宜桂枝二麻黄一汤微发其汗。若"发热恶寒,热多寒少""而兼烦燥者",属表郁兼内热,治以桂枝二越婢一汤辛温小汗,兼清郁热。

小柴胡汤

见少阳脉证篇。

【医案助读】

发热　患者男,79 岁,2009 年 2 月 10 日初诊。2 月前感冒,鼻塞流涕,头身疼痛,自服用感冒清热颗粒治疗,鼻塞流涕减轻,发热未退,体温 39℃,遂于当地医院以"发热待查"住院,查血常规正常,体检结果未见明显异常,治疗效果不显。现已低热 2 个月,体温在 37.5℃~38.1℃之间,每天下午 4 点至 5 点时体温开始上升,于夜间 12 点达到最高,夜出汗,晨起体温可自行降至正常。左侧面部及肢体有不适感,听力下降,咽喉痒,饮水减少,食欲下降,大便正常,小便淋漓不尽。舌体胖,舌质红,舌苔白腻微黄。脉寸滑关弦。证属邪居少阳,湿阻三焦。治以和解少阳,通利三焦。小柴胡汤合越鞠丸加减:柴胡 18g、黄芩 10g、法半夏 9g、太子参 12g、生姜 4 片、猪苓 12g、茯苓 12g、川芎 10g、苍术 10g、香附 10g、神曲 15g、栀子 10g、豆豉 12g、茵陈 10g、郁金 10g、连翘 12g。2 月 17 日二诊:服药 7 剂,有 5 日未发热,有 2 天夜间发热时体温在 37.3℃~37.5℃之间,白天体温已经正常,精神食欲已恢复,小便通畅,大便干。舌中少量舌苔微腻色白,脉弦滑。续疏通三焦,通阳利湿,小柴胡汤加杏、朴、苓收功。

按:本患者老年男性,脾肾运化功能减退,形体偏胖,湿饮内停,少阳之邪与湿饮纠结,缠绵化热。谨守和解少阳,分消通利而效。[胡东鹏,薛燕星.小柴胡汤变方八法疗发热.世界中医药,2014,9(1):51-53]

目眩耳聋

【原文】　　　　少阳目眩神自正,诸逆昏乱不能生。

　　　　　　　　　重暍①耳聋湿温②汗,不语面色变身青。

【注】目眩者,目黑不明也;耳聋者,耳无所闻也,皆少阳经主证,非死候也。其目之明,其耳之聪,神自完整。若因三法失宜,致诸变逆坏证,目眩而神昏言乱,乃神散气脱之候,故曰不能生也。若因误发湿温家汗而不能言语,耳聋无闻,身青面色变者,名曰重喝,亦死证也。

【提要】论目眩与耳聋的辨证特点及预后。

【注释】

①重喝:喝为热,重喝是指湿温病误用汗法而致热势更甚的坏病。

②湿温:病名。指温病过程中又感受湿邪,与湿热相同,仅温比热轻。

【白话文】

少阳病出现目眩,其神志清楚,病情较轻。如果汗、吐、下三法用之不当,导致各种严重的变证、坏病,出现目眩、神昏、语言错乱等正气外脱而神明涣散之象,则预后不良。如果误发"湿温"之汗,则可以导致"重喝"的变证,表现为耳聋、神昏不语、面色及周身发青等,预后也不良。

【解读】

《伤寒论》264 条"少阳中风,……,不可吐下"、265 条"少阳不可发汗,发汗则谵语",明文禁止少阳病用汗、吐、下三法。少阳病正邪处于交替状态,误用汗、吐、下,正气受损,发生变证、坏病。湿温初起忌用辛温发汗、苦寒攻下和滋养阴液,称为湿温三禁。由于湿温初起多见头痛、恶寒、身重疼痛,易误作伤寒而用辛温发汗,致湿热之邪随药力蒸腾蒙蔽清窍出现耳聋、神昏不语、面色及周身发青等症,这种变证称作"重喝"。如《温病条辨》对湿温病论述:"头痛恶寒,身重疼痛,舌白不渴,脉弦细而濡,面色淡黄,胸闷不饥,午后身热,状若阴虚,病难速已,名曰湿温。汗之则神昏耳聋,甚则目瞑不欲言;下之则洞泄;润之则病深不解。长夏深秋冬日同法,三仁汤主之。"

腹满痛

【原文】　　　　　　腹满时痛不足证①,腹满大痛有余名②。
　　　　　　　　　　误下邪陷太阴里,汗热便硬转阳明。

〖注〗腹满时痛为不足，桂枝加芍药汤，不愈，用理中汤。腹满大痛为有余，桂枝加大黄汤。此皆误下邪陷太阴之里证也。若潮热自汗，大便硬，则为太阴之邪转属阳明也，宜大承气汤。

【提要】论述腹满的证治。

【注释】

①不足证：正气不足之证，即虚证。

②有余名：邪气有余之证，即实证。

【白话文】

腹满疼痛，时作时休者，属于里虚不足；腹满疼痛较剧而无休止之时者，属于里实有余，这可以是太阳病误下后，邪气内陷太阴之里所致。如果腹满实痛而又兼见潮热、自汗、大便燥结等，则是太阴之邪转属阳明。

【解读】

在伤寒病中，腹满而疼痛可以见于阳明病与太阴病之中。腹满一症，有虚实可辨，满而时减为虚，满而不减为实。腹满疼痛，时作时休者，属于里虚不足，可以用桂枝加芍药汤治疗，如果用桂枝加芍药汤后，病仍不愈者，可改用理中汤治疗。腹满疼痛较剧而没有休止之时者，属于里实有余，可以用桂枝加大黄汤治疗。以上诸证都是太阳病误下后，邪气内陷太阴之里所致。如果腹满实痛而又兼见潮热、自汗、大便燥结等，则是太阴之邪转属阳明，为阳明燥热，可以用大承气汤攻下。

吐证

【原文】　　　　　　中寒①吐食不能食，不渴而厥吐寒虚。

　　　　　　　　　　得食吐渴火为逆，饮吐相因水病居。

〖注〗中寒吐食，谓中寒吐食不能食也。凡不渴而厥吐，是寒虚吐也，宜理中、吴茱萸辈。凡渴而得食即吐，是火吐也，热实宜黄连解毒汤。热虚宜干姜黄连黄芩汤，或竹叶石膏汤。渴而饮，饮而吐，吐而复渴，水逆病也，宜五苓散。

【提要】论述吐证的鉴别。

【注释】

①中寒：中，音重。中寒，指寒邪不经过太阳而直中中焦脾胃。

【白话文】

寒邪直中中焦，出现呕吐食物而不能食或不欲饮食。大凡呕吐而手足厥冷、口不渴者，多属虚寒；食入即吐，且口渴为火邪致胃气上逆。若口渴饮水，饮后即吐，吐后又口渴者，则属于"水逆"证。

【解读】

寒邪直中中焦，脾胃功能紊乱，胃气上逆，出现呕吐食物而不能食或不欲饮食。脾阳不足，脾胃升降失常则呕吐；脾主四肢，脾阳虚不能温煦，则手足厥冷，无阳邪耗伤津液，故口不渴，当用理中汤或吴茱萸汤，温中散寒，降逆止呕。若火邪致胃气上逆而吐，则"食入即吐"，是火性急迫也，火为阳邪，易伤津液，故口渴，如是实热所致（兼见便秘、舌红苔黄，脉实有力等），可用黄连解毒汤加减，清热泻火，降逆止呕。平时脾胃虚弱，误治后邪热内陷，寒热相格拒，形成了上热下寒证，上热则胃气不降，故呕吐或食入即吐，下寒则脾气不升，故下利。治用干姜黄芩黄连人参汤，寒温并用，辛开苦降，调和肠胃，则寒热格拒得除，呕利自止。或邪气化热，损伤胃之气阴，虚热上逆，常出现在热病后期，表现为低热、少气呕吐、舌红少苔等症，用竹叶石膏汤治疗。如果口渴能饮，饮后即吐，吐后又渴者，属于水邪停蓄于膀胱，气化不利的"水逆"证，治以五苓散通阳化气利水。

热痢寒痢

【原文】　　　　热痢尿红渴黏秽①，寒痢澄清②小便白。

　　　　　　　　理中③不应宜固涩，仍然不应利之④瘥。

〔注〕自痢不渴者，属太阴寒也。下痢欲饮水者，以有热故也。此以渴辨寒热也。

小便黄赤，秽气稠黏者，皆热痢也。小便清白，澄彻清谷，皆寒痢也。热痢有表证，轻者升麻葛根汤，重者葛根汤汗之。有里证者，量以三承气汤下之。无表里证，轻者宜黄芩汤，重者宜葛根黄连黄芩汤清之。寒痢宜理中汤温而补之。若服理中汤不应者，此属下焦滑脱，宜赤石脂禹余粮汤固涩。仍然不应，此为清浊不分，水走大肠，宜五苓散或猪苓汤利之，可瘥也。

【提要】论述寒热下利的鉴别与治疗。

【注释】

①黏秽：指大便黏腻臭秽。

②澄清：指大便含水量多而导致便清稀、甚至如水样。

③理中：指理中汤。

④利之：即利小便之意。

【白话文】

下利，粪便稠黏，气味臭恶，并见口渴、小便红赤者为热利多；下利，粪便清稀或下利清谷，并见口不渴，小便白清者为寒利。寒利当用理中汤治之，服理中汤无效者，用固涩下焦之法，再不效者，用利尿方法。

【解读】

下利分热利和寒利，临床上常以口渴与否来分其寒热，是鉴别点之一，下利不渴者为寒，下利而渴者为热。此外，热利除下利、口渴外，还有粪便稠黏而气味臭恶，伴见小便红赤，舌红苔黄等症，此时如表证（发热畏寒、头身疼痛、脉浮），轻者用升麻葛根汤，重者可用葛根汤，汗出表解则里自和。热利有里证（见腹部胀满，疼痛拒按，潮热，舌苔黄燥，脉沉实有力等）的，乃因肠中燥屎阻结，邪热逼迫津液从旁而下，属于结者自结、下者自下的热结旁流证，治当泻热导滞，通因通用，可酌情用三承气汤攻下。如果是热利而无表里证，轻者可用黄芩汤，重者可用葛根黄连黄芩汤，清热以止利。

寒利除下利、口不渴外，兼见粪便清稀或下利清谷，伴见小便清白、时腹自痛，舌淡苔白等症。多为阳气虚弱而寒邪内盛所致，用理中汤温中补虚。下利清稀或下利清谷，如果服理中汤无效者，多为下焦不能固涩而致下利滑脱不禁，可用赤石脂禹余粮汤涩肠止利。仍然无效者，则为清浊不分，水走大肠所致，宜用五苓散或猪苓汤，即开小河干大河，病可愈。《伤寒论》159 条："…

利不止，医以理中与之，利益甚。理中者，理中焦，此利在下焦，赤石脂禹余粮汤主之。复不止者，当利其小便。"

理中丸方

见太阴阴邪脉证篇。

【医案助读】

泄泻 汪某，男，46 岁，1999 年 2 月 6 日初诊。两年来，不明原因间断性大便异常，经多方治疗难以根治，今求治于中医。诊见：形体消瘦，脘腹隐痛，畏寒乏力，大便完谷不化或伴少量黏液，一日 2～4 行。舌淡，边有齿印，苔白，脉沉细。证属脾虚失健、中阳不振，传导失常。治拟温中健脾、升阳益胃。方选理中汤加味：人参 6g，炒白术、白茯苓、怀山药各 20g，干姜、炙甘草各 10g，升麻、吴茱萸各 3g，肉桂 1.5g，车前子 15g（包）。水煎服，连服 7剂，诸症减轻，大便 1～3 次/天，黏液消失，原方加焦山楂 30g，继用 30 剂后告愈。随访 3 年未再复发。

按：本案为脾阳不足，中虚失运，清浊不分，升降失常而致。故选理中汤加味温中化湿止泻。方中人参大补元气；炒白术、白茯苓、怀山药健脾渗湿；干姜温补脾胃；吴茱萸、肉桂壮火益土、温脾暖胃；炙甘草补虚调中；升麻升举清阳；车前子分清别浊，以利小便。全方共奏健脾胃、温中阳、调升降、止泄泻的功效。[刘桂枝. 理中汤临床应用举隅. 湖北中医杂志，2004，（3）：40]

但欲寐①

【原文】　　　　行阴②嗜卧无表里，呼醒复睡不须惊。

风温③脉浮热汗出，多眠身重息鼾鸣。

【注】行阴欲寐嗜卧，少阴证也。若欲寐嗜卧无表里证，身和脉小，知已解也。然解后之睡，呼之则醒，醒而又睡，是阴气来复，非阴盛困阳，不须惊也。风温亦欲寐多眠，则有脉浮发热，汗出身重，鼻息鼾鸣之别也。

【提要】论述欲寐的鉴别。

【注释】

①但欲寐：指病人欲睡而又无法入睡的一种状态。

②行阴：卫气行于阴分，不能出到阳分。

③风温：病名。温病误用辛温发汗后出现脉浮，自汗，身重，多眠睡，打鼾等症状为风温。

【白话文】

欲寐嗜卧而无表里证者，卫气但行于阴，不能出阴行于阳所致，属于少阴虚寒证。其人身无不适，体温正常，脉象虽小但很调匀，则属于邪去病愈。此时，虽欲寐嗜卧，但呼之能醒，醒后又睡，这不是昏睡，不必惊慌。"风温病"中有"多眠睡"一症，但必然伴有脉浮、发热、汗出、身重、鼻息鼾鸣等症状，可以鉴别。

【解读】

卫气昼行于三阳经脉之中，夜行于三阴经中，当卫气行于阳分时，则寤；当卫气行于阴分时，则寐。少阴病心肾阳虚，卫气不能出阴行于阳，则出现精神萎靡，闭目倦卧，似睡非睡，欲睡又不能熟睡的衰弱状态。"嗜卧"或"嗜睡"是指处于沉睡的状态。如外感病治疗后，患者嗜卧但呼之能醒，醒后又睡，神志清楚，体温正常，脉象调和，是受损的正气，等待恢复，病情向愈。不是阴寒内盛致阳气受困或阳气衰竭。如《伤寒论》原文第37条所说，"太阳病，十日以去，脉浮细而嗜卧者，外已解也"。"风温病"中出现多眠睡，是昏睡，必然伴有脉浮、发热（高热）、汗出、身重、鼻息鼾鸣等症，热盛扰及神明所致。

阴阳咽痛①

【原文】　　　咽痛干肿为阳热，不干不肿属阴寒。

阳用甘②桔③等汤治，阴用甘桔附姜④攒。

【注】咽痛一证,寒热皆有。咽干肿痛,为三阳热证,宜甘桔、半夏、苦酒、猪肤等汤调治。不干不重而痛,为三阴寒证,宜四逆汤加桔梗主治也。

【提要】论述寒热咽痛鉴别与治疗。

【注释】

①阴阳咽痛:阴(寒)性咽痛与阳(热)性咽痛。

②甘:指甘草汤。

③桔:指桔梗汤。

④附姜:有附子、干姜等药的方剂,指四逆汤类方剂。

【白话文】

咽喉干涩、红肿热痛,是阳热之证;咽喉疼痛而不干燥无红肿,是阴寒之证。阳热证的咽痛,可用甘草汤、桔梗汤等治疗;阴寒证的咽痛,四逆汤加桔梗治疗。

【解读】

咽痛有寒证、热证之不同。咽喉干涩而红肿疼痛,属于三阳热证,可用甘草汤、桔梗汤、半夏散及汤、苦酒汤、猪肤汤等;咽喉疼痛而不干燥无红肿,属于三阴寒证,宜四逆汤加桔梗治疗。

但《伤寒论》中甘草汤、桔梗汤清热解毒利咽治少阴客热,循经上扰出现咽喉轻微红肿疼痛者;苦酒汤清热涤痰,敛疮消肿,治少阴病痰热壅滞,咽中生疮者;猪肤汤滋肾润咽,治少阴阴虚,虚热上浮所致咽痛;半夏散及汤散寒化痰,治风寒痰阻滞少阴之经的咽痛。

甘草汤

甘草二两

上一味,以水三升,煮取一升半,去滓,温服七合,日二服。

桔梗汤

桔梗一两　甘草二两

上二味,以水三升,煮取一升,去滓,温服再服。

【医案助读】

咽痛　许某某,女,35岁,工人。发热,咽喉疼痛3天。咽痛进食吞咽时更甚,咽部色红,扁桃体肿胀,表面有白色脓点,四肢酸痛,大便坚硬,苔薄黄，脉数。乃邪热客于少阴之脉，结于咽喉。治宜清热解毒、利咽止痛。处方：桔梗 10g，生甘草 3g，炒牛蒡子 10g，薄荷 3g，银花 15g，山豆根 10g，全瓜蒌 15g。服 3 天后发热已除，咽痛亦瘥，扁桃体肿胀及咽红皆减退，大便已通，苔薄白，脉微数。邪热已散，再拟解毒利咽、清润咽喉，方以桔梗 10g，生甘草 3g，生地 10g，玄参 10g，银花 10g，麦冬 10g，3 剂而愈。

按：少阴之脉其直者上循喉咙，若邪热客于少阴之脉，郁而化火，上灼咽喉，则见咽喉疼痛、灼热、红肿、咽干不适，吞咽不利，并有发热恶寒，苔薄白或黄，脉浮数等症。若邪热内盛，则见咽喉红肿疼痛加剧，喉核高突，语言艰涩，大便秘结，小便黄赤，舌红脉洪数等症。治法可清热解毒、利咽止痛，桔梗汤加味。有发热恶寒表证者，加薄荷、桑叶以疏风解表；邪热内盛者，加银花、连翘、黄芩、赤芍、花粉以清热解毒；便秘者，加芒硝、大黄以通便降火；咽喉肿痛甚者，加玄参、山豆根、射干等。[周爱玲. 刍议桔梗汤在喉科病中的临床运用. 内蒙古中医药，2013，(1)：44－45]

气上冲

【原文】　　　　　气撞吐蛔厥阴本，无蛔阳表桂枝汤。

　　　　　　　　　少腹急引烧裈散①，冲喉难息瓜蒂②良。

〔注〕气撞吐蛔，谓厥阴本证也。无蛔，谓气撞不吐蛔，乃邪犹在阳表也，宜桂枝汤。少腹急引，谓气上冲，更少腹引阴急痛，乃阴阳易病也，宜烧裈散。冲喉难息，谓气上冲喉，胸满难以布息，乃寒实在胸也，宜瓜蒂散。

【提要】　论气上冲的鉴别与治疗。

【注释】

①烧裈散：裤裆烧灰，今已不用。

②瓜蒂：指瓜蒂散。

【白话文】

气上撞心又吐蛔者是厥阴病之本证。如果气上冲胸而无吐蛔虫者，是邪气仍在太阳之表，可以用桂枝汤治疗。如果气上冲，更见少腹牵引阴部拘急疼痛者，乃是"阴阳易病"，可以用烧裈散治疗。如果是气上冲咽喉，胸中满闷而致呼吸困难者，则属于寒痰实邪阻于胸中，可以用瓜蒂散吐之。

【解读】

厥阴之脉挟胃，上贯膈，木郁化火，风火相煽，循经上扰则气上撞心，虫为风化，厥阴病则生蛔，故气上撞心、吐蛔是厥阴病本证也。不吐蛔，仅气上冲，便是太阳之表未解，宜用桂枝汤治疗，如《伤寒论》15条"太阳病，下之后，其气上冲者，可与桂枝汤，方用前法"。若热（气）上冲，且少腹牵引阴部拘急疼痛者，为"阴阳易"病，宜用烧裈散治疗，如《伤寒论》392条"伤寒阴阳易之为病，其人身体重，少气，少腹里急，或引阴中拘挛，热上冲胸，头重不欲举，眼中生花，膝胫拘急者，烧裈散主之"。寒痰实邪阻结胸中之时，痰气上冲出现气上冲咽喉，呼吸不利，同时伴有胸中痞闷等症，宜用瓜蒂散涌吐胸中痰实邪气。如《伤寒论》166条"病如桂枝证，头不痛，项不强，寸脉微浮，胸中痞硬，气上冲喉咽，不得息者，此为胸有寒也。当吐之，宜瓜蒂散"。

瓜蒂散方

见少阳可汗可吐可下篇。

饥不欲食

【原文】　　　　饥不欲食吐蚘厥[①]，下后不食属阳明。

懊憹头汗栀子豉[②]，厥紧心烦邪在胸。

【注】饥不欲食吐蛔厥，谓厥阴本证也。下后饥不能食属阳明也。阳明病则懊憹，心中烦甚，头上汗出，是热在胃中，宜栀子豉汤涌之。厥阴病则吐蛔，厥逆，脉微，今不微而紧更心烦者，非寒虚邪，是寒实邪，而在胸中宜瓜蒂散吐之。

【提要】阐述饥不欲食的证治。

【注释】

①蚘厥：由于体内蛔虫扰动，致阴阳不相顺接，出现的手足厥冷。

②栀子豉：指栀子豉汤。

【白话文】

病人虽觉饥饿而不欲饮食，食则吐蛔，这是厥阴病的本证。伤寒病误下后所致的饥不欲食，则属于阳明病。阳明病出现心中懊恼而心烦、头上汗出，宜用栀子豉汤治疗。若饥不欲食伴手足厥逆，心烦，而且脉紧，为寒痰实邪结于胸中。

【解读】

邪入厥阴，一方面木郁化火犯胃而上热，一方面肝气横逆伐脾，致土虚失运而下寒，形成上热下寒之证，胃热本能杀谷而见消谷善饥，然脾气虚寒失于运化，故虽饥而不欲食，脾虚肠寒，蛔虫上窜则见吐蛔，故"饥而不欲饮食，食则吐蛔"为厥阴病本证。伤寒病误下后所致的饥不欲食，则属于阳明病变。阳明病热在胃中，热邪郁闭胃气，热本能消谷，但胃气被热邪所郁闭则不能腐熟谷物，故饥不欲食，且出现心中懊恼而心烦、头上汗出等热症，可以用栀子豉汤清宣郁热。厥阴病之饥不欲食，还可伴见吐蛔、手足厥冷而脉微。若脉不微而紧，兼见心烦，就不属于厥阴病之虚寒证，而是寒痰实邪结在胸中的痰实证，可以用瓜蒂散涌吐。

栀子豉汤

见少阳可汗可吐可下篇。

手足厥逆

【原文】　　　　　太阴手足温无厥，少阴厥冷不能温。

厥阴寒厥①分微甚，热厥②相因辨浅深。

〔注〕太阴经无厥逆，而有手足自温。少阴经有寒厥，而无热厥。厥阴经有寒、热二厥。寒厥者，只寒而不热也。热厥者，由热而厥，由厥而热，热厥相因无休歇也。当辨阴阳浅

深，以当归四逆、承气等汤施治可也。详厥阴篇。

【提要】　阐述手足厥冷的病机。

【注释】

①寒厥：由于阳虚寒气内盛，阻碍气机所致的手足厥冷。

②热厥：由于热邪内结阻碍气机所致的手足厥冷。

【白话文】

太阴病有手足自温而无手足厥逆。少阴病有寒厥而无热厥。厥阴病则既有寒厥，也有热厥。其寒厥有轻重，其热厥又有浅深。所谓寒厥者，指只有寒证而无热象之厥逆。所谓热厥，是指由于热邪所致的厥逆，热邪与厥逆相互为因而无休止，且热深厥深，热微厥亦微。

【解读】

《伤寒论》2次（187条、278条）提到"伤寒脉浮而缓，手足自温者，是为系在太阴"，钱天来"手自足温者，脾主四肢也，以手足而言自温，则知不发热矣。邪在太阴，所以手足自温，不同于少阴、厥阴之四肢厥冷，故曰"系在太阴"。少阴阳虚，阳气不能通达于四肢，故少阴只有寒厥，无热厥。厥阴病是邪正交争的相持阶段，其病理特性是阴阳寒热错杂，故既有寒厥，也有热厥。寒厥者，只寒而不热也，轻者有"厥微""厥少""指头寒"，可用当归四逆汤治疗；重者有"伤寒脉微而厥，至七八日肤冷，其人躁无暂安时者，此为脏厥"，要用四逆汤一类药治疗；热厥者，由热而厥，由厥而热，总是由热郁所致，其机理是因热邪伏于内，阳不外达，所以四肢厥冷。热厥的特点是手足厥逆的程度随热邪的深浅而异，即："热深者，厥亦深，热微者，厥亦微"，治疗以清解热邪为主，可用承气汤下之。

少腹满痛

【原文】　　　　少腹①满而按之痛，厥逆尿白冷膀胱②。

　　　　　　　　不厥血蓄③小便利，小便不利水④为殃。

〖注〗少腹满按之痛,若四肢厥冷,小便清白者,是冷结膀胱,宜当归四逆加吴茱萸生姜汤。不厥冷,小便自利者,是血蓄膀胱,宜桃仁承气汤。小便不利者,是水蓄膀胱,宜五苓散。若大小便不利者,是水热蓄结,宜八正散。

【提要】 论少腹满痛的辨证。

【注释】

①少腹：这里指小腹或下腹部。

②冷膀胱：指寒邪在膀胱。

③血蓄：即蓄血证。

④水：指蓄水证。

【白话文】

小腹胀满，按之疼痛，同时又见四肢厥冷、小便颜色清白，是寒邪结于膀胱。若小腹胀满痛，未见四肢厥冷，小便自利者，是下焦蓄血之证。若小腹胀满，小便不利者，则为膀胱蓄水证。

【解读】

小腹胀满，按之疼痛，而又四肢厥冷，小便清白者，属下焦阳虚，阴寒凝结膀胱关元之证，《伤寒论》原文第 340 条："病者手足逆冷，言我不结胸，小腹满，按之痛者，此冷结在膀胱关元也"。本证条文中虽未列治方，但根据病情可选用当归四逆加吴茱萸生姜汤一类方剂温散寒结。膀胱蓄血证及膀胱蓄水证，两者也皆可出现小腹胀满疼痛而拒按。蓄血者为血热互结于下焦，有神志方面的异常表现，或如狂，或发狂，其病在下焦血分，无碍膀胱气化，故小便自利；蓄水者为水蓄膀胱，气化不利，无神志方面的异常表现，而有小便不利。治疗蓄血证根据其轻重缓急而治以桃核承气汤、抵当汤或抵当丸；治疗蓄水证用五苓散通阳化气以利水。少腹满按之痛，伴小便淋沥涩痛，有见大便干结或溏而不爽，为水热蓄结下焦，以八正散清利湿热。

八正散方

车前子　瞿麦　萹蓄　滑石　山栀仁　炙甘草　木通　大黄（面裹煨，去面，切，焙），各一斤。

上为散，每服二钱，水一盏，入灯心，煎至七分，去滓，温服，食后临卧。小儿量力少少与之。

八正散方歌：八正木通与车前，萹蓄大黄滑石研。

　　　　　　　　草梢瞿麦兼栀子，煎加灯草热淋蠲。

神昏狂乱蓄血发狂

【原文】　　　　神昏胃热重阳①狂，三黄②三承③白解汤④。

　　　　　　　　蓄血发狂小便利，少腹硬痛属太阳。

　　　　　　　　阳明蓄血大便黑，其人如狂而喜忘。

　　　　　　　　桃仁承气抵当治，须识作汗奄然狂⑤。

　　【注】神昏胃热，谓神昏是胃经热极乘心也。重阳狂，谓热入于阳则狂乱也。三黄，谓三黄石膏汤，治神昏狂乱表实无汗者也。三承，谓三承气汤，治神昏狂乱里实不便者也。白解汤，谓白虎解毒汤，治神昏狂乱，无表里证而热极者也。太阳蓄血发狂，则少腹硬痛，小便自利。若小便不利，是水热蓄也，非血蓄也。阳明血蓄如狂，则喜忘，大便黑。若大便不黑，是热极也，非血蓄也。蓄血轻者，桃仁承气汤，重者抵当汤，择而用之可也。然发狂证，亦有阳盛阴虚之人，作汗将解之时，奄然发狂，濈然汗出而解者，当须识之，不可以药也。

　　【提要】论述神昏狂乱的证治。

　　【注释】

　　①重阳：心为火脏，今被热邪扰动，阳邪并入阳脏，所以叫做"重阳"。

　　②三黄：指三黄石膏汤。

　　③三承：指三承气汤，即大、小、调胃承气汤。

　　④白解汤：指白虎解毒汤。

　　⑤奄然狂：突然出现发狂。

　　【白话文】

　　心为火脏，今被胃热扰动，阳邪并入阳脏，所以叫做"重阳"。胃腑热甚，上乘于心，轻者神昏不识人，重者狂乱不止。分别选用三黄石膏汤、三承气汤、白虎解毒汤治疗。人发狂或如狂，伴见少腹硬满痛和小便自利，是太阳膀胱蓄血证。其人如狂，并喜忘、大便色黑，为阳明蓄血证，桃仁承气汤、抵当汤可选用。另外，还要注意一种发狂汗出而病解的情况。

【解读】

心为火脏，主神明，神昏、发狂等为心神失常的表现。神昏狂乱可以见于多种病证中，阳明经别上通于心，当阳明燥热内盛的时候，热邪循经上扰心神，阳邪并入阳脏，所以叫做"重阳"，出现神昏谵语。论其治法，兼有表实无汗者，可选用三黄石膏汤；兼有燥热内结，大便不通者，可选用三承气汤；若热邪盛而无表里证者，可用白虎解毒汤。蓄血证也会出现精神发狂或如狂的症状，又有病属太阳和阳明之别：太阳蓄血证为热与血结在下焦，病人躁动不安，其人如狂或发狂，必同时伴见少腹硬满和小便自利；阳明蓄血证，为阳明热邪与旧有之瘀血相结所致，当瘀热上扰心神的时候，也可以见到狂躁症。阳明热邪与胃肠宿有之瘀血相结，血结于下，下实上虚，新血不生，心神失养，心气失常故见喜忘；阳明胃肠燥热则大便秘结；血液属阴，血滞于下，离经之血与燥屎相混，化坚为润，则大便色黑，虽硬而易解。若大便颜色不黑，为热甚，而非蓄血证。蓄血轻证，用桃仁承气汤泻下瘀热；蓄血重证，用抵当汤迫血逐瘀，泻热除实。此外，阳盛阴虚的病人，在正气欲抗邪出表，正邪斗争激烈之时，病人可出现烦躁不安，甚至突然发狂，然后汗出而解，也不得不知。

抵当汤方

水蛭30个（熬）　　虻虫三十枚（熬，去翅足）　　桃仁二十个（去皮尖）

大黄三两（酒洗）

上四味，以水五升，煮取三升，去滓，温服一升。不下，更服。

抵当汤方歌：抵挡汤用桃仁黄，水蛭虻虫共合方。

下焦蓄血腹硬痛，攻瘀逐热治发狂。

桃核承气汤方

桃核五十个　大黄四两　桂枝　炙甘草　芒硝各二两

上四味，以水七升，煮取二升半，去滓，纳芒硝，更上火，微沸，下火，先食，温服五合，日三服，当微利。

桃核承气汤方歌：桃核承气五般施，甘草硝黄并桂枝。

瘀热互结小腹胀，蓄血如狂最相宜。

循衣摸床

【原文】　　　　　循衣摸床①有二因，太阳火劫②热伤阴。

小便利生不利死，阳明热极热弥深。

皆缘三法失成坏，脉实堪下弱难禁。

虚实阴阳难辨处，独参六味可回春。

【注】循衣摸床，危恶之证也。一因太阳火劫取汗，致阳盛伤阴。阴若未竭，则小便利，多生；阴若已竭，则小便难，多死。一因阳明热极，汗、吐、下三法失宜，致成坏证。其热弥深，脉实者，堪下则可治；脉弱者，不堪下则难治。此已成危恶坏证，往往阴阳虚实，医莫能辨，无下手处，当以大剂独参、六味、干生地黄汤，时时与之，每获生也。

【提要】论循衣摸床的辨证论治。

【注释】

①循衣摸床：指患者神昏时，两手不自主地抚摸衣被或床缘的动作。

②火劫：用火针、艾灸、火熨、火熏等火疗的方法，强发病人之汗。

【白话文】

循衣摸床一症有两种病因：一为太阳表证误用火疗发汗伤阴所致，若病人小便尚利，预后尚好。若小便量少，甚至点滴皆无，预后不良。二为阳明热邪极盛，又误用了汗、吐、下三法而成坏病，如果脉搏尚充实有力，可急用下法；若脉搏软弱无力，禁用下法，预后不良。临床上，遇到阴、阳、虚、实难辨的循衣摸床，可考虑用独参汤和六味地黄汤，往往可有生机。

【解读】

循衣摸床一症往往提示病情危重，其形成原因有二：一为太阳中风表证，误用火劫发汗，不仅表证未解，反加火邪为害，导致热极津枯，阴不敛阳，表现为手足躁扰，循衣摸床，神识昏蒙。此时，若病人小便尚通利，说明阴津未尽亡，生机尚在，如《伤寒论》第111条"太阳病中风，以火劫发汗，邪风被火热，血气流溢，失其常度……久则谵语，甚者至哕，手足躁扰，捻衣模床，小便利者。其人可治"。若小便量少，甚至点滴皆无，说明化源告竭，阴液消亡，预后不良。二为阳明热邪极盛，又误用了汗、吐、下三法，致使津液大伤，心阴耗伤，心神失养出现循衣摸床、惕而不安、不识人等症。如《伤寒论》第212条："伤寒，若吐若下后，不解，不大便五六日，上至十余日，日晡所发潮热，不恶寒，独语如见鬼状。若剧者，发则不识人，循衣摸床，惕而不安，微喘直视。脉弦者生，涩者死。"是根据脉象判断此证预后，脉弦长，即脉搏充实有力，说明阴液未至竭绝，正气犹存，尚有生机，用大承气汤急下存阴，或可救治；如果脉见短涩，软弱无力，说明正气大虚，热极津枯，预后不良。临证遇到阴、阳、虚、实难辨的循衣摸床，治疗无从下手的情况，给以大剂独参汤和六味地黄汤等，频频给药，以救正气，多有一线生机。

太阳阳邪停饮

【原文】　　　　　太阳阳邪①有水逆②，消渴③发热汗出烦。

小便不利水入吐，脉浮而数五苓攒。

〔注〕太阳阳邪，有水逆消渴之病，谓太阳中风，有渴欲饮水，水入即吐者，名曰水逆；饮水多而小便少者，名曰消渴。发热汗出，风邪也。烦，热也。小便不利，水入则吐，饮停也。浮数，风热脉也。均宜五苓散，多服暖水，令微汗出，外解太阳，内利停水则愈。若不能饮暖水，欲饮冷水者，是热盛也，以五苓散加寒水石、石膏、滑石可也。详太阳上篇。

【提要】论述膀胱蓄水证的证治。

【注释】

①太阳阳邪：相对于寒，风属阳，故太阳阳邪为太阳中风。

②水逆：太阳蓄水证见饮水后即吐水的症状。

③消渴：渴指饮水较多，但不能解渴，消指进食多，消化快。在此处仅指渴。

【白话文】

由太阳中风病可以续发"水逆"和"消渴"两种病证。患者口渴饮水，水入即吐，小便不利，脉浮而数，为"水逆"。渴欲饮水，饮不解渴，发热、汗出而烦，为"消渴"。均可以用五苓散为主进行治疗。

【解读】

此处所说"水逆""消渴"是由太阳病表邪不解，邪气循经入腑，影响膀胱气化功能，水蓄下焦所致。一者表现为"口渴饮水，水入即吐，小便不利"，一者表现为"渴欲饮水，饮不解渴，小便不利"，因病机相同，故都可用五苓散治疗。服五苓散后，要多服暖水，以助药力，微发其汗，达到解表利水的目的。若患者口渴而欲冷饮，是既有水停又有热内蕴，可用五苓甘露饮（五苓散加寒水石、石膏、滑石）以清热利水。

太阳阴邪停饮

【原文】　　　　　太阳阴邪①有水气，伤寒无汗热烘烘。

主证干呕咳微喘，外发内散小青龙。

小便不利少腹满，下利除麻共入苓。

噎②麻易附喘加杏，渴加花粉减半平。

〖注〗太阳阴邪有水气，谓太阳伤寒表不解，发热无汗，兼有干呕而咳微喘，饮病之主证，宜以小青龙汤，外发寒邪，内散寒饮，则可愈也。或小便不利少腹满，或下利，或噎，或喘，或渴，此饮病或有之证，亦以小青龙汤主之。小便不利，少腹满，是水停下焦，大便下利，是水走大肠，俱除麻黄，共入茯苓，专渗利也。噎为内寒之甚，以麻黄易附子，散内寒也。喘气上逆，加杏仁以降逆也。渴加花粉，减去半夏，以避燥生津也。详太阳下篇。

【提要】　论述外感风寒，内有停饮证的证治。

【注释】

①太阳阴邪：相对于风，寒属阴，故太阳阴邪指太阳伤寒。

②噎：寒气结于胸咽，导致胸咽窒塞不利的自觉症状。

【白话文】

太阳伤寒也有水气病，主要表现为恶寒发热、无汗、干呕、咳逆、微喘，治疗可用外散表寒、内化寒饮的小青龙汤。若兼见小便不利、少腹胀满、下利，可用小青龙汤方去麻黄，加入茯苓；兼见胸咽噎塞不利的，亦须减去麻黄，并加入附子；兼喘满者，可在小青龙方内加入杏仁；兼有口渴，减去半夏，加天花粉。

【解读】

太阳阴邪的水气病，指的是太阳伤寒表实兼水饮内停证。在恶寒、发热、无汗、脉浮紧的基础上，又见干呕、咳逆、微喘的心下停饮证。本证外有表寒，内有水饮，故以小青龙汤发汗散表寒，又蠲内饮，表里同治。由于水饮邪气变动不居，常随三焦气机的升降出入而随处，或壅滞于上，或积于中，或滞于下，故其症状也多有变化。若兼见小便不利甚则少腹胀满，是下焦停水，气化不利，或见下利者，是水走大肠，清浊不分，可在小青龙汤方内减去麻黄，避免药力过于走表，而加入茯苓，以渗利下焦的水邪；若寒邪凝滞，胸中气机不畅，而见胸咽噎塞不利的，可用小青龙汤减去麻黄，以免药力过于发散，并加入附子以散寒邪；若兼见水寒射肺，肺气上逆，出现气喘等症，可在小青龙方内加入杏仁，利肺降逆。若兼有口渴属于津液不足者，可在本方基础上减去辛燥的半夏，加入天花粉，以生津止渴。诸多或然症，并非必然出现，但病机关键为水饮内停，故均可在小青龙汤基础上观其脉证，随证治之。

小青龙汤

麻黄三两（去节）　桂枝三两（去皮）　芍药三两　五味子半升　干姜三两切　甘草三两（炙）　细辛三两　半夏半升（汤洗）

上八味，以水一斗，先煮麻黄，减二升，去上沫，纳诸药，煮取三升，去滓，温服一升。

小青龙汤方歌：小小青龙最有功，风寒束表饮停胸。

细辛半夏甘和味，姜桂麻黄芍药同。

【医案助读】

咳嗽　肖某，女性，34 岁，湖南长沙市人，2012 年 12 月 7 日初诊。因受凉咳嗽 5 天，以夜间为主，伴有恶寒，头痛，咳出大量白色泡沫痰，喉痒但不痛，不汗出，无胸闷，不发热，无口苦、干，时有呕吐痰涎，纳食差，夜寐差，月经正常，白带色白，平素较多，大小便正常，体胖，舌苔薄白略腻，脉浮滑。诊断为咳嗽，辨证为内饮为主，兼有外寒，治宜温化寒饮，解表散寒。选方小青龙汤合茯苓甘草汤与苓桂术甘汤：麻黄5g（先煎10分钟，去上沫），桂枝10g，白芍10g，干姜5g，细辛3g，法半夏9g，炙甘草6g，五味子6g，茯苓20g，白术10g，生姜3片。4剂，日1剂，水煎服，分3次温服，每次150mL。二诊，3天后前来调理体质（妇科白带疾病），诉其咳嗽已愈。

按：本病例患者体胖，属痰湿体质，受寒后外寒引动里饮，出现咳嗽，时有呕吐痰涎，纳差，此乃胃阳虚停饮之证；发病在冬季，感受风寒之邪，邪从皮毛而入，肺合皮毛，寒邪犯肺，影响肺的宣发功能，故而咳嗽，喉痒；寒主收引，故恶寒，头痛；夜寐差，乃咳嗽甚不能入睡。苔薄白腻，脉浮滑亦是外寒里饮之佐证。因现在教科书中规定不能用大剂量细辛和半夏（细辛用量1～3g；半夏用量3～10g），故而取其小青龙汤合茯苓甘草汤及苓桂术甘汤以温阳化饮兼解表寒，可谓丝丝入扣，谨合病机，故而治病之效，立竿见影！［向忠军，李杰，瞿延晖，等．周衡教授运用小青龙汤治疗咳嗽病验案举隅．湖南中医药大学学报，2015，35（2）：38－42］

少阴阳邪停饮

【原文】　　　少阴阳邪①有停饮，六七日反不得眠。
　　　　　　　下利而渴咳而呕，小便不利猪苓煎。

〔注〕少阴阳邪有停饮，谓少阴阳邪热证，兼有停饮病也。少阴病当欲寐，至六七日反心烦不得眠，是少阴热也，下利而渴，咳呕，小便不利，是水饮停也。以猪苓汤去其热、而利其水可也。详少阴篇。

【提要】论述少阴水热互结的证治。

【注释】

①少阴阳邪：指少阴热邪。

【白话文】

少阴阳邪有停饮，指的是少阴阴虚有热，兼有停饮的病证。少阴病本应见但欲寐，今少阴病六七日，反而出现心烦不得眠、下利、口渴、咳嗽、呕逆、小便不利等症，治以猪苓汤。

【解读】

少阴阳邪停饮证就是少阴热化证中的阴虚水热互结证。少阴病本应见但欲寐，故"少阴之为病，脉微细，但欲寐也"作为少阴病提纲，反映心肾虚衰的病机。今反而出现心烦不得眠、下利、口渴、咳嗽、呕逆、小便不利等症，是少阴阴虚有热，水热互结于下焦所致，如上扰神明则心烦不得眠；热耗津液，且水热互结于下焦，气化不利，故见口渴；饮热相搏，气化不利，则小便不利；水性变动上逆射肺则咳，中停于胃则呕，偏渗于大肠则下利。以猪苓汤滋阴清热利水治之。《伤寒论》第319条："少阴病，下利六七日，咳而呕渴，心烦不得眠者，猪苓汤主之。"

猪苓汤方

猪苓（去皮）　茯苓　泽泻　阿胶　滑石（碎）各一两

以水四升，先煮四味，取两升，去滓，纳阿胶烊消，温服七合，日三服。

猪苓汤方歌：猪苓汤用猪茯苓，泽泻滑石阿胶并。

　　　　　　　小便不利兼烦渴，利水养阴热亦平。

少阴阴邪停饮

【原文】　　　　　　少阴阴邪①有水气，腹痛四肢重沉疼。

　　　　　　　　　　小便不利自下利，或咳或呕真武平。

　　　　　　　　　　咳加干姜辛味共，小便若利去茯苓。

　　　　　　　　　　呕去附子生姜倍，利去芍药入干宁。

〖注〗少阴阴邪有水气,谓少阴阴寒兼有水气病也。饮病主证,谓腹痛,四肢沉重疼痛,大便自利，小便不利，宜真武汤温中利水也。饮病或有之证，或咳，或小便利，或呕，或下利。咳加生姜、细辛、五味子。小便若利去茯苓。呕，去附子倍加生姜。利，去芍药入干姜也。

【提要】 论少阴阳虚水泛证的证治。

【注释】

①少阴阴邪：指少阴寒邪。

【白话文】

少阴阴邪有水气，指的是少阴阳虚寒盛、水气犯溢的病证。其表现为腹痛、四肢沉重疼痛、小便不利、下利或兼咳嗽、或兼呕吐等，治疗可用真武汤。若见咳喘，则加细辛、干姜、五味子；若小便通利，则减去茯苓；见呕逆，则减去附子，生姜加一倍；见下利，则去芍药加入干姜。

【解读】

少阴阴邪有水气，指的是肾阳虚弱，水邪犯溢的病变，又可称为少阴阳虚水泛证。是各种原因导致少阴阳虚，制水无权，水气内停。水犯肌表，浸淫肢体则四肢沉重疼痛；水饮内渍于肠，则见腹痛、下利；停于中焦胃腑，胃气上逆则呕吐；水犯上焦，寒水射肺，则咳嗽、气喘不得卧；水停于下焦膀胱，阳虚气化不行则小便不利、少腹满。水饮内停，变动不居，内而脏腑，外而四肢，上中下三焦，无处不到，见症虽多，病史虽异，但其病机皆为肾阳虚衰兼水气为患，故均主以真武汤温阳利水。如《伤寒论》原文第316条，"少阴病二三日不已，至四五日，腹痛，小便不利，四肢沉重疼痛，自下利者，此为有水气，其人或咳，或小便利，或下利，或呕者，真武汤主之。"

真武汤方

茯苓三两　芍药三两　生姜三两（切）　白术二两　附子一枚（炮，去皮，破八片）

上五味，以水八升，煮取三升，去滓，温服七合，日三服。

真武汤方歌：真武汤壮肾中阳，茯苓术芍附生姜。

少阴腹痛有水气，悸眩瞤惕保安康。

【医案助读】

心衰 患者，女性，60岁。老年退行性心脏病，慢性心功能不全，长期服用缬沙坦、倍他乐克、双克、安体舒通、阿司匹林治疗，近日劳累，心衰加重，觉乏力，活动后气急，偶有夜间端坐呼吸，双下肢浮肿。前来就诊后要求中医治疗。心超提示：主动脉瓣、二尖瓣钙化，左心房、左心室扩大，EF56%。观其脉症：面色㿠白，颜面双下肢轻度浮肿。舌质淡胖边有齿痕、苔滑，脉沉微。辨证属心肾阳虚，水气内停，予真武汤加味：附子、白术、干姜、泽兰、泽泻、桂枝、当归、红花、生晒参各10g，降香6g，白芍15g，茯苓30g。7剂后复诊，诸症缓解，觉腹胀，夜眠欠佳，纳差。考虑患者久病，心脾肾皆虚，与前方去生晒参，加党参、远志各10g，木香6g，枣仁30g。7剂复诊，病情进一步好转，予真武汤及归脾汤交替加减治疗月余停药，自觉精神佳，爬楼梯都未觉气急，继守西药长期治疗。

按：慢性心功能不全的治疗是长期过程，虽然西医目前有较完善的治疗方案，但亦未能完全控制病情进展，中医学认为此病为心脾肾阳虚，水气内停，凌心射肺所致，久病则心血瘀阻，而心阳根于肾阳，故治疗当兼顾心脾肾三脏，温阳利水为主，佐以活血化瘀，疗效较明显。真武汤经过实验和临床研究，均已证明了其在治疗心力衰竭方面的确切疗效。[余锟. 真武汤临床应用举隅. 浙江中医杂志，2009，44（2）：118]

喘息短气

【原文】　　　　喘息喝喝①数张口，短气似喘不抬肩②。

促难布息为实证，短不续息③作虚观。

内因饮病或痰热，外因阴阳表里看。

直视④神昏汗润发，脉微肢厥命难全。

〖注〗喘息，气急喝喝而数张口，抬肩，欠肚者，喘也。短气，则似喘非喘，而不张口抬肩也。二证皆胸中气病。肺主气，故属肺也。无论喘急、短气，若气促壅塞不能布息，为有余之实证。若气短空乏不能续息，为不足之虚证。内因，谓饮冷伤肺，或因痰热也。

外因，谓形寒伤表，表主皮毛，肺之合也，皮毛受邪，其次及肤，及肌，及胸，及腹入胃，皆令病喘，当审阴阳表里，从化主治可也。喘急，短气，兼直视神昏，汗出润发，脉微四肢厥冷，皆死候也。与三阴寒证同见，是为阴喘，宜四逆加杏仁、五味子，虚者倍加人参。与三阳热证同见，是为阳喘，宜白虎，葛根黄芩黄连汤。与太阳表证同见，是为表喘，无汗者麻黄汤，兼烦躁者大青龙汤，有汗者桂枝加厚朴杏子汤。与阳明里证同见，是为里喘，宜大承气汤，兼结胸者，宜大陷胸丸。若兼水气，表实者，小青龙汤；表虚者及小便不利，均宜五苓散加葶苈子。里实者，宜葶苈大枣汤，兼腹胁硬痛者，宜十枣汤。里寒者，宜真武汤。若脉微细，口鼻气短喘乏，而无阴阳表里证，此气虚喘也，宜保元汤加五味子，杏仁。若喘而唾痰稠黏，喉间漉漉有声，此痰喘也，重者宜瓜蒂散、礞石滚痰丸，轻者二陈加苦葶苈子、苏子之类也。

【提要】论述喘急、短气鉴别与治疗。

【注释】

①喝喝：气喘喝喝而有声。

②抬肩：又称"摇肩"。喘息严重的时候，呼吸困难，张口抬肩的样子。

③不续息：呼吸不能接续。

④直视：目不转睛、呆滞无神的样子。

【白话文】

喘息，表现为气息急促，喝喝而喘，并且张口抬肩、欠腹，也可称为喘急；短气是似喘非喘，但不张口抬肩。气息短促，难以呼吸的，属于邪气有余的实证；气息短，而难接续的属于正气不足的虚证。其成因有内因，也有外因。内因多由于痰饮，或痰热内生壅塞肺气。外因则有阴阳表里的不同。若在喘急短气的同时，兼见瞪目直视，神识不清，汗出，毛发尽湿，脉微，四肢厥冷的，这是正气将脱之危候。

【解读】

肺主气而司呼吸，喘息和短气二者都有呼吸不利，是胸中的气病，属于肺的病变。临床须辨清寒热虚实，分而治之。不论是喘息或是短气，如果是气息短促，胸中壅塞，呼吸困难，甚至难以平卧的都属于邪气有余的实证；如果是气短，自觉胸中空乏，气难接续的，都属于正气不足的虚证。其成因有内因，也有外因。内因多由于生冷饮食损伤肺气，水饮内停，或痰热内生壅塞肺气。

外因多由于体表感寒，皮毛受邪，内合于肺，逐渐传里，由皮毛到肌肤，由肌肤到肺中，由胸到腹而入胃，在这一过程中，皆可发生喘息或短气，证情不一，涉及阴阳表里。若在喘急短气的同时，兼见瞪目直视，神识不清，头部汗出，毛发尽湿，脉微，四肢厥冷的，这是正气将脱，病难救治。

关于喘证的治疗，临床须辨别阴阳表里及其病性变化，随证治之。若喘息出现于三阴阴寒病证中，这就是"阴喘"，可以用四逆汤加杏仁、五味子治疗；兼有气虚的，多加人参益气防脱。若喘息出现于三阳阳热病证中，这就是"阳喘"，可以选用白虎汤或是葛根黄连黄芩汤；若喘息和太阳表证同见的，这就是表喘，无汗表实的，可以选用麻黄汤；兼有热郁烦躁的，可以选用大青龙汤；有汗表虚的，可以选用桂枝加厚朴杏子汤。若喘息和阳明里证同见的，为里喘，可以选用大承气汤；若喘息兼见结胸证的，可以选用大陷胸丸；若喘息兼见水气，无汗属于表实，水饮射肺作喘的，可以选用小青龙汤；有汗属于表虚，水饮内停，肺气不降，小便不利而咳喘的，可以选用五苓散加葶苈子；水饮在胸肺里的实喘证，可以选用葶苈大枣泻肺汤；若兼见腹部和两胁硬满疼痛，为水饮阻滞三焦，可以选用十枣汤。若是里寒太盛，阳虚水溢，水寒犯肺而喘的，可以选用真武汤。若是脉微细、口鼻气短、喘而少气不能续息，无阴、阳、表、里证时，则为气虚作喘，可以选用保元汤加五味子、杏仁；若气喘而痰液黏稠、咽喉漉漉有声，为痰喘，证重的可以选用瓜蒂散，或是礞石滚痰丸；证轻的可以选用二陈汤加苦葶苈子、苏子等药物治疗。

心下悸

【原文】　　　　筑筑①惕惕②心动悸，怔怔③忡忡④不自安。
　　　　　　　　饮多尿少为停水，厥冷汗后是虚寒。

〖注〗心下筑筑惕惕、怔怔忡忡，谓悸病之状也。饮水多而小便少，水停心下之悸也，宜茯苓甘草汤，或五苓散。厥冷为寒，宜真武汤。汗后为虚，宜小建中汤。或不因汗后，是虚之甚也，宜炙甘草汤。

【提要】 论述心下悸的鉴别与治疗。

【注释】

①筑筑：心脏跳动有力，患者可闻及心跳声。

②惕惕：心跳较快，伴随有轻度的恐惧感。

③怔怔：指病人内心惶恐不能自主。

④忡忡：指患者忧虑而心不能安。

【白话文】

心下或心中跳动不安，若与饮水多、小便少等症同见，则考虑是停水所致；若与四肢厥冷同现或发生在发汗后，则考虑内寒、正虚所致。

【解读】

《伤寒论》中有"心下悸""心中悸""心动悸"之词，都是指心下或心中跳动不安。其导致的原因很多，此文叙述的一部分，如心下或心中跳动不安，若与饮水多、小便少等症同见，为水停心下，水气凌心所致，茯苓甘草汤温中化饮，通阳利水，或用五苓散通阳化气利水；若与四肢厥冷同现，则是少阴肾阳不足，不能化气行水，寒水凌心所致，宜用真武汤温阳利水；若发生在发汗后，则考虑为过汗损伤气血，心失所养，可用小建中汤温中补虚，调养气血；也有未经发汗而见心下悸动，同时见脉虚结代，为心之阴阳气血两虚，心脉失养，应用炙甘草汤益气养血，通阳复脉。

战振栗

【原文】　　　　　战身耸动栗心憟，振虽耸动比战轻。

故振责虚因无力，栗战相交邪正争。

此证若生三法后，虚其中外逆而成。

不逆因和而作解，正胜邪却战汗①平。

【注】战,谓身抖耸动也。栗,同"慄",谓心内发懔也。振,亦耸动,比之于战则无力也。所以论中曰:振振者,皆责其虚也。栗,邪气为之也。战,正气为之也。邪正相交故争也。此证若生于汗、吐、下之后,是虚其中外而致逆也。若不致逆,邪因以衰,正因以和而作解,则为正胜邪却,战栗汗出而平也。

【提要】论述战、振、慄的鉴别。

【注释】

①战汗:病程中先出现寒战,后出现发热,随后汗出,是正邪相争的表现。

【白话文】

"战"是患者身抖耸动,"慄"是心中发懔,"振"虽然身体抖动,但比战要轻而且无力。振的病机是正气虚,慄和战的病机是正邪交争。战、振、慄发生于汗吐下三法之后,乃因误治,内外正气损伤所致。如果汗吐下三法运用得当,虽然出现以上症状,乃是正邪相争,正气胜邪,战汗出而自愈。

【解读】

"战""振"均为身体抖动,只是战比振更重,"慄"是指心中发懔。战、慄均为正邪交争,正气一时不能充养皮肤故见寒战,若正胜邪却,则随之发热汗出而解,故而出现战慄。振亦为正气不能充养皮肤,但其颤抖而无力,为虚证。伤寒有表证先当汗,上焦有病当吐,里实当下,为正治。但汗吐下俱伤正气,故而会出现战振慄,此时,如果治法得当,如当汗而汗,这时出现战、振、慄乃因用汗吐下三法后邪却,但正气也伤。如《伤寒论》94 条所言:"太阳病未解,脉阴阳俱停,必先振慄,汗出而解。"如果治法不当,如当汗时用下法,则邪气入里,也可出现战、振、慄之症。后世医家叶天士对于战汗有所补充,在其《温热论》中说:"若其邪始终在气分流连者,可冀其战汗透邪,法宜益胃,令邪与汗并,热达腠开,邪从汗出。解后胃气空虚,当肤冷一昼夜,待气还自温暖如常矣。盖战汗而解,邪退正虚,阳从汗泄,故渐肤冷,未必即成脱症。此时宜安舒静卧,以养阳气来复。旁人切勿惊惶,频频呼唤,扰其元气。但诊其脉若虚软和缓,虽蜷卧不语,汗出肤冷,却非脱症;若脉急疾,躁扰不卧,肤冷汗出,便为气脱之症矣。更有邪盛正虚,不能一战而解,停一二日再战汗而愈者,不可不知。"由此可知,战汗为病程中，正邪相争的现象。战汗后，患者出现蜷卧不语、汗出肤冷，但脉象和缓，正邪同退之象，显示预后良好，等待阳气来复之时，身冷自除。但若战汗后，若脉急数，躁扰不卧，肤冷汗出，便为正气欲脱之危证。

【医案助读】

战汗 某男，42岁，2002年5月14日入院。高热10余日，体温波动在39℃上下，咽干，微咳，无痰，于外院静点青霉素等药物，发热未减，现仍发热，体温39.2℃，不恶寒，咽干口渴，无汗，既往有消渴病史2年余。面红目赤，心率106次/分，余查体无异常。舌红，苔黄，脉数，血常规：WBC8.9 × 10⁹/L，N 0.75，L 0.25，血沉20mm/h，尿常规正常，血糖6.8mmol/L，心肌酶、肝肾功能、胸片、B超检查未见异常。辨证为外感热证，病在气分，治以疏风清热，以银翘散合白虎汤加减。处方：金银花15g，连翘15g，板蓝根30g，白茅根30g，芦根20g，知母10g，石膏30g，甘草10g，蝉蜕10g，牛蒡子10g，水煎取汁300ml，分2次服；并针刺十宣、大椎放血，予清开灵等药物静脉滴注。至次日凌晨2：00时，患者突然烦躁，胸闷，气喘，连呼烦热，赤足奔出病房，旋即战抖磕牙，卧于病床，体温40.3℃，虽加棉被，仍抖衣而战慄，更加烦躁，异常不安，呼吸急促，其家属惊慌失措。值班医生到时，见其头上蒸蒸汗出，既而周身汗彻，约10分钟后神色转安，高热亦去，脉静身凉。未予特殊处理，患者安然入睡，晨起未再发热，病即痊愈。后予降糖药控制血糖在理想范围而出院。

按：战汗指寒战与汗出同时出现的症状而言，是正邪交争的一种临床表现。本例患者素有消渴之疾，素体阴虚，复外感热证，留连于气分，高热不退，经治得汗而解。考叶香岩《外感温热篇》曰："若其邪始终在气分流连者，可冀其战汗透邪……令邪与汗并，热达腠开，邪从汗出……此时宜令病者安舒静卧，以养阳气来复，旁人切勿惊惶。频频呼唤，扰其元神，使其烦躁。"从本例战汗过程看，与叶香岩的记载颇为吻合。本患者虽患消渴，素体阴虚，然正当壮年，得药力相助，故得战汗而驱邪外出，霍然痊愈。[田立军.战汗治验1则.中医药临床杂志，2004，16（3）：218]

呃逆哕噫

【原文】　　　　呃逆今名噎古①名，不似哕哕②胃里声。

噎声格格连声作，原夫脐下气来冲。

颇类嗳噫③情自异，均属气逆治能同。

虚热橘皮竹茹治，二便不利利之宁。

气不归原宜都气，寒虚丁萸附理中。

痞硬下痢生姜泻，痞硬噫气代赭功。

〖注〗今之名曰呃逆，即古之名曰噎也。噎者，气噎结有声也。世有以哕为呃逆者，盖不知哕哕之声，声从胃里出口，不似噎之格格连声，气从脐下来自冲脉，出口作声也。呃逆颇类嗳气噫气。嗳气者，因饱食太急，比时作嗳，转食气也。噫气者，因过食伤食，越时作噫，食臭气也，故曰情自异也。但均属气逆为病，故曰治能同也。呃逆之病，胃气虚竭也。兼热者，以橘皮竹茹汤加柿蒂主之。兼大便不利，以三承气汤主之。兼小便不利，以二苓散汤主之。兼肾虚不能摄冲脉之气归元，以都气汤加牛膝主之。兼寒虚，太阴手足温，以丁萸理中汤主之，少阴手足厥，更加附子。兼痞硬下痢，以生姜泻心汤主之。兼痞硬噫气，以旋覆代赭石汤主之。

【提要】论述呃逆、哕、噫的鉴别与治疗。

【注释】

①噎：音耶，气梗塞于胸咽部。

②哕哕：音曰曰。在宋以前"哕"是指呃逆、吃逆、呃忒，即膈肌痉挛。宋及宋以后哕指干呕。《医宗金鉴》出于清朝，故"哕哕"是干呕的意思。

③噫：同嗳，也即嗳气，胃里的气从嘴里出来，并发出声音。《伤寒论》中"嗳"皆为"噫"字。

【白话文】

呃逆为喉中呃呃有声，声短而频，在古代呃逆叫做"噎"。呃逆与哕不同。

哕，为声音在胃中；呃逆，呃呃有声，声短而频，令人不能自止，气从脐下上冲咽喉。呃逆与嗳气、噫气颇类似，但具体情形还是有不同。病机上均属于胃气上逆，治疗也差不多。虚热上冲的，就用橘皮竹茹汤；二便不利者通利之；气不归元则用都气丸；虚寒上逆用丁萸附子理中汤；心下痞硬兼有下利用生姜泻心汤；心下痞硬、嗳气用旋覆代赭汤。

【解读】

现今的呃逆一症，古代称之为"噎"。其特征为喉中呃呃有声，声短而频，令人不能自止。后世有将哕误为呃逆者，乃不知哕哕之声出自胃中。呃逆之呃呃有声，声短而频，令人不能自止，是气从脐下上冲咽喉而出口。呃逆与嗳气、噫气颇类似，嗳气是因饮食过饱过快，食后即作，反出饮食之气味；噫气是过食伤食，食后过一段时间，反出食物的腐臭之气味。它们均属胃气上逆之病，治疗方法，基本相同。呃逆为胃气虚竭，胃气上逆。辨证其兼热者，橘皮竹茹汤加柿蒂治之；兼大便不利，胃肠有燥热者，可与三承气汤治之；兼小便不利，水气内停者，可用五苓散、猪苓汤等方药淡渗利水；兼气不归元多为久虚，肾气不纳者，可与都气丸补肾纳气；兼太阴虚寒，手足温者，可用丁萸理中汤；兼少阴虚寒，手足厥冷，可用丁萸理中汤加附子治之；兼有食积，症见心下痞，按之如按薄板，嗳气有食物气味，肠鸣漉漉，大便偏稀或水泻，可用生姜泻心汤；心下痞硬、嗳气不除，为胃虚痰阻气逆，用旋覆代赭汤治之。

【医案助读】

呃逆 周某某，男，22岁，因发热头痛15天，于1980年5月21日住我院治疗。患者1980年6月7日开始发热，体温在38.5～39.5℃之间，伴有头痛较剧烈且进行性加重，卫生队给予解热止痛药无效。自诉1979年至此次入院前，先后患左上肺浸润型肺结核、疟疾、痢疾、左侧腋窝冷性脓疡等多种疾病。检查：体温39℃，脉搏106次/分，血压120/70mmHg。发育营养差，痛苦表情，呻吟不止，颈项强直，心肺无异常，肝脾未触及，腹部无压痛，肠鸣音正常，两侧克氏征阳性，巴氏征阴性。血象及粪、尿常规均正常。腰穿脑脊髓液压力升高，白细胞数50，淋巴细胞0.85，蛋白（＋＋＋）。生化检查蛋白320mg%，氯化物680mg%，糖30mg%，抗酸染色无发现结核杆菌，革兰染色无细菌，培养无细菌生长，色氨酸试验阳性。诊断为结核性脑膜炎。给予雷米封每天 900mg，对氨基水杨酸钠每天 12g 静脉滴入，链霉素每日 1g 分两次肌内注射。治疗一周后头痛及脑膜刺激征减轻，入院第八天出现呃逆，逐日加重，白天连续发作 7～8 小时，夜间亦发作，严重时影响睡眠及进食，且出现呕吐，上腹部疼痛不适。给予镇静剂、解痉剂、针灸及耳针等多种治疗，症状继续加重，故转中医诊治。经中医辨证认为：本例一年来患多种疾病，久病必虚，舌质红，脉细弱无力，为胃虚挟热之症。治应益胃气，清胃热，降逆止呕。橘皮竹茹汤加味主之：党参 15g，竹茹 9g，白术 12g，茯苓 12g，橘皮 9g，生姜三片，大枣 4 枚，麦芽 9g，炙甘草 2g。上方每日一剂，服一剂后呃逆减轻，共服三剂呃逆完全停止，停药后至今无复发。

按：橘皮理气和胃，降逆止呕，竹茹清胃热，止呃逆，两味为主药，党参益气和胃与橘皮合用，可增强理气补虚的作用，茯苓、白术配党参健脾益气。生姜和胃止呕，与竹茹配伍可增强降逆止呕的功效。甘草、大枣、麦芽益气和胃。诸药合用气顺热清，胃得和降，呃逆则止。[张万邦．橘皮竹茹汤治愈顽固性呃逆．新中医，1981，12（2）：4]

结胸

【原文】 按之满硬不痛痞，硬而满痛为结胸。

大结从心至少腹，小结心下按方疼。

热微头汗为水结，漱水不咽血结名。

瘀衄未尽经适断[①]，内实沉大审的攻。

抵当桃仁大小陷，误攻浮大命多倾。

不实浮滑小陷证，藏结悉具躁烦凶。

〖注〗伤寒下之太早则成痞硬，中风下太早则成结胸，均为表邪乘虚入里。硬满按之而痛，为结胸实邪也。硬满按之不痛，为痞硬虚邪也。大结，谓大结胸，从心下至少腹，硬满而痛，手不可近者，宜大陷胸汤攻之。小结，谓小结胸，微结心下，按之方痛，不按不疼也，宜小陷胸汤开之。身有微热，头自汗出，兼有是证者，为水结胸也，宜大陷胸丸攻之。漱水不欲咽，兼有是证者，为血结胸也，血瘀不成衄解，或衄未尽，或妇人经来适断，皆能成之，宜抵当丸，或桃仁承气汤攻之。内实证实可攻也，沉大脉实可攻也，审其的当，则用抵当、桃仁承气、大陷胸汤丸以攻之。审若不内实，脉浮滑或脉浮大是未的也，乃小陷胸证，不可攻也，误攻之，定然凶也。脏结，谓状如结胸，舌苔白滑，脉浮而细也。悉具，谓结胸通腹，两胁皆硬满痛也，此证加之烦燥，凶死可知。

【提要】论述结胸、痞、脏结等证的鉴别与治疗。

【注释】

①经适断：指月经刚好在这个时候停止。

【白话文】

按之心下硬满而不痛，为"痞证"；按之心下硬满而痛，为"结胸证"。

结胸证中，大结胸证为从心下至少腹硬满疼痛、拒按；小结胸证为心下按之疼痛；若结胸见身微热头汗出为水结胸；若但欲漱水不欲咽为血结胸。血结胸可因为瘀血或者出血，或者妇人月经来潮而突然月经断止而成。临床审证确为里实证，脉沉大有力者，可以用攻下法，宜抵当汤、桃仁承气汤、大陷胸汤丸一类。若用攻法后脉浮大者，为病情危重。脉象浮滑不实，是小陷胸汤证，不可使用攻下法。脏结的患者若见烦躁则为凶险之象。脏结如结胸状，兼见手足躁扰不安，是危险之证。

【解读】

痞证为心下痞满而不痛，自觉心下堵胀感，腹诊症状为心下按之如薄板。此症状的成因为脾胃虚兼有中焦水湿郁火，因为脾胃气虚，所以正邪相搏较轻，症状也较轻。结胸证分为小结胸、大结胸、水结胸、血结胸。小结胸证见心下硬满、按之痛，或自觉中脘烦热，大便不畅，舌红，中心苔厚腻，其色或白或黄，脉浮滑，为中焦痰热互结，治用小陷胸汤；大结胸证见心下至少腹硬满，痛不可近，呼吸气短，心烦口渴，舌上干燥，大便秘，午后稍有潮热，脉弦数（迟）。为中焦水火交结，可用大陷胸汤。水结胸虽和大结胸相似，但其身有微热，头上汗出，病机亦为水火交结，但其病位偏上、偏表，可用大陷胸丸。若胸脘间满而微硬，不可按，其人喜忘，但欲漱水不欲咽，二便利，经水适断，此为血结胸，因吐血衄血之后，瘀血阻滞而成，可以用攻下法，宜抵当汤、桃仁承气汤。学者当审证求因，如误用下法，则正气受损，脉浮大，按之无根者，为难治（《伤寒论》30 条"大则为虚"，《金匮要略》"脉大者为劳"）。脏结为里虚寒证，症状和结胸类似，胸胁硬满痛，手足躁扰不安，但其脉浮而细，苔白滑，为阳气欲脱，此时预后不佳。

大陷胸汤方

大黄（去皮）　芒硝一升　甘遂一钱匕

上三味，以水六升，先煮大黄，取二升，去滓，纳芒硝，煮一二沸，纳甘遂末，温服一升。得快利，止后服。

大陷胸汤方歌：大陷胸汤用硝黄，甘遂为末共成方。

擅医热实结胸证，泻热逐水效专长。

小陷胸汤方

黄连一两　半夏（洗）半升　瓜蒌实大者一枚

上三味，以水六升，先煮瓜蒌，取三升，去滓，纳诸药，煮取二升，去滓，分温三服。

小陷胸汤方歌：小陷胸汤用黄连，解除心热又除烦。

瓜蒌半夏降痰气，除却胸痹心下满。

痞硬

【原文】　　　　阳证痞硬①为热痞，大黄黄连泻心宁。

汗出恶寒寒热痞，附子泻心两收功。

误下少阳发热呕，痞满半夏泻心能。

虚热水气痞下痢，心烦干呕腹雷鸣。

虚热水气生姜泻，痞急气逆甘草灵。

桂枝表解乃攻痞，五苓烦渴利尿通。

〔注〕伤寒下早则成痞硬,中风下早则成结胸,此其常也。然论中中风下早未尝无痞硬,伤寒下早亦有结胸。大抵从虚化者多为痞硬,从实化者多结胸也。阳证心下痞硬为热痞,宜大黄黄连泻心汤。若阳证汗出恶寒,为寒热痞,宜附子泻心汤。误下少阳发热而呕,心下痞满,为呕逆痞,宜半夏泻心汤。阳证误下,心下痞硬,下痢,心烦干呕,腹中雷鸣,胁下有水气,致小便不利,为虚热水气痞,宜生姜泻心汤。若有是证,胁下无水气,其痞急益甚,为虚热客气上逆之痞,宜甘草泻心汤。凡有痞者,有无汗恶寒之表,宜桂枝汤表解已,乃可以大黄黄连泻心汤攻痞也。若有痞者,与泻心汤,痞不解其人烦渴,小便不利,先以五苓散,小便利后,乃可与诸泻心汤治痞也。

【提要】论述心下痞证的鉴别与治疗。

【注释】

①痞硬:指心下胀满不通,按之略硬的症状。

【白话文】

患者出现自觉心下堵塞胀满不通,若见阳证,为热痞,可用大黄黄连泻心汤;若热痞症状悉具,但出现汗出恶寒,为寒热痞,用附子泻心汤。若少阳病误下之后,出现呕而发热、心下痞满,这时候可以用半夏泻心汤。若心烦、干呕、心下痞、肠鸣、下利,为虚热水气痞,这时候用生姜泻心汤。心下痞、气逆则用甘草泻心汤。凡痞证,如有表证,当先用桂枝汤一类的解表剂解表后才可攻痞。心烦而渴、小便不利者,先用五苓散治疗。

【解读】

痞证的成因是伤寒误下,邪气内陷所致,故《伤寒论》131条:"病发于阳而反下之,热入因作结胸,病发于阴而反下之,热入因作痞。"热痞的病机是火邪内郁中焦,因中焦气郁,相火内郁而化为邪火,其症见心下痞,按之柔软,心烦不安,舌边尖红,苔较黄,其脉关上浮。可用大黄黄连泻心汤。如果以上症状兼有汗出恶寒,或尺脉沉等症状,为下后相火郁,兼有相火受损,为寒热痞,治宜寒热并用,用附子泻心汤。少阳病禁汗吐下,误用下法后,症见发热而干呕,心下痞闷满,或有时隐痛,按之如薄板稍硬(不像结胸那样石硬),胃脘灼热,喜热饮食,舌质淡或偏红,苔多厚、黄白相兼,脉寸关略沉弱,表邪内陷为水饮郁火之痞证,此时可用半夏泻心汤;若以上症状兼见心烦、肠鸣、下利,为水饮较甚,加入生姜散水邪,为生姜泻心汤;若兼见心下急、气上逆，痞利俱盛，为脾胃虚弱较前者为重，可用甘草泻心汤。若患者心下痞，口渴，水入即吐，小便不利，脉浮或沉，舌根部厚或淡偏胖，为中焦水饮郁结，伤寒注家称之为单水痞，用五苓散治疗，通过利下焦来去中焦之水饮。

痞证若兼有表证者当先解表，如《伤寒论》164 条："伤寒大下后，复发汗，心下痞，恶寒者，表未解也，不可攻痞，当先解表，表解乃可攻痞，解表宜桂枝汤，攻痞宜大黄黄连泻心汤"。

【医案助读】

胆汁反流性胃炎　患者，女，24 岁，2011 年 11 月 18 日初诊。胃脘部闷痛，呕吐苦水，反复发作 6 个月，加重 2 周。1 周前行胃镜检查诊断为胆汁反流性胃炎。刻下：上腹部烧灼疼痛感，进食后及情绪波动时加剧，时有恶心呕吐，吐少量苦水，伴有咽部灼热，但畏食寒凉，食冷受凉后胃痛加重，食欲不振，形体消瘦，心烦少寐，大便三日一行、质干，舌红，苔黄腻、根部厚浊，脉略弦。诊断为胃痛，辨证属胆胃郁热、胃失和降。治以苦辛通降、和胃降逆，兼佐平肝。以半夏泻心汤合四逆散化裁：清半夏 10g，黄连 10g，干姜 6g，黄芩 10g，太子参 10g，代赭石（先煎）20g，柴胡 10g，枳实 10g，赤芍 15g，白芍 15g，香附 10g，甘草 6g，川楝子 10g，延胡索 15g，三七粉（冲服）3g，珍珠粉（冲服）0.6g，虎杖 10g。7 剂，每日 1 剂，水煎，早晚温服。服后胃脘烧灼疼痛感明显缓解，但餐后仍有胃脘胀满感，咽部灼热有所减轻，食欲转佳。遂去白芍、延胡索，加百合 10g、乌药 10g、炒山楂 15g、砂仁（打碎）6g，继服 7 剂，诸症渐减。后随证加减，并嘱平时注意饮食卫生，忌食生冷辛辣食物，戒烟酒等。2 个月后患者已无明显胃脘不适症状，复查胃镜，黏膜炎症消失。

按：胃脘痛、吐酸与木气偏胜、肝胃失和有关。此患者胃脘胀痛，吞酸嘈杂，口苦便干，一派热象，但食冷受凉后胃痛加重，属寒热夹杂、虚实并存之象。半夏泻心汤清上温下，平调寒热，治疗本病最为适宜。而且现代研究发现半夏泻心汤有增加胃肠蠕动，增强幽门括约肌张力，抑制胆汁反流，保护胃黏膜、促进炎症恢复等功能。[吴中山．半夏泻心汤治疗脾胃病临床应用．中国中医药信息杂志，2013，20（4）：81–82]

发黄

【原文】 湿热发黄头汗出，小便不利渴阳明。

素有寒湿发汗后，黄从阴化太阴经。

阳①色鲜明阴②色暗，太阳血蓄并狂生。

表实麻翘赤小豆③，茵陈④里实栀子⑤清。

阴黄茵陈四逆⑥主，便溏尿秘茵五苓⑦。

环口黧黑⑧柔汗⑨死，体若烟熏阳绝征。

【注】阳明病应遍身有汗,谓之热越。今头汗出, 身无汗, 是热不得越也。渴而引饮, 小便不利, 是停水也。热与湿瘀, 从土而化, 外薄肌肉, 谓之湿热发黄也。或其人素有寒湿, 为表邪遏郁, 或已成黄, 又经发汗, 传入太阴, 从阴而化, 谓之湿寒发黄也。阳明属阳, 故其色明亮。太阴属阴, 故其色晦暗也。太阳蓄血亦有发黄, 多与狂病并生, 法当从蓄血治也。表实无汗发黄者, 宜麻黄连翘赤小豆汤汗之。里实不便者, 宜茵陈蒿汤下之。无表里证热盛者, 宜栀子柏皮汤清之。阴证发黄者, 宜茵陈四逆汤温之。若大便溏, 小便秘, 发黄者, 宜茵陈五苓散利之。环口黧黑柔汗者, 阴黄死证也。柔汗, 谓冷汗也。身体枯燥如烟熏者, 阳黄死证也。

【提要】论述黄疸的因机、鉴别及证治。

【注释】

①阳：指黄疸中的阳黄。黄色鲜明有光泽, 如橘子皮的颜色, 多湿热为病。

②阴：指黄疸中的阴黄。黄色晦暗如烟熏, 没有光泽, 多寒湿为病。

③麻翘赤小豆：指麻黄连翘赤小豆汤。

④茵陈：指茵陈蒿汤。

⑤栀子：指栀子柏皮汤。

⑥茵陈四逆：指茵陈四逆汤。

⑦茵五苓：指茵陈五苓散。

⑧黧黑：即面色发黑, 黧即黑之意。

⑨柔汗：即冷汗之意。

【白话文】

湿热内蕴导致发黄，症见但头汗出，小便不利，口渴，病属阳明。素有寒湿之体，误用发汗法后，邪可从阴化而发为阴黄，病属太阴。阳黄颜色鲜明，阴黄颜色晦暗。太阳蓄血亦发黄，多伴见发狂。若表实无汗湿热内郁，可以用麻黄连翘赤小豆汤治之；若里实不大便并见全腹胀满，可以用茵陈蒿汤泻下；若没有表里证，热偏盛的发黄，可以用栀子柏皮汤清解。阴黄多用茵陈四逆汤；若大便溏、小便不利，用茵陈五苓散；阴黄伴见环口鳌黑、出冷汗或阳黄身体枯燥如烟熏，皆为死证。

【解读】

因湿热在表所致的发黄，除了出现身黄、目黄（巩膜黄染）、小便黄以外，其因湿热困阻导致汗出不彻，即但头汗出，颈以下无汗（有些人也会出现腰以上汗出，腰以下无汗），这时候如果患者无里证则为表证，可用解表法治疗，如麻黄连翘赤小豆汤一类，解表清热利湿。若患者出现口渴、腹胀满、大便不通等属于阳明里证，可用茵陈蒿汤治之。若患者出现身热发黄、心烦懊恼，并无大便不通、小便不利者，则此时热重于湿，可用栀子柏皮汤清之。若湿热深入太阳血分，则出现少腹硬满疼痛，小便自利，谵语狂乱，女性可出现月经有血块，经前烦躁等，可用桃核承气汤下之。以上均为阳黄，当身黄而鲜明。身黄而晦暗者为阴黄。素体有寒湿，误发汗则伤阳，邪从阴化属太阴。如果出现身黄、肢冷、脉沉细迟无力，则可用茵陈四逆汤温之。若身黄、大便溏，小便不利，湿邪阻滞，膀胱气化不利。可用茵陈五苓散利之。若阴黄证又见唇周色黑、身冷汗出，这时候预后不佳，常为死证。阳黄证见身体枯燥如烟熏者，乃是阴枯，也属重证、死证也。

茵陈蒿汤方

茵陈六两　栀子十二枚　大黄（去皮）二两

上三味，以水一斗二升，先煮茵陈，减六升，纳二味，煮取三升，去滓，分三服。

栀子柏皮汤方

肥栀子（擘）十五个　甘草（炙）一两　黄柏二两

上三味，以水四升，煮取一升半，去滓。分温再服。

茵陈四逆汤方

茵陈、炙甘草（各二两）　干姜一两半　炮附子一个

古代用法：上为末，水四升，煮取二升，去滓放温，作四服。

方歌：茵陈蒿汤治疸黄，阴阳寒热细推详。

　　　阳黄大黄栀子入，阴黄附子与干姜。

　　　亦有不用茵陈者，仲景柏皮栀子汤。

【医案助读】

发黄　患者某，男，20岁，2014年11月6日就诊。自诉3天前因在外应酬，喝酒过多，而见右胸胁下隐痛，不喜按，汗出可，口干不欲饮，无腹痛腹胀，纳可，近日感觉皮肤微黄，大便黏腻，小便短少，色黄，舌苔白腻，边有齿印，脉弦。辨为肝胆湿热证，治宜清湿热，利小便。以茵陈五苓散加味，处方：桂枝10g，茯苓20g，泽泻30g，白术15g，苍术10g，茵陈30g。2剂，水煎服。后电话告知，患者服完药后觉小便变多，后右腹部疼痛消失，诸症愈。

按：酒为湿热之物，饮酒过度可致湿热之邪蕴结肝胆，肝失疏泄而出现右上腹部疼痛，胆汁不循常道泛溢肌肤而发黄。口干不欲饮、大便黏腻、小便短少、色黄皆乃湿热之症。故治疗选用茵陈五苓散清湿热，利小便。[王远平，王俊月，邓海燕. 经方治验三则. 中国民间疗法，2015，23（11）：41]

疹斑

【原文】　　　伤寒疹斑失汗下，感而即出时气然。

　　　　　　　表邪覆郁营卫分，外泛皮脉痧疹斑。

　　　　　　　痧白疹红如肤粟，斑红如豆片连连。

　　　　　　　红轻赤重黑多死，淡红稀暗是阴寒。

　　　　　　　未透升麻消毒①治，热盛三黄石膏②煎。

　　　　　　　已透青黛消斑饮，双解③痧疹法同前。

〔注〕伤寒发斑、疹、痧，皆因汗下失宜，外邪复郁，内热泛出而成也。惟时气传染，感而即出，亦由疫之为病烈而速也。发于卫分则为痧，卫主气，故色白如肤粟也。发于营分则为疹斑，营主血，故色红肤浅为疹，深重为斑。斑形如豆，甚则成片连属。斑疹之色红者轻，赤者重，黑者死，此以热之深浅验死生也。若其色淡红而稀暗者，皆因邪在三阳，已成斑疹入里，邪从阴化，或过服冷药所致，是为阴斑、阴痧、阴疹，法当从阴寒主治也。斑出未透，表热轻者，宜升麻葛根汤，合消毒犀角饮治之。表热重者，宜三黄石膏汤发之。已透用青黛消斑饮，加减清之。痧疹初起，表里不清，用双解散先通表里，余法同前治之可也。

【提要】论述斑、痧、疹的因机、鉴别及证治。

【注释】

①升麻消毒：指升麻葛根汤合消毒犀角饮。

②三黄石膏：指三黄石膏汤。

③双解：指双解散。

【白话文】

伤寒病出现斑、痧、疹，往往是不够恰当或不及时使用汗、下之法所致。刚刚发病就出现斑、痧、疹者，是由于感受时气。它们都是因外邪郁遏营卫之气，热邪外泛肌肤而成。痧色白如米粒，疹色红，形如米粒，斑红如豆瓣成片相连。斑、疹的颜色红活提示病情较轻，红深色赤提示病情较重。斑、疹由赤变成黑色的，多是危证或死证。疹、斑的颜色淡红不深，晦暗不华，颗粒稀疏不密，属于阴证。斑疹未透发出来可用升麻葛根汤，合消毒犀角饮治之；热邪盛用三黄石膏汤；斑疹已透用青黛消斑饮；痧疹初起，表里不清，可先用双解散，然后按上述方法辨证治疗。

【解读】

伤寒病出现斑疹或因当汗不汗，气分之邪深入营血分，发为斑疹；或因不当汗而用辛温药物发汗，反而动血，外发为斑疹；或因当下不下，热邪不解，由气入营血，发为斑疹；或因表证误下，邪气内陷，外发为斑、疹、痧。也有外感之后即发疹，是由于感受时行之气（瘟疫之气）。斑、痧、疹的总病机是表邪郁滞营卫，内热欲外出。痧证发于卫，卫主气，症见皮疹如小米大小，高出皮肤表面，皮色白或不变；疹发于营，营主血，症见皮疹如小米大小，高出皮肤表面，皮色鲜红；斑也发于营，但较疹深，其色鲜红，不高出皮肤表面，如豆瓣大小，并且相互连接成片状。斑疹色鲜红者，病情较轻浅；色深红者，病情较重，色黑者，多为血分重症，病情危重，比较难治。斑疹未透，表证仍在，同时内热炽盛者，可用升麻葛根汤合消毒犀角饮治疗，旨在透表热、清里热、安血分（先安未受邪之地）。表热重者，用三黄石膏汤发表泻热。斑疹已透，或无表证而内热炽盛，渐欲入血分者，可用青黛消斑饮加减，以清为主。痧疹初起，表里不清，可先用双解散，先通表里，然后按上述方法辨证治疗。

本条说明了斑疹的病因病机及发病过程，初起为表证，之后渐欲传里，渐渐牵涉营血分，其虽然阐述比较清楚，但温病学家更详细，望学者参照学习。

【医案助读】

剥脱性皮炎型药疹 王某，女，35岁，农民，2001年3月13日初诊。主诉：全身皮肤潮红，脱屑2天。现病史：患者1年前曾服用磺胺类药物，2天后皮肤起疹子，伴瘙痒，后逐渐消退。2天前因发热，咽痛，服用复方磺胺甲基异噁唑片，当晚即发生皮肤起麻疹样疹子，伴瘙痒，后病情进行性加剧。刻诊：全身几无完肤，弥漫性潮红，微肿，大片脱屑，有少量渗液，四肢屈侧及弯曲处尤甚，间有结痂。自觉皮肤发热，口苦口干，大便调，小便黄，舌质红，苔黄腻，脉滑数有力。诊断：药物性皮炎（剥脱性皮炎型）。辨证：热毒充斥三焦，泛溢肌腠。治则：开泄三焦以排毒。方药：防风12g，川芎9g，当归9g，白芍12g，薄荷18g，麻黄9g，连翘24g，石膏60g，黄芩15g，桔梗12g，滑石24g，生甘草6g，荆芥12g，白术12g，栀子15g，水煎，1天1剂。医嘱：停用西药，注意皮肤卫生，皮损忌用水洗及搔抓。患者服上方2剂，症状明显缓解，守方共服8剂而愈。

按：剥脱性皮炎型药疹，是一种较为严重的变应性皮肤病，处理不当可危及病人生命。中医学中虽无此称谓，但对其认识较早，早在《诸病源候论》《千金方》等书中有"解诸药毒篇"，对其病因的认识，中医文献中把药物引起的内脏或皮肤反应，统称为"中药毒"，其病机关键就在于"毒"，"毒"是使用药物不当而产生的病理产物。中医学对疾病的治疗是运用各种治法，以使病邪排出体外，从而达邪祛正安。双解散是金代医家刘完素所创，即防风通圣散去大黄、芒硝而成。方中防风、麻黄辛温发散，使"毒"从汗而解；荆芥、薄荷轻清之品，上行巅顶，使毒由鼻而泄；滑石、栀子清泄三焦之热毒，开决渎，使毒从溺而出；石膏、桔梗、连翘、黄芩清泄肺胃，使毒从内而消；更以当归、川芎、白芍养血活血，白术健脾燥湿，甘草和中缓急，祛毒邪而不忘扶正气。此方溶汗、下、清、补于一炉，兼顾表里、气血、三焦，致使"药毒"通过皮肤、消化道、泌尿系（汗和二便）等多途径排除体外，共同起到消炎、解毒、中和毒素的作用。[罗茂林．双解散治疗剥脱性皮炎型药疹1例．安徽中医临床杂志，2001，（5）：393]

衄血

【原文】　　　　　阳明衄血①热在里，太阳衄血热瘀经。

太阳头痛目瞑兆，阳明漱水不咽征。

衄后身凉知作解，不解升麻②犀角③清。

未衄表实麻黄④汗，里热犀角芩连同。

〔注〕阳明衄血热在里也，太阳衄血热瘀经也。太阳失汗则有头痛目瞑之兆，阳明失下则有漱水不欲咽之征。衄血之后，身凉脉静，知作解也。若仍不解，知衄未尽，热留于营也。无汗表热，宜升麻葛根合犀角地黄汤清解之；欲作衄未衄者，表实宜麻黄汤汗之，里热宜犀角地黄汤加芩连清之。若表实里热者，则又当合二方两解之。

【提要】　论述衄血的辨证论治。

【注释】

①衄血：指非外伤所致的某些外部出血病证，如眼、耳、鼻、齿、舌、肌的出血。

②升麻：指升麻葛根汤。

③犀角：指犀角地黄汤。（现在临床用水牛角代犀角）

④麻黄：指麻黄汤。

【白话文】

阳明病衄血，是里热过盛。太阳病衄血，因表寒郁热于太阳经脉，伴见头痛、头目眩晕。衄血之后若热退身凉为病愈，若仍身热，当用升麻葛根汤合犀角地黄汤。欲衄而未衄之时，若太阳表实证可用麻黄汤，若是里热炽盛导致的可用犀角地黄汤加黄芩、黄连清热凉血来治疗。

【解读】

衄血包括眼、耳、鼻、齿、舌、肌的出血。热在阳明、太阳都可以出现衄血。阳明衄血，是里热炽盛，灼伤血络，迫血外溢；太阳衄血，因表邪不解，随经入里，热瘀经中，迫血妄行。太阳衄血有头痛、头目眩晕、视物不清等征兆；阳明衄血有口干、漱水不欲咽等症。若衄血之后，患者脉静身凉，则为热随血去，其病将愈；反之，衄血后，脉不静，身热不退，此为热邪留于营分。若是表热无汗的，治疗以解表清里为法，可用升麻葛根汤合犀角地黄汤；若欲作衄还未成衄，有太阳表实无汗、头痛、目暝等症，可用麻黄汤发汗透邪，使热邪不传里；若是阳明里热，口渴、漱水不欲咽而作衄，当清热泻火凉血，可用犀角地黄汤加黄芩、黄连来治疗。若郁甚里热重，也可以将麻黄汤与犀角地黄汤合用。

犀角地黄汤方

犀角一两（水牛角代）　生地黄八两　芍药三两　牡丹皮二两

上四味，㕮咀，以水九升，煮取三升，分三服。

犀角地黄汤方歌：犀角地黄芍牡丹，血热妄行吐衄斑。

蓄血如狂舌质绛，热入血分病可痊。

【医案助读】

鼻衄血　患者甲，男，19岁，径川一中学生，2005年7月21日初诊。患者自13岁患鼻衄血，平时喜食辛辣刺激性食物。每因夏季天热或洗脸时出现鼻衄血，每年频发，多方治疗无效，遂来我院门诊就诊。见鼻衄血3天，西医采用鼻腔纱条填塞，副肾素滴鼻，消炎止血药物治疗后仍有出血，自感头晕口干、身热口渴、烦躁、舌质红、苔黄、脉数。中医辨证：患者青壮年，平素喜食辛辣之物，湿热内生、肺胃蕴热、热伤血络、迫血妄行而发鼻衄。治则清热养阴、凉血止血。方药：犀角地黄汤加减。犀角改为水牛角30g，生地20g，白茅根15g，藕节15g，侧柏叶12g，黄芩9g，白芍15g，牛膝9g，甘草10g，上方加水600ml，浸泡30分钟，文火慢煎25分钟取汁300ml，分3次饭后微凉服，1天1剂，服上方一剂半后渗血即止，3剂服后症状消失，去除鼻腔填塞物，复给3剂巩固疗效，后追访2年，鼻衄再未发作。

按："鼻衄"一名首见于《黄帝内经》，《灵枢·百病始生》云："阳络伤则血外溢，血外溢则衄血"。元代《丹溪心法》提出"衄血，凉血行血为主"。清代《医效秘传》："衄血，鼻中出血者是也。盖因经络热盛，阳气拥重，迫血妄行，出于鼻者，为衄也。"故衄血之因，阳热为多，鼻为肺之窍，足阳明胃之经脉上交鼻，齿龈为阳明经脉所过之处，肺胃积热，耗伤津液，胃火炽盛，热迫血行，上循清窍，则出现鼻衄。本方所治之鼻衄，其病机多为肺胃蕴热，热灼伤阴，脉络受损，迫血妄行所致，故治以清热养阴，凉血止血为主。犀角地黄汤源于《千金要方》，多用于治疗热伤血络，热扰心营，蓄血留瘀之症。笔者在临床诊疗中运用犀角地黄汤加减化裁治疗鼻衄，每每能药到病除，疗效满意。方用水牛角清热凉血解毒，配大剂量生地以养阴清热凉血，芍药养阴柔肝以防肝阳亢盛，黄芩清火以除肺胃之热，白茅根、藕节、侧柏叶，以清热凉血止血，牛膝引血下行，甘草调和诸药，共奏清热养阴，凉血止血之功。临床若遇阳热之鼻衄，多用此方而获良效，然本方所治之鼻衄，以肺胃有热为主，若因其他外因所致者，则当别论。[张德成，胡芬霞.犀角地黄汤加减治疗鼻衄血120例临床观察.中医临床研究，2014，6（1）：102－103]

吐血

【原文】　　　伤寒吐血多因逆，下厥上竭①少阴经。

三阳热盛宜清解，血瘀胸满痛当攻。

暴吐腐臭内溃②死，过多血脱面无红。

犀角③桃仁④宜拣用，救脱⑤圣愈⑥及养荣⑦。

〔注〕伤寒吐血，皆因失汗、失下、火逆，以致邪热炽盛，沸腾经血故也。若血从口鼻耳目而出，小便难，此为强发少阴汗，名曰下厥上竭，为难治也。三阳热盛吐血，宜升麻

葛根合犀角地黄汤，热甚加芩连清解可也。若血瘀则胸满或痛，当以桃仁承气合犀角地黄汤攻之。

【提要】 论述吐血因机、鉴别及证治。

【注释】

①下厥上竭：指少阴病下焦阳气虚而四肢厥冷，血从上七窍而出，为少阴病的危重证之一。

②内溃：指内脏溃烂。

③犀角：指犀角地黄汤。

④桃仁：指桃仁承气汤。

⑤救脱：这里指用药救治因吐血过多，而致气血俱脱的重证。

⑥圣愈：指圣愈汤。

⑦养荣：指人参养荣汤。

【白话文】

伤寒吐血衄血多为误治所致。少阴吐血的机理是阳气虚于下，血脱于上。三阳病中出现吐血，其机理是热邪壅盛，当用清法。瘀血所致吐血多见胸部满闷不适或疼痛，用下瘀法。突然呕吐大量腐臭脓血为内痈，多是死证。失血过多则面色不红而淡白。以上吐血，属于三阳病的择机选用犀角地黄汤、桃仁承气汤，属于血脱的用圣愈或者人参养荣汤。

【解读】

在伤寒病的病程中发生吐血，多为误用汗、下、火等法后，致邪热炽盛，邪气迫血妄动所致。如果血从口、鼻、耳、目而出，并且还见小便困难的，称为"下厥上竭"，这是由于在少阴阳虚的情况下，强发少阴之汗，辛温助邪热以致妄动少阴之血，血从上溢所致。若是三阳经的吐血，多为表里热盛，可用升麻葛根汤合犀角地黄汤，清解表里热邪，里热甚的亦可加入黄连、黄芩来治疗；若是吐血由于瘀血内停，症见胸满，或者胸痛，但欲漱水不欲咽，可用桃仁承气汤合犀角地黄汤，活血逐瘀治之；若是吐血由于内痈腐溃的，其症则见暴吐腥臭脓血，此病多因寒邪郁热，热盛肉腐所致（《诸病源候论》卷三十三内痈候："内痈者，由饮食不节，冷热不调，寒气客于内，或在胸膈，或在肠胃，寒折于血，血气留止，与寒相搏，壅结不散，热气乘之，则化为脓，故曰内痈也。"），本病较难治，预后不佳。若是吐血过多，气血俱虚，不得上荣于头面则面色淡白，这时就要用圣愈汤、人参养荣汤补气血。

圣愈汤

熟地七钱五分　白芍（酒拌）七钱五分　川芎七钱五分　人参七钱五分
当归（酒洗）五钱　黄芪（炙）五钱

圣愈汤方歌：东垣方中有圣愈，四物汤内加参芪。

气虚血弱均能补，经期量多总能医。

人参养荣汤

人参　白术　甘草（炙）　橘皮　黄芪　桂心　当归　白芍　熟地黄　五
味子　茯苓　远志（去心，炒）

上锉为散。每服四大钱，水一盏半，加生姜三片，大枣二枚，煎至七分，
去滓，空腹服。

人参养荣汤方歌：人参养荣四君子，四物去芎加远志。

五味橘皮肉桂心，养心安神益气血。

【医案助读】

咯血　患者，男，25岁，汕头市人，1980年4月18日初诊。主诉：反复咯血12天。病者素患肺结核病。近十余天来，每日均咯血不止，时达2～3次，色鲜红，量多，每次约200～300ml不等，并伴有发热。经用安络血、脑垂体后叶素等止血药及养阴清肺止血剂治疗，咯血仍不止。就诊时，患者面色萎黄，发热，体温38.5℃，微咳，咯吐鲜血，口苦而干，大便三日未行，胃纳一般，舌红绛，苔黄黑而干，脉弦洪数有力。证属火热炽盛，热入血分，迫血妄行。治宜泻火通便，凉血止血。急用童便200ml先服，以挫其火势，继用犀角地黄汤合泻心汤加减治之。处方：犀角2g（磨水服）、生地黄30g、丹皮30g、赤芍10g、知母12g、山栀子（炒炭）12g、黄芩10g、大黄10g（后下）、黑茅根20g、黑藕节20g、黑地榆20g、茜草根20g、麦冬12g。二剂，水煎服。

二诊（4月20日）：服药后泻下黑色大便2次，咯血止，发热减退（体温37.2℃），唯痰中微带血丝，舌红绛，苔微灰黑，脉弦数。药中病机，火势渐退，患者转危为安。继用上法出入。

三诊（4月28日）服上方加减一周后，精神好转，已无咳血，热退，但午后潮热，胃纳一般，舌色嫩红，苔薄白，脉弦略数。患者者热退血止，拟用养阴清法，以巩固之。

按：该例患者咯血不止，来势急凶，伴有发热，口苦，大便秘结，舌红绛，苔黄黑而干，脉洪数等表现。证为火热内郁，邪入血分，迫血妄行之咯血。火郁热结，则口苦发热，大便秘结；热入血分，则舌绛血出。故急用咸寒之童便，以折其火势，再立泻火通便，凉血止血之法，以清泻气分实邪，凉解血分伏热。方以犀角地黄汤合泻心汤加减，意在凉血、泻火并用。用大黄、犀角等直折火势，凉血解毒，而且大黄兼通腑泻热，腑气通，火邪则有出路，再加黑地榆、茜根、黑茅根凉血止血，而且炒炭用，其止血力更强。症药合拍，故血止热退，转危为安。［何国良，赖汉明．"清法"在血证中的应用．广州中医学院学报，1989，（1）：4-7］

大小便脓血

【原文】　　　　　热在膀胱小便血，八正①导赤②利之佳。

　　　　　　　　　　热瘀里急下脓血，黄连③白头④与桃花⑤。

【注】阳经之热，下注膀胱，伤其营分，热少血多，瘀成血蓄。热多血少，热迫血行，血不得蓄，而走下窍，故尿血也，以八正散、导赤散利而清之。阴经之热，转迫阳明，伤其营分，瘀则血蓄，喜忘如狂。不蓄则便血，热腐则便脓。便脓热郁，里急下重，所必然也。轻者宜黄连阿胶汤，重者白头翁汤清之，滑脱者，桃花汤涩之可也。

【提要】论述便血与尿血的证治。

【注释】

①八正：指八正散。

②导赤：指导赤散。

③黄连：指黄连阿胶汤。

④白头：指白头翁汤。

⑤桃花：指桃花汤。

【白话文】

小便出血多因热在膀胱，八正散或导赤散清热利湿治为佳。阳明（大肠）瘀热，可见里急后重，大便脓血，黄连阿胶汤或白头翁汤清之，虚寒下血用桃花汤温涩之。

【解读】

热邪下注膀胱，灼伤血络，迫血妄行，则致尿血，可以用八正散、导赤散，以清热利湿、凉血止血。瘀热内阻阳明（大肠），热壅肉腐则便脓血，热盛动风可致里急后重，病情轻者就用黄连阿胶汤，病情较重用白头翁汤。若因阳虚不摄所致下血，血色较淡，多伴下利清谷，腹无所苦，可用桃花汤温而涩之。

八正散方

车前子　瞿麦　萹蓄　滑石　山栀子仁　甘草（炙）木通　大黄（面裹煨，去面，切，焙）各一斤

上八味为散，每服二钱，水一盏，入灯心，煎至七分，去滓，温服，食后临卧。小儿量力少少与之（现代用法：散剂，每服 6～10g，灯芯煎汤送服；亦可做汤剂，加灯芯，水煎服）。

八正散方歌：八正木通与车前，萹蓄大黄滑石研。

草梢瞿麦兼栀子，煎加灯草治热淋。

导赤散方

生地黄　木通　生甘草梢各等份

上四味同为末，每服三钱（9g），水一盏，入竹叶同煎至五分，食后温服。（现代用法：加竹叶 3g，水煎服）。

导赤散方歌：导赤生地与木通，草梢竹叶四般攻。

口糜淋痛小肠火，引热同归小便中。

黄连阿胶汤方

黄连四两　黄芩二两　芍药二两　阿胶三两　鸡子黄二枚

上五味，以水六升，先煮三物，取二升，去滓，纳胶烊尽，小冷，纳鸡子黄，搅令相得，温服七合，日三服。

黄连阿胶汤方歌：黄连阿胶鸡子黄，黄芩白芍组成方。

少阴阴虚火旺证，滋阴降火自安康。

白头翁汤方

白头翁二两　黄柏三两　黄连三两　秦皮三两

上药四味，以水七升，煮取二升，去滓，温服一升，不愈，更服一升。

白头翁汤方歌：白头翁汤热毒痢，黄连黄柏佐秦皮。

清热解毒凉血痢，赤多白少脓血医。

桃花汤方

赤石脂一半全用、一半筛末，一斤　干姜一两　粳米一升

上三味，以水七升，煮米令熟，去滓，温服七合，纳赤石脂末方寸匕
（5g）日三服。若一服愈，余勿服（现代用法：水煎服）。

桃花汤方歌：桃花汤中赤石脂，干姜粳米共用之。

虚寒下痢便脓血，温涩止痢服之宜。

【医案助读】

大便下血（痔疮）　病员王某某，女，28岁，干部。1987年6月23日初
诊。自述患内痔5年，近因劳累后受凉而复发。初起发热咳嗽，大便下血痔疮
疼痛。经西药对症、止血、抗感染治疗后，发热咳嗽减轻而便血不止，遂来
我处就诊。诊得患者轻度发热咳嗽，大便下血，血色鲜红，量多如注。舌红
苔薄黄，脉细而数，治以清热解毒，养阴止血。方用黄连阿胶汤加味。药
用：黄连10g，黄芩10g，阿胶15g（烊化），银花20g，杏仁12g，赤芍6g，
地榆30g，槐花10g。服此方2剂咳嗽减轻，便血减少。以此方化裁再服4剂
而痊愈。

按：内痔出血，初有外感，表邪已去，邪热不除，热伤肠络，下血阴伤。
此证既有热邪内蕴之实邪，又有失血伤阴之病理，故以黄连阿胶汤中之黄连、
黄芩加银花以清热解毒去其实热，以阿胶滋阴止血，以赤芍易白芍取其凉血散
血。加地榆、槐花增强治疗内痔的效力，配杏仁以治咳嗽。只要把握住黄连阿
胶汤邪热伤阴、阴亏火炽的适应证病机，则可取得较好的疗效。[席正荣．黄
连阿胶汤验案3则．成都中医学院学报，1990，(1)：29－30]

颐 毒

【原文】　　　　伤寒发颐①耳下肿，失于汗下此毒生。

高肿焮红②痛为顺，反此神昏命必倾。

毒伏未发脉亦隐，冷汗淋漓肢若冰。

烦渴不便指甲紫，颇似三阴了了轻。

〔注〕伤寒颐毒，皆因汗下失宜，毒热挟少阳相火上攻而成也。若其人阳气素盛，则高肿焮红疼痛，易于成脓，故为顺也，宜连翘败毒散攻之。或其人阳气素虚，或服冷药过多，遏郁毒热伏藏在里，内攻神昏，外毒漫肿，肉色不变，不疼木硬，则命必危也。毒伏未发之前，往往似三阴亡阳之证，脉隐不见，冷汗淋漓，肢冷若冰，但身轻目睛了了，烦渴不大便，指甲红紫为异，此毒发始，临治不可忽也。

【提要】 论述颐毒证治与预后。

【注释】

①发颐：也叫作"颐毒"，俗称"痄腮"。是温热毒气瘀结致使耳下红肿热痛的一种病证。

②焮红：红赤。

【白话文】

伤寒病中见耳下红肿疼痛，此为发颐，多由病程中，当汗不汗，当下不下，热毒上攻所致。若症见肿处高起，焮红灼热疼痛为顺证；肿处不红、不疼、不热，按之木硬，又见神志不清者，多是危证。毒邪内伏未发之前，有脉沉、冷汗淋漓、四肢厥冷，象三阴证，继而将指甲红紫、烦渴、不大便，便是毒邪始发。

【解读】

颐毒，俗称"痄腮"，其发病部位在于两侧耳下，少阳经循行于耳前后，故而其病所在少阳，病机多为热毒上攻。其发病原因可由于伤寒病当汗不汗，当下不下，邪气入里而上攻所致。肿高热焮红为热毒上攻，为佳象，可考虑用连翘败毒散一类，清透郁热兼解毒。漫肿无头，肉色不变，局部怕冷、麻木，手足冷，指甲青紫，为阴寒内盛，阳气不能充养皮肤、四肢，神昏为阳气不能养神（经曰："阳气者，精则养神，柔则养筋"），汗出身冷为阳气不能固摄体表津液，津液从玄府外出，此多由于服用寒凉药物过多，损伤脾肾阳气所致，所以应当还有大便溏或下利不止，小便自利，这时应当从三阴经寒证论治。但如果虽然见前证，但二便不通、心烦口渴，为热毒闭阻于内而未发，因热毒阻滞气机而出现二便不通，因热毒扰心而心烦，热毒消烁津液而口渴，当与前阴证鉴别，治法可参照《温病条辨》中焦篇法，先与芳香走窜、清热解毒之品开闭，后再随证治之。

【医案助读】

痄腮　方某，男孩，3岁，1983年4月3日初诊，畅周公社庆丰大队三小队人。其母代诉：三天前突发高热，畏寒，随之出现两腮红肿，精神不振，食欲欠佳，经西医注射青、链霉素和口服板蓝根冲剂、金银花露等，均无显效，遂来我处就诊。查体：T 39.4℃，两侧腮腺红肿胀大，左侧尤甚，压痛明显，张口咀嚼疼痛加剧，舌质嫩红，苔薄腻微黄，脉浮缓。方选荆防败毒散加减。处方：荆芥、羌活、防风、独活各5g，薄荷、柴胡、僵蚕、板蓝根、连翘、黄芩各6g，枳壳、桔梗、甘草各4g，土茯苓10g，服二剂，体温下降，诸症悉减，上方减辛温疏风解表药，酌加滋阴健脾之品三剂善后而痊。

按：荆防败毒散是临床上常用的发汗解表方剂。我遵《医宗己任篇》"治时毒病颐颌肿者，即俗名蛤蟆瘟是也，又名痄腮。先用败毒散微汗之"和"火郁发之斯为美"之旨，加之本病多发于冬春，易于外束风寒，故运用荆防败毒散化裁治疗痄腮每获良效。方中荆芥、防风发散表邪，疏风解郁；羌活、独活、川芎善解表里、内外，散寒祛风除湿，能散能行，既助荆防之解表，又可行血镇痛；柴胡、前胡、枳壳、桔梗升清降浊，理气化痰，使体内气机复其升降之常；茯苓、甘草益气健脾，鼓邪从汗而解。诸药合用，共奏开泄腠理，祛邪败毒，条达气机，消肿止痛之功。在临床上，应根据其兼证不同，灵活加减。如酌加僵蚕、薄荷、马勃、土茯苓易茯苓、黄芩、板蓝根、连翘等以增强清热解毒、散结消肿之力；咽痛加射干；便秘加大黄、玄参；善后则宜减辛温发汗之品，酌加健脾、滋阴之品；亦可配合外敷法，以缩短疗程。运用荆防败毒散治疗本病时应注意两点，一是本病常因风温邪毒所致，故不可过汗、过温，中病即止。正如《温病条辨》云"伤寒所以不可不发汗，温热病断不可发汗"是也；二是温热在表，虽宜辛凉开达，但亦不可过分清凉，防其凉遏温毒不解，应温清并用，综合权衡，方能愈病。[梅光桥．荆防败毒散化裁治疗痄腮的体会．求医问药（下半月），2012，10（12）：81]

狐蜚

【原文】　　　　古名狐蜚①近名疳，狐蚀肛阴蜚唇咽。

　　　　　　　　病后余毒斑疹后，癖疾②痢后也同然。

　　　　　　　　面眦③赤白黑不一，目不能闭喜贪眠。

　　　　　　　　潮热声哑腐秽气，能食堪药治多全。

〔注〕狐蜚，牙疳、下疳等疮之古名也，近时惟以疳呼之。下疳即狐也，蚀烂肛阴；牙疳即蜚也，蚀咽腐龈，脱牙穿腮破唇。毒因伤寒病后，余毒与湿蟚之为害也。或生斑疹之后，或生癖疾下痢之后，其为患亦同也。其证则面色目眦或赤或白或黑，时时不一，喜睡目不能闭，潮热声哑，腐烂之处，秽气熏人。若胃壮能食，堪受攻病重药，或病之势缓，治多全也。

【提要】论述狐蜚病的成因、表现和预后。

【注释】

①狐蜚：蜚，音获。狐蜚，古代病名，因感染虫毒，湿热不化而致的以目赤眦黑、口腔咽喉及前后阴腐蚀溃疡为特征的疾患。

②癖疾：指肠癖（痢疾）而言。

③眦：音指，眼角。眼的内角叫内眦，外角叫外眦。

【白话文】

近代叫疳疮的病在古代叫狐蜚，狐证为前阴或肛门蚀烂，蜚证为咽喉或齿龈腐烂，皆为伤寒或斑疹病后余毒所致，肠癖痢疾之后也可能出现。狐蜚的临床症状，除病灶局部的表现外，还有面部、目内外眦色或赤或白或黑，欲眠而睛不得闭，潮热、声音嘶哑、口气腐秽。食欲好者，能任药攻，预后良好。

【解读】

狐䘌病属于古代的病证名称，清代称之为"牙疳""下疳"，外阴或肛门黏膜溃疡、蚀烂称为"狐"；口腔黏膜溃疡称为"䘌"，表现为咽部蚀烂，牙龈的腐烂，牙齿脱落，腮部嘴唇溃烂，甚则流腐臭脓血。这个病可以由于伤寒病后余毒与湿䘌（可能为湿热毒邪壅遏所生）不解，或斑疹、痢疾病后毒邪不解所致。国医大师路志正老先生认为，本病因湿热毒内蕴所致，也可出现湿热伤阴之转归。并在其弟子所写《国医大师路志正治疗狐䘌病经验总结》一文中指出狐䘌病诸证的产生机理："湿热之邪侵扰心神则'默默欲眠，目不得闭'，湿热中阻则'恶闻食臭'，湿热上蒸则'蚀于喉'，湿热下注则'蚀于阴'，蚀于上部则咽喉溃烂故'声嘶'，蚀于下部则津不上乘故'咽干'"。本条文所述能食则有胃气，所以病情较轻，可用峻药攻病，或病势较缓，一般是能治愈的。

【医案助读】

狐䘌病 李某，女，25 岁，2009 年 7 月 25 日初诊。患者五六年前反复口腔溃疡。治疗后效果不佳，继则出现外阴、肛门反复溃疡，北京中医院诊为白塞综合征。一直服用中药治疗，以清热解毒利湿汤药为主，口腔溃疡有所减轻，外阴肛门溃疡大概 3 个月左右发作 1 次。刻下症见：口腔溃疡 2 个，眼睛干涩，（同仁医院检查诊为干眼症玻璃体混浊白内障），有时小腿有红斑，头皮上易起包，纳眠可，大便溏，小便可，有时头痛，月经不规律，量少，色暗，有血块，舌质稍红，苔白稍干，脉弦滑小数。中医诊断为狐䘌病（寒热互结，湿热熏蒸型），治仿半夏泻心汤与甘草泻心汤意化裁，药用西洋参 10g，制半夏 12g，黄连 10g，炒黄芩 10g，生炙甘草各 12g，密蒙花 10g，菊花 12g，僵蚕 10g，青蒿 15g，干姜 10g，佩兰 12g（后下），白芍 15g，炒枳壳 12g，盐知母、盐黄柏各 6g，郁金 10g，川楝子 9g。14 剂，1 剂/天，水煎分服。外洗方：马鞭草 30g，苦参 15g，地肤子 18g，蝉蜕 15g，白矾 10g，当归 15g，土茯苓 30g，生薏苡仁 30g，炒蒺藜 12g，槐花 12g，败酱草 15g，甘草

10g。14 剂，水煎外洗，1 剂/天。另锡类散、冰硼散混合后贮于瓶内，涂抹患处。

2009 年 9 月 5 日二诊：诉药后外阴、肛周溃疡消失，溃疡以口腔为主，眼睛干涩，鼻干结痂，易出血，眼睛视物时有絮状漂浮物，光线强时明显，偶有胃脘痛及胸闷气短，纳眠可，但醒后易头痛，大便溏，小便调，舌体稍胖，质暗红，边有齿痕，苔薄白腻，脉弦细滑数。治以寒热并用，辛开苦降，佐以清燥润肺。药用西洋参 10g（先煎），制半夏 12g，黄连 10g，炒黄芩 10g，炮姜 12g，桔梗 10g，茵陈 12g，炒薏苡仁 30g，炒杏仁 30g，焦三仙各 12g，茯苓 30g，肉桂 5g，炒白芍 12g，密蒙花 10g，炒枳壳 12g，炙甘草 8g。14 剂，1 剂/天，水煎分 2 次服。

2009 年 12 月 27 日三诊：诉外阴、肛周溃疡未再发作，仅见舌尖一处溃疡，带下量减，质稠色微黄，纳馨，寐安，时见晨起头痛，月经周期 40～45 天，量少，色暗，有血块，经期腰痛，大便 1～2 次/天，成形，小便微黄，口鼻干，眼干，舌淡胖，苔薄白，脉右弦，左细滑。上方去桔梗、炒薏苡仁，加石斛 12g，木贼花 6g，生炙甘草各 12g。14 剂，以巩固疗效。

按：患者口腔溃疡、小腿有红斑、头皮上易起疖疮、脉弦滑小数为湿热熏蒸之表现；大便溏、舌苔白则主中阳不足；月经后期来潮而量少，目干涩，当责之于肝，且二阴溃疡、头顶疖疮，均为肝经循行部位，傅青主云"后期而来少，血寒而不足，后期而来多，血寒而有余"，故辨证当属寒热互结，肝经湿热。治以辛开苦降、清利湿热。以炙甘草和中补虚，生甘草清热解毒，半夏、黄连、黄芩、干姜辛开苦降除湿热，密蒙花、菊花清肝明目，僵蚕、青蒿清肝热，佩兰化湿，炒枳壳理中焦气机，郁金、川楝子、枳壳疏肝气，白芍养肝血，盐知柏除下焦湿热之邪。湿热之邪久恋，易伤阴津，在除湿热过程中，更时时注意固护阴液，故以西洋参益气润燥生津。二诊、三诊时鼻干、眼干乃上焦头面部阴液不足症状，溃疡以口腔为主，予石斛、炒杏仁养肺胃之阴，木贼花、密蒙花清肝明目，并以肉桂与黄连配伍交通心肾，引火归元，而收佳效。

[冉青珍，路洁，路喜善．国医大师路志正治疗狐蜜病经验总结．国医论坛，2013，28（1）：11－12]

百合

【原文】　　　　百合百脉合一病，如寒似热药无灵。

　　　　　　　　饮食起居皆忽忽①，如神若鬼附其形。

　　　　　　　　脉数溺时辄头痛，溺时不痛淅淅风②。

　　　　　　　　溺时快然但头眩，六四二十③病方宁。

　　〔注〕百合病者，谓伤寒过期，留连不解，不分经络百脉，悉合为一病也。如寒似热，诸药无灵，欲饮不能饮，欲食不能食，欲卧不能卧，欲行不能行，精神忽忽，如神若鬼附其形体，而莫知所适从也。如脉数、溺尿时辄头痛者，六十日乃愈。若溺尿时头不痛，惟淅淅然恶风寒者，四十日乃愈。若溺时快然，但头眩者，二十日乃愈。故曰：六四二十日病方宁也。

【提要】论述百合病的成因、表现和预后。

【注释】

①忽忽：此处形容患者精神稍有失常，莫知所从的样子。

②淅淅风：形容病人畏风的样子。

③六四二十：分别指六十天、四十天和二十天。

【白话文】

　　百合病是不分经络百脉，悉合为一病，其症似有恶寒，又无寒，似有发热，又无热，按常法治之无效。还有欲饮不能饮，欲食不能食，欲卧不能卧，欲行不能行，神志恍惚，如鬼神附体。若小便时常伴头痛，六十天可痊；小便时不头痛常伴畏寒恶风，四十天可愈；如果小便畅快，但有头晕，二十天可愈。

【解读】

　　《金匮要略·百合狐蜮阴阳毒病证治》："百合病者，百脉一宗，悉致其病也。意欲食复不能食，常默默，欲卧不能卧，欲行不能行，饮食或有美时，或有不用闻食臭时，如寒无寒，如热无热，口苦，小便赤，诸药不能治，得药则剧吐利，如有神灵者，身形如和，其脉微数。每溺时头痛者，六十日乃愈；若溺时头不痛，淅然者，四十日愈；若溺快然，但头眩者，二十日愈。其证或未病而预见，或病四五日而出，或病二十日或一月微见者，各随证治之。"百合病的原因至今没有一个统一的说法。张仲景认为百合病是伤寒过期不解，邪气留连经络百脉，根据肺朝百脉的理论，故在诊断治疗上统合到肺。根据张仲景治疗百合病多用生地百合类药物，以方测证，认为百合病的病机是阴虚的轻症，因仲景并未用很多滋阴之品。肺阴不足，或兼虚热，影响肺气的正常主气。肺气宣降失常，影响脾的运化升清及肝气的条达，故意欲食复不能食，常默默，欲卧不能卧，欲行不能行，饮食或有美时，或有不用闻食臭时。肺气宣降失常，影响卫气在体表的循行，故如寒无寒，如热无热。阴虚有热，故口苦小便赤，脉微数。

【医案助读】

百合病　女，35 岁，已婚，2010 年 5 月 11 日初诊。半年前下雨淋湿后，即感周身酸痛、发热、咽痛、头痛、咳嗽。在当地诊所给予抗感染、退热治疗，后发热、咳嗽消失，但仍感全身不适、纳食不香、乏力、口苦、小便黄，后多方求治中医，均给予清热、养阴、益气、健脾等治疗，药后或无效，或服药后呕吐，自认病魔缠身，精神恍惚，入睡困难，乏力，动则汗出，食欲不振，多梦，易惊，口苦，小便赤。舌红，苔干，脉细数。笔者认为该患者症状怪异，服药后有呕吐表现，符合百合病"得药则剧吐利，如有神灵"的特点；纳食不香、口苦、小便黄、脉数符合百合病的临床表现。遂给予百合地黄汤加减治疗，药物组成：百合 30g，生地黄 30g，柴胡 6g，党参 15g，当归 10g，陈皮 10g，煅龙骨 10g，酸枣仁 10g，甘草 5g，水煎服，日 1 剂。5 剂后，诸症悉减，乏力、食欲好转，汗出明显减少，仍失眠、易惊，但服药后未再呕吐。药已对证，续进 10 剂，病愈大半，能顺利入睡但仍多梦，故给予原方加远志 10g、茯神 10g 以安神定志，再进 10 剂病愈，半年后随访健康。

按：本患者热病愈后出现百合病症状，迭进清热、养阴、益气、健脾等方药而无效，考虑选用药物不当，后按百合病论治而疗效明显。[焦克德. 百合病浅解. 山东中医杂志，2011，30（9）：664－665]

热入血室

【原文】 妇人伤寒同一治，胎产经来热入室①。

昼日明了夜谵妄，小柴②生地牡丹皮。

无汗加麻有汗桂，汗后不解再加枝。

寒热如疟加麻桂，中寒姜附不须疑。

渴热白虎③花粉葛，瘀血桃仁承气④俱。

产后胎前虽多证，不外阴阳表里医。

〔注〕妇人伤寒，与男子治法同也。惟产后经来，邪热乘虚而入血室，另有治法。热入血室之证，昼日明了，夜则谵语妄见鬼状，宜小柴胡汤加生地丹皮。若无汗则为表实，加麻黄汗之。有汗则为表虚，加桂枝解之。若有发热恶寒之表，已经发汗，虽无汗不加麻黄，再加桂枝以解之，不可复用麻黄也。若有如疟之寒热，加麻黄桂枝两解之。若厥而下痢，则为中寒，去黄芩加姜、附，不须疑也。若发热烦渴，则为里热，去半夏合白虎，或加花粉葛根。胸胁少腹或满硬、或作痛，则为瘀血，宜合桃仁承气汤攻之。产后胎前虽有多证，不能尽述，总不外阴阳表里之治，在临证者以意消息之耳。

【提要】 论述妇人热入血室的证治。

【注释】

①热入室：指热入血室。妇人在经期或月经刚完时感受风寒邪气而发热。对"血室"的定位说法较多，现在多认为是指胞宫。

②小柴：指小柴胡汤。

③白虎：指白虎汤。

④桃仁承气：指桃仁承气汤。

【白话文】

妇人伤寒治法同男子，不同的是在产后或月经来潮，邪热乘虚侵入血室，治法与男子不同。热入血室者，其症为白天精神明了，夜间出现谵语、妄言，治用小柴胡汤加生地、丹皮。若兼见无汗表实证，则加麻黄。若兼见自汗表虚，则加桂枝。若已发汗，表仍未解，则加桂枝。若寒热如疟，则加麻黄、桂枝。若寒入血室者，便须加姜附。若口渴明显，为里热较盛，用白虎汤加花粉葛根治之。若瘀血凝结，可加用桃仁承气汤。妇人胎前、产后病情较复杂，但总不外乎阴阳、表里、虚实，当"知犯何逆，随证治之"。

【解读】

妇人伤寒，在治法上与男子相同。唯独产后和经期，热邪乘血室空虚而内陷，则另立治法。热入血室，夜间阳气行于阴，与热相合，扰动心神，故夜间谵语如见鬼状，若发热如疟状，可用小柴胡汤，加生地、丹皮滋阴凉血。若兼表实无汗，可再加麻黄发汗；若发热有汗，可加桂枝解肌发汗；若发热恶寒，但已用麻黄发汗，但表仍未解，则不当再用麻黄，仍加桂枝以解表，以免过汗伤正；若时而恶寒时而发热，邪气留连在表，可合用桂枝、麻黄；若四肢厥冷兼下痢，为中寒，小柴胡汤去黄芩，加干姜、附子温中回阳；若身热、口渴、心烦，为里热较甚，小柴胡汤去温燥的半夏，合白虎汤，或加天花粉、葛根清热生津。若胸胁少腹硬满、或疼痛（拒按），为瘀血内停，可加用桃仁承气汤之类活血逐瘀。妇人胎前产后情况很多，无法尽述，但总不外乎阴阳、表里、寒热、虚实，临证当"知犯何逆，随证治之"。

小柴胡汤方

柴胡半斤　黄芩三两　人参三两　半夏半斤（洗）　甘草（炙）　生姜三两（切）　大枣十二枚（擘）

上七味，以水一斗二升，煮取六升，去滓，再煎取三升，温服一升，日三服。若胸中烦而不呕者，去半夏、人参，加瓜蒌实一枚；若渴，去半夏，加人参合前成四两半、栝楼根四两；若腹中痛者，去黄芩，加芍药三两；若胁下痞硬，去大枣，加牡蛎四两；若心下悸、小便不利者，去黄芩，加茯苓四两；若不渴，外有微热者，去人参，加桂枝三两，温覆微汗愈；若咳者，去人参、大枣、生姜，加五味子半升、干姜二两。

小柴胡汤方歌：小柴胡汤和解功，半夏人参甘草从。

更用黄芩加姜枣，少阳百病此为宗。

【医案助读】

急性盆腔炎　吴某某，女，31 岁。于 2001 年 9 月 15 日就诊。患者于 9

月9日月经来潮。次日出现发热，恶寒，头痛，鼻塞，时有咳嗽，咯痰黄稠，口干渴喜冷饮，恶心欲吐，纳差，自服阿莫西林胶囊、力克舒等药，汗出而热不退，且于15日上午出现下腹部持续疼痛，小便黄，大便干。查体：T38.8℃，急性热病容，咽部充血，双侧扁桃体不肿大，双肺呼吸音增粗，心率86次/分，律齐，无杂音，腹平软，脐周及右下腹明显压痛，无反跳痛，舌质红，苔薄黄，脉浮数。查血常规示：白细胞数 $15 \times 10^9/L$，中性粒细胞0.86，淋巴细胞0.14。经妇科会诊，西医诊断为急性盆腔炎；中医诊断为热入血室。方用小柴胡汤加减：柴胡10g，黄芩12g，法夏12g，杏仁10g，瓜蒌10g，荆芥12g，防风10g，枳实10g，苏叶12g，厚朴12g，甘草10g。煎服3剂后，体温渐退，仅轻度腹痛，中药守上方去荆芥、防风，加郁金12g，青陈皮各10g，4剂后愈，复查血常规正常。

按：热入血室为妇人所独有，其病位为胞宫，血室空虚，邪热乘虚而入为其主要发病原因，二者缺一不可，无论妇人经水适来适断，还是产后或施行人流、引产术后，在血室空虚之际而感受外邪所致外感病者，都有可能导致热入血室的发生，不必拘于"经水适来适断"，其证候性质大多属实热证。"热入血室"常发生于经期，以发热恶寒或寒热如虐或高热，或兼有谵语如见鬼状、胸胁下满如结胸状等为主症，与西医学"急性盆腔炎""子宫炎症"等很相似。[潘新有，田凌云．小柴胡汤加减治疗热入血室浅识．实用中医内科杂志，2005，（1）：46-47]

食复劳复

【原文】　　　　新愈脏腑皆不足，营卫肠胃未通和。

多食过劳复生热，枳实栀子大黄瘥。

浮汗沉下小柴解，燥呕竹叶石膏合。

气虚补中益气主，阴亏六味倍参多。

【注】新愈之后，脏腑气血皆不足，营卫未通，肠胃未和，惟宜白粥静养。若过食胃弱难消，因复烦热，名曰食复。若过劳役复生热烦，名曰劳复。劳复者，宜枳实栀子豉汤汗之。食复者，宜枳实栀子豉加大黄汤下之。脉浮有表者，宜●实栀子豉汤以汗解之。脉沉有里者，宜枳实栀子豉加大黄汤以下解之。若无表里证者，宜小柴胡汤以和解之。口燥烦渴喜呕者，宜竹叶石膏汤主之。若内伤气虚劳复者，宜补中益气汤主之。若犯内事阴亏者，宜六味生干地黄汤，气少者，倍加人参汤主之。

【提要】论述食复与劳复的证治。

【白话文】

病刚愈之后，脏腑气血不足，营卫和肠胃未正常运转，进食过多或者劳累会复生烦热，劳复可用枳实栀子豉汤，食复用枳实栀子豉加大黄汤。脉浮宜发汗，脉沉宜攻下，无表里用小柴胡汤。口燥烦渴、气逆欲呕，可用竹叶石膏汤。气虚可用补中益气汤。气阴两虚宜用六味地黄丸加重人参。

【解读】

大病初愈，脏腑气血不足，营卫气血不通，肠胃不和，生理机能还未正常运转，此时应当注意饮食，如吃易消化的食物，不饱食；也不宜过劳，以静养为主。若过食油腻则脾胃壅滞不通，生痰生热，若症见发热，心烦，懊恼，失眠，口臭，腹胀，大便酸臭、难解者，可用枳实栀子豉加大黄汤，清热导滞。若饮食不慎，也可出现热邪伤气阴，此时若出现口渴、心烦、呕吐，可用竹叶石膏汤。若患者过劳则可能发为热证，因劳累后，阳气烦劳则张，阳气积聚而生热，此时多为气分实热，若出现心烦懊恼、卧起不安者，可用枳实栀子豉汤清热。若患者劳累后，因过劳伤气者，症见疲乏无力，面色淡白，口不渴，纳差，或大便溏，舌淡白，脉乏力，或发热者，可用补中益气汤治疗。若患者大病初愈，房事不节，则伤肾阴，当用六味地黄汤，气虚者，加人参。无论食复还是劳复，有表证者应当先解表后用清法或下法；无表证及里证，可用小柴胡和解之。

枳实栀子豉汤方

枳实三枚（炙）　　栀子十四枚（擘）　　豉一升（绵裹）

上三味，以清浆水七升，空煮取四升，纳枳实、栀子，煮取二升，下豉，更煮五六沸，去滓，温分再服，覆令微似汗。

补中益气汤方

黄芪五分　甘草（炙）五分　人参（去芦）三分　当归身（酒焙干或晒干）二分　橘皮二分或三分　升麻二分或三分　柴胡二分或三分　白术三分

上八味，㕮咀，都作一服，用水二盏，煎至一盏，去渣，食远，稍热服（现代用法：水煎服）。

补中益气汤方歌：补中益气芪术陈，升柴参草当归身。

虚劳内伤功独善，亦治阳虚外感因。

六味地黄丸方

熟地黄（炒）八钱　山萸肉四钱　干山药四钱　泽泻三钱　茯苓（去皮）三钱　牡丹皮三钱

上药六味，为末，炼蜜为丸，如梧子大。空心温水化下三丸（现代用法：蜜丸，每服9g，日2～3次；亦可作汤剂，水煎服）。

六味地黄丸方歌：六味地黄汤或丸，萸薯丹泽茯苓当。

肝肾阴亏虚火上，滋补肝肾自安康。

【医案助读】

食复　李某。男，6岁，就诊时间：1988年6月10日。病史：发热，微恶风寒，咽喉疼痛一周余周身不适，饮食正常，口渴唇干，大便四天未解，尿黄，查体：39.6℃，咽部充血，扁桃体肿大Ⅰ度，心肺无明显异常，腹软，肝脾不肿大。肠鸣音减弱。西医诊断：①上呼吸道感染。②急性扁桃腺炎。经抗感染治疗热势不退，转诊中医。初诊：壮热，微恶风寒，咽喉肿疼，周身不适，饮食如常，口渴唇干，便秘，舌质红，苔微黄厚腻，脉滑数。处方：柴胡7g，连翘10g，金银花12g，栀子9g，大黄（后下）3g，牵牛子2g，枳壳4g，陈皮6g，公英6g，蝉蜕6g，生甘草2g。两剂，水煎服，日服二次。（大便不泻时可加服一次）。复诊（12日）：患儿泻便三次，体温37.6℃，咽疼减轻，舌质红，苔微黄干，脉滑数。处方：柴胡7g，连翘10g，金银花10g，栀子9g，大黄2g，陈皮7g，黄芩7g，枳壳6g，竹叶5g，山豆根5g。4剂，水煎服。四天后患儿体温正常，扁桃体不肿大。

按：本案虽无明显多食病史，但一般发热性疾病均食欲减退，而该案"饮食如常"，此已为超常。即如张景岳对食复注释时所云"所以贵得宜也"。因此，其谷气之热又与邪热搏结，故治疗当"视其虚实，调其逆从"，本方以清宜及清泄酌加行滞之品而奏效。

讨论：《素问·热论》所载"食复""遗热"等强调了胃气在发病学上的愈义。揭示了热性病复发或难愈与脾胃之间密切的内在关系。从西医学角度看，可能与消化道黏膜免疫有关。热病初愈，消化功能较弱，黏膜免疫功能下降，黏膜屏障作用改变，不能充分消化食物中的大分子物，使之成为抗原。消化道抗原作用于机体，致全身免疫功能抑制（Th 细胞减少，Ts 细胞相对增多），可能出现原病灶（如感染病菌等）死灰复燃。同时，小儿长期高热，可能出现体温调节中枢的功能紊乱，因此中医治疗从脾胃着手。或健脾益气，或通腑泻热，能去除抗原，调整免疫，增强消化，调节神经中枢，不失为治疗难愈性热病的一条途径。吴又可也曾认识到脾胃在热病中的重要性，在注意"胃气"作用方面又特别强调病人饮食调理，认为余邪未尽，胃气未复时，应节制饮食，否则可成为"食复"。这从预防热病复发强调了脾胃的重要性。另外，从《素问·热论》有关"食复"等的原文看，"食复"证候与阳明腑实证可能存在着源流关系。[刘建刚."食复"初探.陕西中医学院学报，1993，（1）：13－14]

房劳复阴阳易

【原文】　　　　房劳复①与阴阳易②，二病情异证则同。

病后犯色复自病，病传不病易之名。

男女俱主烧裈散③，少腹急痛引阴中。

身重少气头眩晕，拘挛热气上冲胸。

〖注〗男女新愈交接，因而复病，名曰房劳复。男女新愈交接，病男传不病之女，病女传不病之男，名曰阴阳易，即交易之义也。犯是病者，男以女之裈裆，女以男之裈裆烧灰，白汤或酒，日三服之则愈。少腹急痛牵引阴中，身重少气，头目眩晕，四肢拘挛，热气冲胸，是其证也。

【提要】 论述房劳与阴阳易的证治。

【注释】

①房劳复：伤寒或温热病瘥后，气血未充，因房劳而致疾病复发。

②阴阳易：指伤寒或温疫等病后余热未净，由房事传之对方者。阳易为男性传给女性；阴易为女性传给男性，合称"阴阳易"。

③烧裈散：裈，kūn，音昆，也作"裩"，裤子。烧裈散出《伤寒论》，方取裤近隐私处，即内裤近阴部，烧作灰，以水送服。（现已不用）

【白话文】

房劳复和阴阳易在病情上是不相同的，但证候相同。病后性交导致病情复发，为房劳复；病后性交，使病传于对方者，为阴阳易。两者均可见少腹拘急疼痛，甚则掣引前阴中，身体沉重，乏力，少气，四肢拘急，热气上冲心胸等症状。都可以用烧裈散来治疗。

【解读】

病后当节房事。病后过早性交导致疾病复发者，为房劳复；病后性交，使病传于不病之人者，为阴阳易。两者均可见少腹拘急疼痛，甚则掣引前阴，身体沉重、少气，乏力，四肢拘急，热气上冲心胸等症状。都可以用烧裈散来治疗，男以女之裈裆，女以男之裈裆烧灰，白汤或酒送服，日服三次则愈。此方当前无临床使用报道。

【医案助读】

房劳危重症 刘某某，男，40 岁，居民。患者 5 天前受凉后发热未退尽，于 1983 年 3 月 2 日入夜同房，次日觉畏寒不止，急邀余诊之。查：畏寒冷汗遍体，少腹疼痛，腰痛而坠，睾丸内缩，膝胫拘急。两手尺脉沉微，寸关稍和，脉症合参，证属少阴伤寒，当回阳益火为治。处方：黑附片 15g，黑姜 10g，肉桂 2g（研末冲吞），胡椒 5 粒，艾叶 8g，甘草 5g，水煎，分 2 次服（间隔 6 小时）。一剂后，寒止热回，阴茎头上微肿，解小便 2 次，约 800ml。连服上方 2 剂，病痊愈。[周世明.房劳危重症治验二例.北京中医，1987，(5)：53]

医宗金鉴卷三十八

类伤寒五证

停痰 伤食 脚气 虚烦 内痈

【原文】　相类伤寒①有五证，头疼发热恶风寒。

停痰头项不强痛，胸满难息气冲咽。

伤食恶食②身无痛，痞③闷矢气噫④作酸。

脚气⑤脚膝胫肿痛，或为干枯大便难。

虚烦微热无表里，内痈能食审疼缘。

肺痈喘咳胸引痛，唾黏腥臭吐脓涎。

胃痈当胃痛难近，肠痈肿痛少腹坚。

身皮甲错⑥腹中急，便数⑦似淋证中看。

〖注〗类伤寒五证,初病之时,皆与太阳表证相类。一曰停痰,但胸满不得息气,上冲咽,头项不强痛,与伤寒异耳。一曰伤食,但身无痛,心下痞闷,矢气,噫气,作酸,吞酸,与伤寒异耳。一曰脚气,但病起自脚,脚膝两胫肿痛,或干枯肿痛,名曰干脚气,大便硬难,与伤寒异耳。一曰虚烦,惟发热而烦,无表里证,与伤寒异耳。一曰内痈,其状颇类伤寒,但饮食如故,有痛痈之处,与伤寒异耳。胸中隐痛,或喘或咳,吐唾腥黏,是肺痈也。当胃作痛,手不可近,是胃痈也。少腹重痛,便数似淋,身皮甲错,是肠痈也。

159

【提要】论述 5 种伤寒类似证的辨证。

【注释】

①相类伤寒：指与伤寒病相类似的病证。

②恶食：即厌食。

③痞闷：指心下（胃脘部）胀满阻塞不通的感觉。

④噫：嗳气。

⑤脚气：一种病名。

⑥身皮甲错：又称肌肤甲错，也称"肌若鱼鳞"，乃形容皮肤粗糙、干燥、角化过度，故外观皮肤褐色，如鳞甲交错之状。

⑦便数：指小便次数多。

【白话文】

停痰、伤食、脚气、虚烦、内痈这五种病初期也可以出现头痛、发热、恶风、畏寒，与太阳表证症状相似。但停痰无头项强痛，还可见胸闷、呼吸困难、气上冲咽喉等。伤食无身疼痛，还可见不欲饮食、心下痞满、嗳气吞酸、腹胀、矢气等。脚气病以脚膝两胫肿痛为主症，但病变先发生在足胫，或足胫干枯疼痛，大便干硬难解，则称作"干脚气"。虚烦证还有发热而心烦。内痈证初起可见类似伤寒病之恶寒、发热，但是饮食如常，并有具体的疼痛部位，如肺痈则或咳而牵引胸中疼痛，或咳唾黏腻腥臭之浓涎痰；胃痈则正当胃脘部位作痛，而且疼痛拒按；肠痈则是少腹肿胀疼痛而拒按，小便频数，并见皮肤枯燥而粗糙如鳞甲。

【解读】

与伤寒类似的病证有五种，分别为停痰、伤食、脚气、虚烦和内痈。这五种病初起之时，与太阳表证相似。肺主气属卫，痰饮停留肺中，阻碍肺气的宣降，可见胸满喘息，气上冲咽喉，咳嗽等症状，但头项不强痛，这是与伤寒不一样的地方。脾胃为营卫生化之源，饮食阻碍脾胃的运化，可以影响卫气在体表的敷布，出现鼻塞，咳嗽，头痛等症状，但伤食还会心下痞闷，矢气较多，噫气，作酸，吞酸，但身体不疼痛，这是与伤寒不同之处。脚气是湿气在足，影响营卫的循行，亦可见到一部分感冒症状，但脚气病在下部，症状更多是下肢膝盖或小腿肿痛，或双足干枯，且大便干硬，这是与伤寒不同的地方。虚烦热在胸中，与停痰相似，但虚烦只是发热烦躁，无头痛、发热、恶寒项强等表证症状。内痈的症状与伤寒很类似，如发热恶寒，头痛等症状，但内痈饮食如常，有固定的痛处，不像伤寒之全身疼痛。其中肺痈症见胸中隐痛，咳喘，吐腥臭浊沫；胃痈主要表现为上腹部疼痛、手不可近。肠痈为少腹疼痛沉重、肌肤甲错、小便次数增多类似淋证，大便可能有脓血。

【医案助读】

肺痈　患者男性，26岁，因咳嗽、胸闷、胸痛、发热10余天，加剧伴咳吐腥臭脓血痰6天，院外抗菌治疗无效而入院。查体：体温39.2℃，面色潮红，形体消瘦，双肺叩诊略显浊音，语颤增强，双肺野中部少许散在湿性啰音。血常规示：白细胞 $19.0 \times 10^9/L$，中性粒细胞0.89。X线胸透示：双肺中部可见 $6cm \times 6cm$ 阴影，边缘清晰，呈包裹状，内有鸽蛋大空洞及液平线存在；报告为"双侧肺脓肿（包裹形成）"。拟诊断：肺痈（肺脓肿）。考虑患者已于院外使用抗菌药物治疗10余天，效果不明显；药敏试验需数日才有结果，决定采用中药济生桔梗汤加黄芩、蒲公英治疗。服药第二天，患者诉夜间及晨起咳吐大量脓浊痰，量约200ml，痰出神清气爽，呼吸顺畅，胸痛明显减轻，体温降至38℃。原方继续服2剂，患者体温正常，诸症基本消失。复查X线胸透示：双肺阴影 $3cm \times 3cm$，无明显空洞，少许液平线。血常规示：白细胞 $9.0 \times 10^9/L$，中性粒细胞0.70。继续治疗4天，患者诉无不适，复查胸透示阴影消失，出院。

体会：济生桔梗汤方出《济生方》，组方：桔梗、贝母、当归、瓜蒌子、枳壳、薏苡仁、桑白皮、防己各30g，甘草、杏仁、百合各15g，黄芪45g。全方药味平淡，功专扶正清肺排脓，脓去则痰瘀热毒随去，肺痈治愈。笔者认为：①传统习惯将肺痈分初期、成痈期、溃脓期、恢复期，初期与风温、风热外感常很难鉴别，一旦确诊肺痈（肺脓肿），则已属成痈期或溃脓期；②传统辨证大多强调热壅、血瘀、酿脓，忽略了整个病程中正虚是病理变化的基础。对此先贤早有论述，《诸病源候论》："肺痈者，由风寒伤于肺，其气结聚所成也。肺主气，候皮毛，劳伤血气，腠理则开而受风寒，其气虚者，寒乘虚伤肺。寒搏于血，蕴结成痈。热又加之，积热不散，血败为脓。"强调正虚是发病的重要内因。《寿世保元·肺痈》："盖因调理失宜，劳伤血气，风寒得以乘之。寒生热，风亦生热，壅积不散，遂成肺痈。"正所谓"邪之所凑，其气必虚"，邪之深入作祟，必缘正不胜邪。因此，肺痈的辨治要点为"排脓、扶正"。济生桔梗汤取桔梗、甘草排脓祛痰，取瓜蒌、枳壳、杏仁、贝母、桑白皮以利气化痰平喘、清泄肺热，加当归、薏苡仁、防己和血除湿、排脓止痛，黄芪、百合益肺养阴，黄芪配桔梗更有扶正托里排脓之意（黄芪量适当大些）。全方共呈扶正托毒、排脓祛痰、利气清肺之功。本方治疗肺痈之所以疗效显著，正是由于抓住了病机中"正虚"这个要点，治疗紧扣清肺排脓、托毒外出，自然水到渠成，脓去正安。［丁建新.济生桔梗汤治疗肺痈2例.中国乡村医药，2011，18（2）：48］

同伤寒十二证

冬温　寒疫　瘟疫

【原文】　　　　春温夏热秋清凉，冬气冷冽令之常①。

伤之四时皆正病②，非时有气③疫④为殃。

应冷反温冬温病，应温反冷寒疫伤。

瘟疫长幼相传染，须识岁气⑤汗攻良。

【注】冬病伤寒，春病伤风，夏病暑病，秋病疟疾，皆四时正令之常病也。若春应暖而反寒，夏应热而反凉，秋应凉而反热，冬应寒而反温，此非其时而有其气，疫为殃也。冬应冷反温而病伤寒者，名曰冬温。春应温反寒而病伤寒者，名曰寒疫。若一时之气不正，长幼皆病，互相传染，名曰瘟疫。凡治此病，须识岁气太过不及、六淫胜复、人之强弱、脏之寒热，量其轻重，或汗或攻。轻以刘完素之双解散，重以李杲之二圣救苦丸，随证施治可也。

【提要】论述外感病与季节的关系及发病特点。

【注释】

①令之常：指时令正常气候。

②正病：感受与各季节相应的淫邪而病为正病。

③非时有气：即非其时而有其气，谓与时令不相符合的气候，如秋季应凉而反热，春应温而反寒。

④疫：指具有传染性的疾病，与一般的外感病不同。

⑤岁气：当年运气，有主运、客运。

【白话文】

一年之气，分为主气与客气，春暖夏热秋凉冬冷，是为一年之主气。冬天伤寒，春天伤风，夏天伤暑，秋天伤燥，是感受四时主气为病，虽病也易愈。若春天应该暖和反而寒冷，夏天应当热反而凉，秋天应该凉反而热，冬天应该冷反而温暖，这是四时异常的气候变化，容易发生传染性的疾病。比如冬天气候应当寒冷而反温和的，此时所得的病叫做"冬温"，春天气候应该温和而反见寒冷的，此时所得的病叫做"寒疫"。如果某个季节的气候异常，导致老、幼皆病，并且相互传染，称为瘟疫。对于瘟疫的治疗，应当先认识到当年的运气太过与不及，风、寒、暑、湿、燥火六淫之气的胜复，并根据患者体质的强弱，脏腑的寒热，病邪的轻重，或用汗法或用攻下，针对治疗。轻者可用刘完素的双解散，重者用李杲的二圣救苦丸。总之，辨证论治是其治疗的基本原则。

【解读】

冬天伤寒，春天伤风，夏天伤暑，秋天疟疾，是感受四时主气为病，虽病易愈。若春天应该暖和反而寒冷，夏天应当热反而凉，秋天应该凉反而热，冬天应该冷反而温暖，这是四时异常的气候变化，容易发生传染性的疾病。比如冬天气候应当寒冷而反温和的，此时所得的病叫做"冬温"，春天气候应该温和而反见寒冷的，此时所得的病叫做"寒疫"。如果某个季节的气候异常，导致老、幼皆病，并且相互传染，称为瘟疫。对于瘟疫的治疗，应当先认识到岁气的太过与不及，风、寒、暑、湿、燥火六淫之气的胜复，并根据患者体质的强弱，脏腑的寒热，病邪的轻重，或用汗法或用攻下，针对治疗。轻者可用刘完素的双解散，重者用李杲的二圣救苦丸。总之，辨证论治是其治疗的基本原则。

温病 热病

【原文】　冬伤于寒春病温，夏日热病早亏阴。

脉浮头疼发热渴，不恶寒兮是所因。

无汗河间①两解法②，有汗清下早当寻。

失治③昏狂诸热至，无证④随经以意神。

【注】经曰：冬伤于寒，春必病温，至夏为热病。热病者，皆伤寒之类也。冬伤于寒，谓冬伤正令微寒未即病也。早亏阴，谓冬不藏精之人，或辛苦之人，汗出内外失其固密，在冬则早已损伤肾脏阴气，阳热独治，所以至春一感微邪，即引内热，炎炎之势，不能已矣。故病而即渴不恶寒也。初病无汗有表证者，从刘完素两解汤治法可也。有汗内热盛者，或清或攻，急泻其阳而救其阴，若因循失治，昏狂诸热证至，则缓不及事也。无证，谓表里无证，当随六经以意消息治之，自可通神也。

【提要】论述春温、夏热两种病的发病特点与诊治。

【注释】

①河间：即刘河间，名完素，字守真，号河间居士，金元时期四大家之一。

②两解法：即表里双解之法。

③失治：此处指失去清解的时机。

④无证：指无典型的表证或里证。

【白话文】

冬天受寒，到了春天就发温病，到了夏天就变为热病，多见于肾阴已亏者。温病症见发热，头痛，口渴，不恶寒，反恶热，脉浮。若无汗，有表证则用刘完素的双解散；若有汗，为内热炽盛，则尽早用清法或攻下法。若失去最佳治疗时机则容易出现神昏、癫狂等热证；若无里证则随六经证治之，自可收效。

【解读】

《黄帝内经》说：冬伤于寒，春必病温，至夏为热病。又说：今夫热病，皆伤寒之类也。《伤寒例》曰："冬时严寒，万类深藏。君子固密，则不伤于寒。触冒之者，乃名为伤寒耳。……中而即病者，名曰伤寒。不即病者，寒毒藏于肌肤，至春变为温病，至夏变为暑病。暑病者，热极重于温也。"寒为冬天之主气，所以冬天感受寒邪为冬伤正令，若感受寒邪之后未及时发病，寒毒蕴藏体内，至春有新感之邪引发则为温病，至夏则发为热病。而能使寒变为热，多由于冬不藏精，至春阳气生发，阴虚不能制约阳气，或者辛苦劳力之人，汗出较多，损伤津液。内经说：汗出溱溱，是谓津，阴精受伤则肾中阴气不足，阳热独亢，所以到了春天稍微感受邪气，即会引动内热。温热病发作时口渴不恶寒，与伤寒病发作的恶寒发热，不口渴不同。若温病初起无汗，为仍兼有太阳表实证，可用刘完素的两解汤。若内热炽盛，迫津外泄，则应当及时使用清热法或攻下法，急泄阳热邪气以保全阴气。如果治疗不及时，重伤津液，阳热邪气内攻则可能导致神昏谵语、狂乱不宁等症状。所以对温热病的治疗，需时时考虑津液的存亡。若无表里证，则应当根据六经进行辨治。

风温

【原文】　　　　风温原自感春风，误汗灼热汗津生。

阴阳俱浮①难出语，身重多眠息鼾鸣。

误下直视②失溲③少，被火④发黄瘛疭⑤惊。

葳蕤⑥桂枝参白虎⑦，一逆引日再命终。

〖注〗冬伤于寒不即病者，复感春寒，名曰温病；复感春风，名曰风温。风温有汗，不可汗也。若误汗之，益助火邪，则身热如火，自汗津津不止，言语难出，身重多眠，鼻息鼾鸣也。风温阴阳脉俱浮，不可下也。若误下之，热陷膀胱，竭其津液，则直视失溲，小便少也。风湿热盛，若误以火熏蒸强汗，火旺津亡，则发黄色，瘛疭惊痫也。风温之证，不可汗下，主以葳蕤汤。若脉虚汗多，主以桂枝合人参白虎汤。一逆引日再命终，谓一逆尚可引日，若汗而又下，下而又火，则为再逆，是促命期也。

【提要】论述风温证发生的原因、误治及救治。

【注释】

①阴阳俱浮：指寸口脉的寸、关、尺三部都浮。阴指尺脉，阳指寸脉。

②直视：目不转睛。

③失溲：即小便失禁的临床表现。

④被火：被用火治疗，包括使用温针、烧针、火灸、火熏、火熨等。

⑤瘛疭：筋脉拘急难伸为瘛，筋脉迟缓不收为疭。瘛疭，指四肢抽搐痉挛。

⑥葳蕤：指葳蕤汤。

⑦桂枝参白虎：指桂枝汤合白虎加人参汤。

⑧逆：指错误治疗。

【白话文】

冬时感邪未发，至春再受风而发为风温；风温误用汗法则加重热势而灼伤津液，脉阴阳俱浮，自汗出，身重，嗜睡而呼吸气粗，甚至鼾声大作；误用下法则目睛直视，小便失禁，或小便短少；误用火法则身体发黄，甚则致肢体抽搐或精神惊恐不安。可辨证使用葳蕤汤、桂枝汤合白虎加人参汤来治疗。如果一误再误，则会加速病情的恶化，甚至促进患者的死亡。

【解读】

本歌诀中讨论的温病，与后世温病学家说的温病略有不同。本歌诀中的温病更多沿袭《内经》思想，认为温病是由于冬天感受寒邪，伏藏体内，未发于外，至春天气候转暖，人体阳气生发，寒变为热，发为温热病，此属内伤。而后世温病学家所说的风温病多是由于外感风邪和温热邪气，属于外感范畴。但在症状表现和治法上基本相似，都以清热养阴为原则进行辨证论治。风温病最忌发汗，因汗法多用辛温之品，温热邪气本就伤津液，辛味发汗，复耗津液，温助热邪，伤津助热则加重病情，导致热邪更盛，身热如火，言语不利，身体沉重，常欲睡眠，鼻鼾等。《伤寒论》中原文第6条曰："太阳病，发热而渴，不恶寒者为温病。若发汗已，身灼热者，名风温。风温为病，脉阴阳俱浮，自汗出，身重，多眠睡，鼻息必鼾，语言难出。若被下者，小便不利，直视失溲；若被火者，微发黄色，剧则如惊痫，时瘛疭；若火熏之，一逆尚引日，再逆促命期。"风温病脉浮，不可用攻下法，因脉浮，病仍在表，攻下则伤膀胱之气，导致热陷膀胱，可见两目直视，小便不禁，小便少等症状。亦不可用火法，温病本属热邪炽盛，复用火攻，亦可加重热邪，火盛则伤津液，导致营气衰少，不能濡养肌肤则皮肤发黄，不能濡养筋脉则瘛疭惊痫。可用葳蕤汤治疗风温，清热，滋阴，散邪，方为合法。若脉虚汗多，则可用桂枝汤合白虎人参汤。切不可一再误用汗下法，以致促进病情恶化，甚至加速了病人的死亡。

葳蕤汤方

葳蕤半钱　白薇一钱　麻黄五分　独活八分　杏仁一钱　川芎六分　甘草（炙）五分　青木香八分　石膏三钱

上九味，哎咀（现代用法：水煎服）。

葳蕤汤方歌：葳蕤汤中用白薇，麻黄独活杏仁随。

　　　　　　川芎炙草青木香，再加石膏功用全。

白虎加人参汤方

知母六两　石膏一斤（碎，绵裹）　甘草（炙）二两　粳米六合　人参三两

上五味，以水一斗，米熟汤成，去滓，温服一升，日三服。

【医案助读】

发热　李某，男，35岁，1998年10月28日就诊。主诉发热7天，体温持续在37.5℃～39.7℃之间。曾口服康必得、感冒清热冲剂、阿莫西林、APC等药，并静脉滴注青霉素（800万单位，每日1次）3天，静脉滴注头孢噻肟钠（3g每日1次）2天，均不见效。刻下体温38.3℃，症见发热无汗，微恶风寒，头身疼痛，口干，舌红少苔，脉浮细数。给予加减葳蕤汤，另加太子参、葛根、生石膏、知母、防风，以增强养阴益气，解表退热之效。患者仅服半剂，即有周身汗出，体温降至37.2℃。1剂后，热退身凉，体温正常。服至3剂，体质恢复如常。

按：临床常有一些流行性感冒或普通感冒发热病人，素体尚壮，但此次发病，经多次应用解热镇痛药，抗生素及抗感冒药达1周以上，仍体温不退，或退后复升。此类病人或感于风热，卫气同病，或感于风寒，入里化热而表邪未解；一方面邪热久稽，耗气伤阴，另一方面反复大量出汗，劫伤气阴。治疗急

当滋阴益气以助营卫，疏风解表以驱外邪。[郝艳新，王海彤. 加减葳蕤汤临床应用举隅. 北京中医药大学学报，2000，（4）：74]

温疟

【原文】　温疟①得之冬中风，寒气藏于骨髓中。

至春邪气不能发，遇暑烁髓②消肌形③。

或因用力④腠⑤发泄，邪汗同出故热⑥生。

衰则气复寒⑦后作，证同温热治相同。

【注】经曰：温疟得之冬中于风，寒气藏于骨髓之中，至春阳气尚微，邪气不能自出，因值大暑，烁脑髓消肌肉，腠理发泄，或有所用力，邪气与汗同出，出则阴虚而阳盛，故热生也。衰则气复入，入则阳虚而阴盛，故后作寒也。其证同温热，治亦相同也。

【提要】论述温疟病的发病机理及证治。

【注释】

①温疟：疟病之一，其临床特点是先热后寒、或热多寒少，发作有时。

②烁髓：煎灼骨髓。

③消肌形：耗损肌肉形体。

④用力：使用体力。

⑤腠：指肌腠。

⑥热：发热。

⑦寒：恶寒。

【白话文】

温疟为冬天感触风寒邪气，邪气藏于骨髓中，下一年春季阳气尚微，不能外透内伏之邪气。到了夏暑之际，内伏之邪气与暑热一起煎灼骨髓、耗损肌肉形体，或体力劳作，致肌腠开泄，内伏之邪气与汗同出，使阴液耗伤而阳气偏盛故见身热。汗出过多也伤阳，阳气一时衰弱内伏，而阳虚阴盛故作恶寒。温疟之病与温热病相同，故其治疗亦同。

【解读】

温疟是因冬季感受风寒之邪后，邪气潜藏在骨髓之中，当时未发病，至来年春季，气候逐渐回暖，即天之阳气逐渐升发，但阳气尚柔弱，天之阳尚不足以助人之阳驱内伏之邪气，至夏暑之际，天之阳气正盛，暑热蒸腾，加之内伏之邪，消烁人体之骨髓、肌肉，或因体力劳作，致肌腠开泄，内伏之邪气与汗同时外出，实为天之阳助人体阳气，两阳相合驱邪外出。但汗出过多则容易伤津耗液，可导致阴液亏虚，阴虚则不能制约阳气，阳气偏亢盛，所以见发热（即阳盛则热）。当阳气盛极而转衰无力驱邪外出之时，则邪气又陷入伏藏于里，因而又出现阳虚阴盛所以随后会出现恶寒（即阴盛则寒）。由于温疟病之病机特点与温热病相同，所以其治疗亦与之相同。

【医案助读】

温疟 李某某，男，36岁，工人。于1980年7月15日因公出差，自感全身不适，头痛发热，带病返回。时发高热急诊住入某医院，每日下午3时犯病，先热后寒，热重寒轻，高达40℃，住院20多天，针药补液未能控制。又转某医院，有医认为"外感"，有医认为是"伤寒"，还有认为是"布氏杆菌"病等。众辨纷纭，未成定论。化验透视无异常变化，患者极为痛苦。于1980年8月28日特来我院中医门诊治疗。经询问得知患者烦渴喜凉饮（西瓜、冰棍、凉水等），汗大出，恶风寒，骨节痛，切其脉，洪大搏指，舌边尖红，热多寒少，此乃外邪不解，入里化热，阳明邪变，温疟重症，给白虎桂枝汤2剂：生石膏45g，知母20g，炙甘草、桂枝各9g，粳米30g。水煎，米熟汤成。遵仲景法"温服取汗"，并嘱发病前2小时服第一剂，发病前半小时至1小时服第二剂。此乃"截断""扭转"病的有力措施，为速战速决之策也。2剂服完，疟不再发，痊愈出院。

按：疟疾种类繁多，如先热后寒，热多寒少名"温疟"；先寒后热，寒重热轻名"寒疟"；但热不寒名"瘅疟"；但寒不热名"牝疟"；烟瘴之地发疟名"瘴疟"；沿门相染老幼相似为"疫疟"；遇劳即发名"劳疟"；疟久失调，痰、食、血积于左肋下名"疟母"等。"疟"之不同，证之也异。治疗按中医辨证施治则往往收效。此案先热后寒，热多寒少，发有定时，是辨别温疟之关键。一般以桂枝二越婢一汤、柴胡石膏汤、清瘟败毒饮、白虎桂枝汤等。在临床上根据不同表现分别灵活选用。此例是以白虎桂枝汤而奏效的。因大热、大渴、大汗出、脉洪大是白虎汤证。汗出恶风、骨节疼痛，是桂枝汤证。根据中医有是证用是药的治疗原则，余在白虎汤中加桂枝，为仲景"白虎桂枝汤"，既清里热，又解表邪，表里两解，病告痊愈。证明方剂的取舍，同中求异，药随证转，药证相合，则效如鼓应桴。［邵新民．温疟治验．江西中医药，1994，(4)：20］

湿温

【原文】　　　　　　温复伤湿①湿温病，身重胸满及头疼。

妄言②多汗两胫冷，白虎汤加苍术苓。

〔注〕温病复伤于湿,名曰湿温。其证则身重胸满, 头疼妄言, 多汗两胫逆冷, 宜白虎汤加苍术、茯苓, 温、湿两治法也。

【提要】　论述湿温病辨证论治。

【注释】

①温复伤湿：患温病又感受湿邪。

②妄言：胡言乱语。

【白话文】

患温病又复感湿邪，称之为"湿温病"。其临床见身体沉重、胸满痞闷、头痛、言语错乱，汗多而两胫发凉。治之以白虎汤加苍术、茯苓。

【解读】

湿温病是广义伤寒之一，《难经·五十八难》说："伤寒有五，有中风，有伤寒，有湿温，有热病，有温病。"但在《难经》《伤寒论》中均未论及湿温病之证治。湿性重着闭阻气机，则身体沉重、困重、胸满痞闷、头痛如裹；湿邪蒙蔽清窍，加之热扰神昏可见妄言；热邪迫津外出，可见多汗，但汗出多不彻；湿气下流，郁阻阳气则两胫逆冷。治宜清热除湿，用白虎汤加苍术、茯苓等。

【医案助读】

小儿高热　李某某，男，6岁，1990年7月31日初诊。持续发热3天，曾到市某医院以西药治疗热不退，入夜热骤升至40.5℃，全身肌肤灼热，乳蛾红肿（＋＋＋），右侧化脓，唇干，舌红、苔黄腻，脉滑数。诊为急乳蛾（急性化脓性扁桃体炎）。辨证：肺胃热盛，火邪上冲。治以清热解毒燥湿，佐以疏风解表。处方：生石膏（先煎）30g，知母、马勃各10g，青天葵、蝉蜕各8g，板蓝根、玄参各15g，苍术6g，甘草3g，2剂，每日1剂，嘱停用西药。8月2日复诊：体温36.8℃，母谓服中药1剂后，热退至37.5℃，夜凉安睡。尽剂热退，纳可，二便自调，咽喉红肿（＋），脓点消失。再处1剂善后。

按：小儿为纯阳之体，热病易伤津液，对患儿正盛邪实之阶段，运用本方退热迅速。白虎加苍术汤出自《类证活人书》，具有清热燥湿，生津止渴之效。方中石膏与知母相须为用，有极好的清气分热作用，苍术芳香化湿，醒脾助运，乃因南方气候多湿邪，感邪多夹湿，且小儿"脾常不足"，而脾为湿困，故苍术一药确有画龙点睛之意；加入板蓝根、青天葵清热解毒凉血，蝉蜕疏风热，药后啜稀粥养胃气而助药力。[曾沛森．白虎加苍术汤为主治小儿高热．新中医，1993，（3）：38]

中暍　温毒　风湿

【原文】　　温病中暍①温毒病，证同温热热尤炎。

　　　　　　伤湿汗出当风立，风湿发热重疼牵②。

〖注〗中暍，即中暑也。温热之病复中于暑，名曰温毒证；治同乎温热，但热尤盛也。伤湿之病复感于风，名曰风湿；其证发热身重，疼痛牵掣也，治法已详于身痛矣。中暍详在暑门。

【提要】　论述中暍、温毒病、风湿病之成因与鉴别。

【注释】

①中暍：即中暑。

②重疼牵：即身体沉重并有牵拉痛。

【白话文】

中暍即现今之中暑；温热病过程中再触冒暑邪，叫温毒证，其表现同温热病，但热邪更盛、发热更高。患湿病后汗出当风，风湿相搏而成风湿病，症见发热，身体沉重、关节牵掣疼痛等。

【解读】

"中暍"，就是"中暑"的古名；在温热病过程中，再触冒暑热之邪，"暑"与"热"两阳相合致使温热之邪愈重，称为"温毒病"。"温毒病"与"温热病"的证候特点基本相同，故治疗亦基本相似，只不过是"温毒病"的热势及病重程度比"温热病"严重得多而已。风湿病，由湿病过程中又触冒风邪，为风邪所伤，致风湿相搏为病，其证候特点是发热，身体沉重，关节牵掣疼痛。关于风湿病的治疗，在"身痛"章节中有详细的论述，中暍的治疗在"暑病"篇中有详细论述，参看相关章节。

【医案助读】

痹证 王某某，男，37 岁。以"手指关节肿痛时作 2 年"为主诉于 2008 年 5 月 28 日初诊。二年前患者不明原因出现手指关节肿痛，发无定时，手掌小鱼际时红，遇冷或阴雨天加重，活动后减轻，纳眠可，口中和，大便溏，小便正常，舌质淡红，苔薄黄腻，脉滞不畅。药物组成：麻黄 10g，杏仁 10g，生薏苡仁 30g，木防己 15g，通草 6g，金银花藤 30g，鸡血藤 30g，骨碎补 15g，桑枝 15g，甘草 6g，生姜 3 片、大枣 3 枚为引。5 剂，水煎服，日 1 剂。6 月 3 日复诊：手指关节肿痛明显减轻，发无定时，纳差，大便溏，小便黄，舌质暗红，舌苔薄白，脉细无力。上方加焦山楂 10g，冬瓜仁 30g，白术 10g，继服 7 剂。6 月 11 日三诊：时有手指关节肿痛，纳食增，二便调，舌质淡红，苔薄白，脉微细，继服 7 剂，基本痊愈。

按：《素问·痹论》云："风寒湿三气杂至，合而为痹也。"痹证的发生，主要由风、寒、湿之邪乘虚侵袭人体，气血运行不畅，经络郁滞，不通则痛而成痹证。可见风、寒、湿郁滞经络，气机不畅为痹证之基本证机。本案患者证机即为风寒湿郁滞，但湿邪郁滞较为明显。湿为阴邪，其性黏滞，最易阻遏气机。症见肢体关节重着，肿胀，痛有定处，苔腻，脉涩不畅。治宜化湿、利湿为主，辅以疏风散寒。故方用麻黄杏仁薏苡甘草汤，重在祛风除湿。麻黄发汗散寒，杏仁健脾利湿，薏苡仁舒筋除痹，甘草甘温助脾。四药相配，共奏疏风散寒止痛，健脾利湿之效。患者关节疼痛、活动后减轻、脉涩不畅等为经络郁滞之证候，故合用疏利之法，选加木防己、金银花藤、通草、鸡血藤、骨碎补、桑枝等以疏通经络，使风湿俱去，经络得通，痹证自消。[罗文昭，郭东方，孙玉信．孙玉信教授应用麻杏薏甘汤治验举隅．光明中医，2010，25（3）：392－393]

痉证

【原文】　　　　痉证反张^①摇头噤^②，项强拘急转侧难。

　　　　　　　　身热足寒面目赤，须审刚柔^③治法全。

〖注〗风湿寒之邪合而为痉，其证则背反张，摇头口噤，项强拘急，转侧艰难，身热足寒，面目赤色也。须审刚柔治之可痊也。风湿盛者，则有汗为柔痉。风寒盛者，则无汗为刚痉。均以小续命汤主之，刚痉去附子，柔痉去麻黄。表实者去参、附，加羌活、独活。里实者去参、附，加芒硝、大黄。甚者则以葛根汤，桂枝加葛根汤发之。此治痉之大略也，详在痉门。

【提要】论述痉证特征与治疗。

【注释】

①反张：指背反张，即角弓反张。

②噤：口噤，即牙关紧闭。

③刚柔：刚，指刚痉；柔，指柔痉。

【白话文】

痉证的临床表现为角弓反张，摇头口噤，项背强直拘急而难以转侧，及身热而足寒，面目红赤。痉病应该首辨"刚痉"或"柔痉"，而后方可定出针对性的治疗方法。

【解读】

痉证有"刚痉"或"柔痉"之分。临证见角弓反张，摇头口噤，项背强直拘急、难以转侧，身热、足寒，面目红赤等诊之为痉证。风湿邪气偏重，除上述表现外，伴随汗出者，称为"柔痉"；风寒邪气偏重而表现为无汗者，称为"刚痉"。两者均以小续命汤加减去治疗，"刚痉"者减去附子；"柔痉"者减去麻黄；表实明显者，减去附子、人参，加用羌活、独活以加强祛风胜湿。里实证者，应减去人参、附子，而加入芒硝、大黄以增强泻腑通便之效。痉证较为严重者，当分别用葛根汤、桂枝加葛根汤以发散表邪、解痉舒筋。

小续命汤

麻黄　防己　人参　黄芩　桂心　甘草　芍药　川芎　杏仁各一两　附子一枚　防风一两半　生姜五两

上十二味，用水一斗二升，先煮麻黄，去上沫，纳诸药，煎取三升，分三次服。

小续命汤方歌：小续命汤桂附芎，麻黄参芍杏防风。

黄芩防己同甘草，风中诸经此方通。

【医案助读】

1. **颈椎病**　患者，男，52岁，2017年11月7日，因"颈肩强痛5日"前来就诊。素有颈椎骨质增生病史，颈部活动受限，5日前因外出淋雨后，出现颈肩部强痛，不能转侧、俯仰，局部怕风畏寒，热敷后好转，舌淡白苔白润，脉弦紧。西医诊断为颈型颈椎病（非椎动脉型颈椎病）。中医诊断为痹病，痛痹，寒湿阻络。治以散寒除湿，宣痹通络。药用葛根30g，麻黄10g，桂枝15g，芍药15g，制川乌、制草乌各15g（先煎30分钟），羌活15g，姜黄10g，伸筋草25g，川芎20g，细辛10g，生姜6g，炙甘草10g，大枣20g。5剂，每天1剂，水煎服，每次煎熬时间不少于30分钟。5日后复诊，症状减半，继以原方去制川乌，减细辛为6g，川芎加量至30g，加川牛膝12g，续断15g。继服5剂，症状消失。

按：颈椎病属中医学"痹病"范畴。主要由于颈椎退行性改变，或椎体后缘等部位骨质增生，压迫血管神经而引起各种症状。病机为风寒凝滞，经络痹阻，气血运行不畅，不通则痛。患者年逾半百，卫阳不固，冬季外出淋雨，风寒湿侵袭患疾。局部怕冷，热敷缓解，舌淡白苔白润，脉弦紧皆为寒湿之象。葛根汤疏风散寒，舒筋通络，其君药主要成分葛根素可以缓解临床症状和体征。川草乌、细辛散寒止痛，羌活、姜黄、伸筋草散寒通经，川芎祛风活血。诸药合用，祛风散寒除湿，气血运行通畅，痛疾渐除。[刘小利. 葛根汤临床治验举隅. 实用中医药杂志，2018，34（10）：1271]

2. 柔痉 患者刘某，女，21岁，未婚，学生，四川籍。1985年9月26日入院。两周前外感风寒引起头痛、高热、全身关节疼痛。用多种抗菌素及解热镇痛药后体温略降，但出现夜寐不安，多语好动，服镇静药无效。9月14日出现间断性双肩快速向上抽动，项背部紧束感。9月23日四肢颜面与躯干出现不规则、无意义、不随意的舞蹈动作，伴头面、颈、胸大量出汗，在某医院住院四天，迭进安眠、镇静药罔效。既往有扁桃体炎、风湿性关节炎病史。查体温37.2℃，P96次/分，EKG大致正常，血沉：15mm/h，抗"O"633U，WBC10.3×10⁹/L，N0.77，E0.55，L0.15，M0.03，黏蛋白2.72mg%。西医诊断：风湿性舞蹈病。

四诊所见：发热头痛，头摇口噤，颈项强急，四肢抽搐，头胸汗出，背反张。舌淡暗，苔白而干，脉沉迟。

患者外感风寒壅阻经络，故发热、头痛、身痛，误服发汗之品，汗多伤津而成痉也。《金匮》曰："病者身热足寒，颈项强急，恶寒，时头热，面赤目赤，独头动摇，卒口噤，背反张者，痉病也。"又曰："太阳病，发热汗出，而不恶寒者，名曰柔痉。"治当祛风解肌，和营生津。方用《金匮》栝楼桂枝汤加味：栝楼根20g，桂枝10g，白芍15g，甘草6g，生姜6g，大枣10枚，僵蚕10g，地龙10g，生龙牡各30g，钩藤20g，葛根10g，三剂，水煎服。

三剂后，头痛减轻，项背强直、四肢抽搐大减，汗出少，言语、饮食自如，舌已润，脉如前，药已中病。津液未充，原方继进，加重养阴之品，天花粉加至30g。

三诊：头痛项强消失，颜面下肢抽搐停止，独右手指、腕肘动摇。继用参芪、归芍地黄汤调理一月而愈，随访四月未复发。[马立德，邓尔禄. 柔痉治验1例. 青海医药杂志，1986，（6）：52]

3. 出血性脑中风 黄某，男，75岁。1996年5月6日初诊。患者4个月前突然眩晕仆地，昏迷，被送入某医院住院治疗。经CT检查诊为"出血性脑中风"。入院第7天苏醒，3个月后出院，遗下偏瘫一症。就诊时见手足活动无力，舌淡红，舌边有瘀斑，苔薄白，脉沉弦细。体检：右上肢肌力 I 级，右下肢肌力 I 级，肌张力稍低，右下肢肌肉轻度萎缩。血压 20/12kPa。处方：麻黄 4g，桂枝、生姜各 6g，川芎、桃仁各 10g，党参 30g，白芍、熟地黄各 20g，制附子 5g，黄芪 50g，炙甘草 15g，日 1 剂。服 7 剂后，头晕体倦消失，能说"饮茶、喝酒"等单词，上肢肌力 IV 级，下肢肌力 IV 级，能在家人帮助下慢步，患者信心倍增。效不更方，上方再服 15 剂。半个月后，患者能简单对话，手足有力，可独立行走 10 米左右。后续服地黄饮子 1 个月，上下肢肌力 V 级，血压 18/10kPa，谈吐自如，生活自理，随访半年一切正常。

按：中风后遗症证型多种，本病为脾肾阳虚，气血经络不通。治以黄芪、党参、白芍、附子、熟地黄、炙甘草补益脾肾；麻黄、桂枝、生姜、川芎、桃仁温通血脉，诸药共用，恰中病机，建功甚速。［卢灿辉，卢永兵．小续命汤治验．中医药信息，1997（5）：30-31］

易愈生证

【原文】　　　　神清色泽亮音声，身轻肤润脉和洪。

忽然口噤难言躁，脉即停伏战汗①宁。

饮多消散知酿汗②，能食脉浮表还平。

子③得午④解阳来济，午得子解是阴从。

【注】易愈之病，取于神则神清，取于色则色泽，取于声则音长，取于体则身轻，取于皮则肤润，取于脉则和洪，皆一派不死之证，故曰生证也。若有如是之生证，忽然口噤不语，烦躁而甚，六脉停伏，宜谨察之，非变凶也，乃邪正交争，生战汗之候，为将愈之兆也。凡伤寒渴者，多阳证易愈，若忽然饮多寻常，消散无停，知酿汗而作解也。伤寒多不能食，若忽然能食且脉浮，知胃和邪还于表而作解也。若不即解者，阴阳未得其时也，子时得之午时必解，阳济阴生而解也，午时得之子时必解，阴从阳化而解也。

【提要】论伤寒病向愈、战汗解的表现。

【注释】

①战汗：外感热病过程中，邪正交争，突然出现战栗，继而全身汗出。

②酿汗：酝酿汗液。

③子：子时，23 点至凌晨 1 点钟。

④午：午时，11 点至 13 点钟。

【白话文】

虽犯伤寒之病，见其神识清楚，面色润泽，声音响亮，身体轻松，皮肤柔润，脉和缓充盈，都是正气内存之良好现象，所以称为"易愈生证"。如有"易愈生证"，而忽然出现口噤不语，烦躁不宁，六脉沉（停伏），当是邪正交争剧烈，将发生战汗的先兆。病中口渴、饮水忽然较平时更多，又很快消散，这是酝酿汗源，即当（战）汗出而愈。患者由不欲食或不能食，转为欲食、能食，又见脉浮者，是胃气内和而邪气将外出而解。若未及时得解，也会在其阴阳相和时而解。如在子时出现能食而脉浮，则在午时必然得解；在午时出现能食而脉浮，则在子时必然得解。

【解读】

凡病，若是神志清楚，色泽明润，声音悠长，身体轻快，皮肤润泽，脉象和缓，即无论怎么看，都没有死症，这样的情况是比较好的，病情比较容易恢复，所以称为"易愈生证"。如果有以上的情况，但突然出现口噤不语，烦躁不宁，六脉停伏，那应该谨慎观察，出现这些症状，不一定都是凶证，很可能是邪正交争战汗的前兆，并非病情突然恶化。凡伤寒病过程中出现渴的，多是阳证，阳证则容易恢复，如果忽然渴饮明显，但饮入之水并未停聚体内，而是很快消散，这是因为身体通过饮水来增加汗源。伤寒病过程中患者大多胃口不好，若由不欲食或不能食，转为欲食、能食，又见脉浮者，这是因为胃气恢复，正气向外驱邪表现。如果出现上述情况，但病情还没缓解的，是因为没有到合适的时间，比如子时出现能食脉浮的情况，那到午时必然得解，午时阳气大盛，帮助人体阳气驱除阴邪；如果午时出现病情转机而未愈者，则到子时必然得解，因为子时一阳生，阴从阳化所致。

难治死证

【原文】　　　伤寒死证阳见阴[①]，大热不止脉失神。

阴毒[②]阳毒[③]六七日，色枯声败死多闻。

心绝[④]烟熏阳独留，神昏直视及摇头。

环口黧黑腹满痢，柔汗[⑤]阴黄[⑥]脾败[⑦]由。

肺绝[⑧]脉浮而无胃，汗出如油喘不休。

唇吻反青肢冷汗，舌卷囊缩是肝忧[⑨]。

面黑齿长[⑩]且枯垢，溲便遗失肾可愁[⑪]。

水浆不入脉代散，呃逆不已命难留。

大发风温而成痉，湿温重暍[⑫]促命终。

强发少阴动经血，口鼻目出厥竭[⑬]名。

汗后狂言不食热，脉躁阴阳交[⑭]死形。

厥冷不及七八日，肤冷而躁暂难宁。

此病名之曰脏厥[⑮]，厥而无脉暴出凶。

厥而下痢当不食，反能食者名除中[⑯]。

〖注〗病有生死，治有难易。生病不药可愈，死病虽药莫救。何则？以阴阳邪正有盛衰也，正盛邪衰则生，阴盛阳衰则死。伤寒阳证，见浮大数动滑之阳脉，则易愈而生，见沉微涩弱弦之阴脉，则难治而死。故阴病见阳脉者生，阳病见阴脉者死也。大热不止，邪盛脉失神正虚，正虚邪盛，故死也。阴毒阳毒，亢极不生化也；色枯声败内外两夺也，故均主死。形若烟熏，神昏直视摇头者，此阳邪独留，攻心而绝也。环口黧黑，腹满下痢不止，柔汗阴黄者，此为脾绝也。脉但浮无胃，汗出如油，喘息不休者，此为肺绝也。唇吻反青，四肢冷汗，舌卷囊缩，此为肝绝也。面黑齿长枯垢，溲便遗失者，此为肾绝也。水浆不入，生无所赖也。脉代散，真气衰散也。呃逆无休，元气不藏也。误发风温之汗，因而成痉，误发湿温之汗，名曰重暍，皆促人命也。强发少阴汗，动其经血，从口鼻目出，名曰下厥上竭。以上皆死之候也。汗后狂言不食，仍复发热，不为汗衰，脉躁疾者，名曰阴阳交，死之形也。厥逆不回，至七八日即通，身肤冷而躁，无暂宁时者，名为脏厥，为阴邪盛极，真阳飞越也。凡厥逆而甚者，多无脉，服四逆、白通等汤，脉微续者，真阳渐复也，脉暴出者，回光反照也。凡厥逆多下痢，当不能食，今反能食，名曰除中。中者，胃也。除者，去也，谓胃气已去，即反能食，亦无补于胃也。故仲景曰：除中者死。凡诸病人不能食，忽然大能食而即死者，亦此类也。

【提要】论伤寒病难治之证及死证之种种表现。

【注释】

①阳见阴：阳病而见阴脉（沉微涩弱弦之类）。

②阳毒：指阳热极盛。

③阴毒：指阴寒极盛。

④心绝：心气衰竭，为五脏气绝之一。

⑤柔汗：指冷汗、阴汗，即汗出不止而身冷。

⑥阴黄：身黄，色晦暗如烟熏。

⑦脾败：即脾气衰败，为五脏气绝之一。

⑧肺绝：即肺气衰败，为五脏气绝之一。

⑨肝忧：此处指肝气衰败，为五脏气绝之一。

⑩齿长：由于牙龈萎缩，牙齿松动，使得牙齿似乎较平时更长。

⑪肾可愁：此处指肾气败绝，为五脏气绝之一。

⑫重暍：湿温病被误发汗的变证。

⑬厥竭：即"下厥上竭"，阳衰于下，厥从下起，故称下厥；血从上出，阴从上竭，故称上竭。

⑭阴阳交：此热病中阳邪入于阴分，交结不解。

⑮脏厥：真阳衰竭所致的四肢厥冷。

⑯除中：危重病人原不能食，忽然出现反能食，是胃衰气败，引食自救的回光返照。

【白话文】

伤寒阳证见阴脉，身体持续大热而脉搏按之无力，为死证；阳热极盛或阴寒极盛，六七日之后，若见面色枯槁，声音嘶哑，亦为死证。心气衰败的临床特点是：皮肤枯暗、形同烟熏、神志昏乱、直视摇头；脾气衰败的临床特点是：唇口之色发黑、身汗不止、皮肤发黄而色泽晦暗如烟熏、腹满而下利；肺气衰败的临床特点是：脉浮且散乱无根、无冲和之胃气，且汗出黏腻如油、气喘不止；肝气衰败的临床特点是：唇口发青、四肢厥逆而汗出、舌卷不伸，男子则阴囊收缩，女子则阴户内抽；肾气衰败的临床特点是：面色发黑而不泽、牙龈枯萎、牙齿松动而干枯不泽、二便失禁。此外，如完全不进饮食，又见代脉、散脉，呃逆不止，也是死证之候。风温之病而大发其汗则成痉病；湿温之病发汗则成重暍之变，可见神昏、耳聋、目瞑等症，这些都会促进病人的死亡。少阴之病胡乱发其汗导致口中、或鼻中，或目中出血，病名下厥上竭。发汗后病人言语狂乱，不能进食，仍然发热，脉象急躁，病名阴阳交，亦为死证。病人四肢厥冷，已至七八日，全身皮肤冷，烦躁不安无宁时，病名为脏厥。此证本应无脉，但脉若暴出则死，微续则生。四肢厥冷伴下利者，本当不能食，如见反能食者，为"除中"。

【解读】

病重之际有生、死之证，治疗上有难、易之别。生证即使不用药也可能恢复，死证即使用药也无法救治，这是因为阴阳邪正有盛有衰。正盛邪衰则易生，阴盛阳衰则易死。伤寒阳证，如见浮、大、动、数、滑之阳脉，则容易恢复，属于生证；如见沉、微、弱、涩、弦这类阴脉则难治，多属于死证。所以说阴病出现阳脉则生，阳病出现阴脉则死。病人高热不退，但脉浮而无根，属邪气太盛，正气大虚，亦多是死证。阴毒阳毒，是有阴无阳、有阳无阴的极端情况，如果还有面色枯槁，语声低微，属于形气俱衰，内外皆败，亦是死证。如果见到皮肤色如烟熏，神志不清，双目直视，独头动摇者，这是阳邪亢盛，阴气大衰，阳邪攻心，心气衰败而然。如果唇周色黑，腹满，但腹泻不止，出冷汗，皮肤暗黄晦暗者，这是脾气衰竭所致。如果脉浮而无柔和之象，汗出如油，喘息不止，这是肺气衰竭。如果嘴唇发青，四肢出冷汗，舌卷不伸，阴囊收缩或阴户内抽，是肝气衰竭。如果面色发黑，牙龈萎缩，牙齿干枯不润泽，大小便失禁者，这是肾气衰竭。如果病人不能进食，见代脉、散脉，呃逆不断，属于胃气、真气衰败所致。

风温之病最忌大发汗，若误发之，则因津液不足不能濡养筋脉而抽搐成为痉病。湿温之病发汗则成重暍之变，可见神昏、耳聋、目瞑等症，这些都会促进病人的死亡。少阴病阳气大虚，若强行发汗，则再次重伤阳气，导致阳不摄血，血或从口出、或从鼻出，或从目出，《伤寒论》第294条："少阴病，但厥，无汗，而强发之，必动其血。未知从何道出，或从口鼻，或从目出者，是名下厥上竭，为难治。"以上都可成为死证。

除此之外，还有热病汗后，身热不退，又见语言狂乱，不能饮食，脉数急等，《内经》称之为阴阳交，亦是死证。《素问·评热病论》："有温病者，汗出辄复热，而脉躁疾不为汗衰，狂言不能食，……病名阴阳交，交者死也。"四肢厥冷，不能恢复，到第七八日，皮肤发冷，手足躁扰，无片刻安宁，称为脏厥，属于阴气盛极，阳气欲脱之证。凡是四肢厥冷，脉微弱甚至无脉者，服四逆汤、白通汤等，脉微微浮现，跳动不绝者，这是阳气在恢复，疾病向愈。如果服药后脉突然出现，是属于阳气外脱，回光返照之兆。凡四肢厥冷兼下利者，本多不能饮食，若反而能食，是胃气将绝，称为除中。即使能食，亦不能帮助胃气的恢复。大凡各种慢性病变中，病人已经长期不能食而忽然能暴进饮食，而后即死者，也属于"除中"之类。《伤寒论》第333条："伤寒，脉迟六七日，而反与黄芩汤彻其热。脉迟为寒，今与黄芩汤复除其热，腹中应冷，当不能食，今反能食，此名除中。必死。"

汇方

桂枝汤　小建中汤　当归建中汤　黄芪建中汤　桂枝加葛根汤　桂枝新加汤　当归四逆汤　当归四逆加吴茱萸生姜汤　桂枝加附子汤　芍药甘草汤
桂枝甘草汤

【原文】　　　　桂枝芍药草姜枣，加饴归芪曰建中。

加葛根汤加干葛，新加倍芍加参称。

当归四逆归通细，更加吴黄姜用生。

加附子汤加附子，去桂去芍两名兴。

【注】桂枝汤,桂枝、芍药、甘草、生姜、大枣也。依本方倍芍药加饴糖,名小建中汤,更加当归,名当归建中汤,更加黄芪,名黄芪建中汤。根据本方加葛根,名桂枝加葛根汤。根据本方倍芍药加人参,名桂枝新加汤。根据本方加当归、通草、细辛,名当归四逆汤,更加吴茱萸、生姜,名当归四逆加吴茱萸生姜汤。根据本方加附子,名桂枝加附子汤。根据本方去桂枝,名芍药甘草汤。根据本方去芍药,名桂枝甘草汤。

【提要】论桂枝汤组成及其加减类方。

【白话文】

桂枝汤由桂枝、芍药、甘草、生姜、大枣五味药组成。将桂枝汤中芍药的用量加倍,并加饴糖,名为小建中汤;小建中汤加当归,名当归建中汤;加黄芪,名黄芪建中汤。桂枝汤加葛根,名为桂枝加葛根汤;桂枝汤加人参,并增加芍药、生姜的剂量,方名桂枝新加汤。桂枝汤去生姜,加当归、通草、细辛而成当归四逆汤;再加吴茱萸、生姜,名为当归四逆加吴茱萸生姜汤。桂枝汤加附子,方名桂枝加附子汤。桂枝汤减去桂枝、生姜、大枣,名为芍药甘草汤。桂枝汤减去芍药、生姜、大枣,名为桂枝甘草汤。

【解读】

桂枝汤以主药而命名,功能解肌祛风,调和营卫。主治风寒袭表,营卫不和的外感风寒表虚证,以发热、恶风、汗出、头痛、脉浮缓等为主症。方中桂枝辛甘温,温经通阳,散寒解表。芍药酸苦微寒,敛阴和营,二者等量相配,一辛一酸,一散一敛,一开一合,于解表中寓敛汗养阴之意,和营中有调卫散邪之功,调和营卫。以脾胃为营卫生化之本,故又用生姜、大枣益脾和胃。生姜辛散止呕,助桂枝以调卫。大枣味甘,补中和胃,助芍药以和营,姜、枣合用,亦有调和营卫之功。炙甘草补中气且调和诸药,与桂枝、生姜等辛味相合,辛甘化阳,可增强温阳之力,与芍药等酸味相配,酸甘化阴,能增强益阴之功。诸药相伍,不仅能外调营卫,而且内和脾胃,滋阴和阳,外证得之,解肌祛邪,内证得之,调脾胃,和阴阳,因此无论外感、杂病,只要符合营卫不和之机,使用本方皆有良效。

小建中汤由桂枝汤倍用芍药加饴糖组成,功能温中补虚,调和气血。主治中焦虚寒,气血不足,复被邪扰,以心中悸而烦,腹中急痛,喜温按,或伴轻微恶寒发热等为辨证要点。方中重用饴糖甘温补中，配以甘草、大枣补益脾胃，安奠中州，中气得复则气血生化有源；倍用芍药配甘草、大枣酸甘化阴，以养血和营，缓急止痛；桂枝、生姜温通心脾阳气，与甘草相合，辛甘化阳以温阳养心；诸药协同，共起建中补虚而气血阴阳双补，具有平衡阴阳、协调营卫、缓急止痛等多种作用。中气建则邪自解，实有安内攘外之功。但素多湿热之人，不可服本方。因本方为甘温之剂，服之则助湿生热，会加重呕吐。

当归建中汤由小建中汤加当归而成，功能温补气血，缓急止急。主治体虚不足，腹中痛，少气，少腹拘急挛，甚至痛引腰背等。方中小建中汤可温中补虚，缓急止痛，当归苦辛甘温，补血和血。

黄芪建中汤由小建中汤加黄芪而成，功能温中补气，和里缓急，主治阴阳气血俱虚之证。以里急腹痛，喜温喜按，形体羸瘦，面色无华，心悸气短，自汗盗汗等为主症。与小建中汤相较，增强了益气建中之力，阳生阴长，则诸虚不足之证自除。

桂枝汤中加葛根名桂枝加葛根汤。其功能除解肌祛风，调和营卫外，还有升津舒经之效。主治风寒外袭，营卫不和同时有太阳经气不利，筋脉失养之证。以发热，汗出，恶风，项背拘紧、转动不灵为辨证要点。方中桂枝汤解肌祛风，调和营卫，葛根甘辛而平，在此方中一则能升阳发表，解肌祛风，助桂枝汤发表解肌。二则可舒筋通络，解经脉气血之郁滞。三则生津液，起阴气，以缓解经脉之拘急。

桂枝新加汤为桂枝汤加重芍药生姜用量再加人参而成。功能调和营卫，益气和营。主治营卫不和，气营不足证，症见身疼痛，汗后身痛不减，甚或加重，脉沉迟，可伴有恶风寒，发热，汗出等。方以桂枝汤调和营卫，有表者可解肌祛风，重用芍药以增加和营养血之功；加重生姜用量，外则协桂枝有宣通阳气之用，内则和畅中焦，以利气血生化之源；人参味甘微苦，益气生津，以补汗后之虚。诸药合用，可调营卫，益气血，除身痛，扶正祛邪，故有无表证皆可使用。

当归四逆汤即桂枝汤去生姜，倍用大枣加当归、细辛、通草而成。功能养血通脉，温经散寒。主治营血不足，寒凝经脉证。本证于血虚的同时，又有寒凝经脉，辨证要点是手足厥寒，脉细欲绝。方中芍药、当归补血养血以行血，桂枝、细辛温经散寒以通阳，甘草、大枣，补中益气以生血，通草入血分以通行血脉。诸药相合，养血通脉，温经散寒，为治疗血虚寒凝证之首选方剂。

当归四逆加吴茱萸生姜汤为当归四逆汤加吴茱萸和生姜而成，功能养血温经，暖肝温胃，主治血虚寒凝，兼有肝胃陈寒证。在营血不足，寒凝经脉的基础上，兼有沉寒痼疾，与肝、胃有关，为辨证的关键所在。方中用当归四逆汤养血通脉，温经散寒。加吴茱萸、生姜，暖肝温胃，通阳降浊，以除痼疾，并以清酒扶助药力，温经暖脏，以驱在内之久寒。

桂枝加附子汤即桂枝汤加附子而成。功能扶阳解表。主治表证仍在，阳气虚弱，阴亦不足证。以恶风发热，头痛，汗漏不止，四肢拘急不适，小便不利等为辨证要点。方中用桂枝汤调和营卫，附子温经复阳，固表止汗。桂、附相合，温煦阳气，卫阳振奋，则漏汗自止，恶风亦罢。阳复汗止则阴液始复，小便自调，四肢亦柔，诸症自愈。

芍药甘草汤由芍药和甘草组成。功能酸甘化阴，柔筋缓急，主治阴液不足，筋脉失养证。以脚挛急，经脉挛急为辨证要点。方中芍药酸苦，养血敛阴，柔肝止痛；甘草补中缓急；二药合用，酸甘化阴，滋阴养血，缓急止痛，专治阴虚筋脉失养所致的拘急之证。于本证则阴液得复，筋脉得养，脚挛急自除。

桂枝甘草汤由桂枝与甘草配伍而成。功能温通心阳，主治心阳不足，心失所养证。以心悸，欲得按为辨证要点。方中桂枝辛甘性温，入心助阳；炙甘草甘温，甘缓补中益气。桂、甘相伍，辛甘合化，温通心阳，心阳得复，则心悸自平。本方为治疗心阳虚之祖方，适用于心阳虚轻证，临床上治疗心阳虚之重证，可随证加味，以适应病情的需要。

桂枝去芍药加茯苓白术汤　苓桂术甘汤　茯苓甘草汤　茯苓桂枝甘草大枣汤

【原文】　　　　　桂枝去芍加茯术，苓桂术甘去枣姜。

　　　　　　　　　茯苓甘草生姜桂，加枣除姜大枣汤。

〔注〕桂枝去芍药加茯苓白术汤,即桂枝、甘草、生姜、大枣、茯苓、白术也,依本方

减去大枣、生姜，即苓桂术甘汤也。茯苓甘草汤，即茯苓、甘草、桂枝、生姜也，依本方加大枣减生姜，即茯苓桂枝甘草大枣汤也。

【提要】论述苓桂剂组方。

【白话文】

桂枝去芍药加茯苓白术汤，即桂枝汤去芍药加茯苓、白术。茯苓桂枝白术甘草汤，即桂枝汤减去大枣、生姜、芍药，加茯苓、白术而成。茯苓甘草汤组成即桂枝汤去芍药、大枣，加茯苓。苓桂甘枣汤，即桂枝汤去芍药、生姜，加茯苓而成。

【解读】

桂枝去芍药加茯苓白术汤由桂枝汤去芍药加茯苓、白术而成（《伤寒论》原文为"桂枝去桂加茯苓白术汤"）。功能解表而通利小便，主治太阳病服桂枝汤或下之后，仍头项强痛，翕翕发热，无汗，心下满微痛，小便不利者。方用桂枝汤以解表，去芍药之酸收，因无汗、心下之满，又加茯苓、白术健脾淡渗利水，兼治小便不利也。本方历来有争议，大致有三种：①主张去桂枝；②主张去芍药；③主张桂枝汤中加茯苓、白术。

苓桂术甘汤由茯苓、桂枝、白术和甘草组成。功能温阳健脾，利水降冲。主治脾虚水停，水气上冲证。以心下逆满，气上冲胸，心悸头眩，脉沉紧为主症。方中茯苓养心益脾，能补能渗，利水渗湿；桂枝温阳化气，平冲逆，与茯苓相配，通阳化气，渗利水湿，使饮邪下排，以折上逆之势；白术健脾燥湿，甘草补脾益气，助苓桂治在中焦；促脾运转，培土制水。桂枝甘草相配，辛甘化阳，以退阴翳，全方正合"病痰饮者，当以温药和之"之旨。

茯苓甘草汤由茯苓、桂枝、甘草、生姜四味药组成。功能温胃阳，散水饮。主治胃阳不足，水停中焦证。辨证要点是心下胃脘部悸动不宁，推按之则水声辘辘，口不渴，脉弦而舌苔白滑。方中茯苓淡渗利水，桂枝通阳化气，生姜温散胃中水饮，炙甘草和中扶虚，合为温阳行水之剂。

茯苓桂枝甘草大枣汤由桂枝甘草汤加大枣和大剂量茯苓组成。功能温通心阳，化气利水。主治心阳不足，下焦寒饮欲逆证。以脐下悸，欲作奔豚，小便不利为辨证要点。方中重用茯苓至半斤，为《伤寒论》群方之最，取其利小便、伐肾邪而宁心，与桂枝相配，则通阳化气利水，使寒水之气从下而利，以防水邪上逆，而欲作奔豚之势；桂枝甘草相合，辛甘化阳以温通心阳，心阳一复，下蛰于肾，蒸腾化气，自无下焦寒水之患，且桂枝降逆平冲，可防奔豚于未然；大枣伍甘草，培土健脾以利于水气的运化。全方合用，共奏补心阳、利水气、平冲降逆之功，使奔豚止于萌动阶段。

葛根汤　桂枝麻黄各半汤　桂枝二麻黄一汤　桂枝二越婢一汤

【原文】　　　　　葛根桂枝加麻葛，合麻桂麻各半汤。

　　　　　　　　　桂二麻一麻减半，桂二越一桂倍方。

〖注〗葛根汤，即桂枝汤加麻黄、葛根也。桂枝麻黄各半汤，即桂枝汤、麻黄汤二方合剂也。桂枝二麻黄一汤，即桂枝汤合减一半麻黄汤也。桂枝二越婢一汤，即越婢汤合加一倍桂枝汤也。

【提要】论葛根汤、桂枝麻黄各半汤、桂枝二麻黄一汤、桂枝二越婢一汤的组成。

【白话文】

葛根汤即桂枝汤加麻黄、葛根。桂枝麻黄各半汤即桂枝汤与麻黄汤各取1/3量，按1:1比例合方。桂枝二麻黄一汤即桂枝汤与减一半的麻黄汤合成的方，二者药量比例大概为2:1。桂枝二越婢一汤为桂枝汤与越婢汤按2:1的比例合成的方。

【解读】

葛根汤由桂枝汤加葛根、麻黄而成。功能辛温解表，升津舒经。主治风寒外束，太阳经输不利。辨证要点是项背拘急不舒、恶寒、无汗、脉浮紧。方中葛根为主药，升津液，舒筋脉；桂枝汤解肌发表，调和营卫；加麻黄增强发汗解表之力。故本方既能发汗升津，又无麻黄汤过汗之虞，且方中芍药、生姜、大枣、炙甘草又可补养阴血，助津液升发之源。

桂枝麻黄各半汤为桂枝汤与麻黄汤各取1/3量，按1:1比例合方，或将两方各三合煎液合并。功能辛温解表，小发其汗，主治表郁日久，邪轻轻证。辨证要点是表证日久，发热恶寒如疟状，一日二三度发，或伴面热、身痒。两方为小剂组合，旨在使桂枝汤调和营卫而不留邪，麻黄汤解表发汗而不伤正。刚柔相济，剂量虽小，正所以发散邪气，扶助正气，属发汗轻剂。

桂枝二麻黄一汤为桂枝汤与麻黄汤按2:1比例组方。与桂枝麻黄各半汤药味相同，但药量更轻，桂枝汤取原剂量5/12，麻黄汤取原剂量2/9。为辛温轻剂，功能微发其汗，用于表郁日久，证微邪微。辨证要点是表郁日久，证微邪微，恶寒发热如疟状，一日发作两次，或伴汗出、身痒。由于桂枝汤量较桂枝麻黄各半汤的比例增加，麻黄汤用量较之减少，故其发汗力量更小，可称微发其汗。

桂枝二越婢一汤桂枝汤与越婢汤之合方。取桂枝汤原方剂量的1/4，越婢汤原方剂量的1/8，两方之比为2:1，药由桂枝汤加麻黄、石膏组成。功能微发其汗，兼清郁热。主治表郁邪轻，外寒内热证。辨证要点是发热恶寒如疟状，发热重，恶寒轻，兼见口微渴、心微烦。桂枝汤外散表寒；越婢汤载于《金匮要略》，由麻黄、石膏、生姜、大枣、炙甘草组成，为辛凉之剂，发越郁热。二者合方，量小而力轻，为解表清里之轻剂，属小汗范畴。

麻黄汤　大青龙汤　越婢汤　越婢加附子汤　越婢加半夏汤

【原文】　　　　麻黄麻桂甘草杏，加膏姜枣大青龙。

越婢大青减桂杏，加附加半风水①清。

〖注〗麻黄汤,麻黄、桂枝、甘草、杏仁也。依本方加石膏、生姜、大枣，名大青龙汤。依大青龙汤减桂枝、杏仁，名越婢汤，治风水病之肌热者。若阳虚恶寒，加附子，名越婢加附子汤。喘咳上气，加半夏，名越婢加半夏汤。当分别而施治也。

【提要】论麻黄汤、大青龙汤、越婢汤、越婢加附子汤、越婢加半夏汤组成。

【注释】

①风水：病名。是有风邪引起的水肿。

【白话文】

麻黄汤是由麻黄、桂枝、杏仁、甘草组成。大青龙汤是由麻黄汤加石膏、生姜、大枣组成。越婢汤是由大青龙汤去桂枝、杏仁而成，可治风水病。越婢加附子汤由越婢汤加附子而成，可治风水病阳虚恶寒者。越婢加半夏汤由越婢汤加半夏而成，可治风水病兼咳嗽呕喘者。

【解读】

麻黄汤由麻黄、桂枝、杏仁、炙甘草组成。功能辛温发汗，宣肺平喘。主治外感风寒表实证。辨证要点是恶寒、发热、无汗、喘、周身疼痛、脉浮紧。方中麻黄为主药，微苦辛温，发汗解表，宣肺平喘。桂枝辛甘温，解肌祛风，助麻黄发汗。杏仁，宣肺降气，助麻黄平喘。炙甘草甘微温，一者调和诸药，二者可缓麻桂之性，防过汗伤正。全方为辛温发汗之峻剂。本方服药后需温覆使微汗出。由于本方发表之力猛，为防过汗伤正，不须啜粥。

大青龙汤由麻黄汤重用麻黄，另加石膏、生姜、大枣组成。功能外散风寒，内清郁热。主治表寒里热，表里俱实证。辨证要点是恶寒发热，身痛或重，不汗出而烦躁，脉浮紧或浮缓。方中麻黄用量较麻黄汤多一倍，为发汗峻剂，意在外散风寒，开郁闭之表；加石膏，清郁闭之里；重用炙甘草，加生姜、大枣，和中以滋汗源。麻黄、石膏相配，既相反相成，相互制约，又各行其道，为寒温并用、表里双解之剂。

越婢汤由麻黄、石膏、生姜、大枣、甘草组成。功能宣肺泄热，散水消肿。主治风水夹热之证，症见恶风，一身悉肿，自汗不渴，无大热，脉浮。方中以麻黄为君药，发汗解表，宣肺行水；佐以生姜、大枣则增强发越水气之功，不仅使风邪水气从汗而解，尤可藉此宣肺通调水道之力，使水邪从小便而去。因肺胃有热，故加石膏以清其热，与麻黄相配，宣降肺气。使以甘草，调和药性，与大枣相伍，则和脾胃而运化水湿之邪。综合五药，乃为发越水气，清泄里热之剂。

越婢加附子汤由越婢汤加附子而成。既可清热利水，又可助阳止汗。主治风水病，阳虚恶寒，汗出恶风者。方中麻黄配生姜宣散卫气，石膏清宣内热，与麻黄相配，宣降肺气，生姜、大枣补益中气，附子温经助阳。

越婢加半夏汤由越婢汤加半夏而成。功能宣肺泄热，止咳平喘，主治肺胀，咳嗽上气，胸满气喘，目如脱状，脉浮大者。方中麻黄宣肺平喘，发散风邪；臣以石膏清泄内热；佐以半夏降逆散结，燥化痰湿；更以生姜之辛散，外配麻黄发越水气，内助半夏降逆化饮；大枣补脾制水，与生姜合用，调和营卫；使以甘草调和诸药，且缓麻黄之散，石膏之寒，使攻邪而不伤正。

麻黄加术汤　三拗汤　麻杏石甘汤

【原文】　　　　麻黄加术风湿痛，三拗去桂喘寒风。

加膏麻杏石甘剂，外寒内热喘收功。

【注】麻黄加术汤，即麻黄汤加白术也，治风湿在表身痛。麻黄汤去桂枝，名三拗汤，治风寒表实而喘。三拗汤加石膏，名麻杏石甘汤，治内热表寒无汗而喘。

【提要】论麻黄加术汤、三拗汤、麻杏石甘汤的组成及证治。

【白话文】

麻黄加术汤为麻黄加白术而成，可治风湿侵袭肌表而身体烦疼之证。三拗汤为麻黄汤去桂枝而成，可治风寒犯肺之表实而咳喘。麻杏石甘汤为三拗汤加石膏而成，可治外寒内热之无汗而喘。

【解读】

麻黄加术汤由麻黄汤加白术而成。功能发汗解表，健脾祛湿，主治寒湿在表之恶寒无汗、身体沉重、疼痛。方中以麻黄开汗孔以发汗，杏仁利气，甘草和中，桂枝从肌以达表。又恐大汗伤阴，寒去而湿不去，故加白术健脾生液以助除湿气，并缓和麻黄汤的发散之力。

三拗汤由麻黄汤去桂枝而成。功能发汗解表，止咳平喘。主治外感风邪，肺失宣降之咳嗽痰多，胸满气短，鼻塞声重等。方中麻黄辛温，辛则入肺，温则散寒，质地体轻中空，轻轻上浮，发散风寒，宣肺平喘；杏仁苦温，专入肺经，助麻黄温散肺寒，下气定喘；甘草合麻黄，辛甘发散而解表，合杏仁，止嗽化痰而利肺。合有发散风寒，止嗽平喘的作用。

麻杏石甘汤由三拗汤加石膏而成。功能清热宣肺，降气平喘。主治邪热壅肺证。辨证要点为汗出而喘，身热或高或低，尚有口渴、苔黄、脉数等。麻杏甘石汤为麻黄汤去桂枝加石膏，是变辛温发表之法，而为辛凉宣透之方。方中麻黄辛温宣肺定喘，石膏辛寒直清里热。麻黄配石膏，清宣肺中郁热而定喘逆，而且石膏用量倍重于麻黄，故可借石膏辛凉之性，以制麻黄辛温发散之力，又能外透肌表，使邪无复留。杏仁宣肺降气而治咳喘，协同麻黄更增平喘之效。甘草和中缓急，调和诸药。四药相伍，宣肺清热、降逆平喘。歌诀注中"治内热表寒无汗而喘"，临床中，有汗无汗之喘咳属邪热壅肺者，均可使用本方。

麻黄附子细辛汤　麻黄附子甘草汤

【原文】　　　　麻黄附子细辛汤，减辛加草甘草方。

两感太阳少阴证，能发表水里寒凉。

〖注〗麻黄附子细辛汤，即此三味也。去细辛加甘草，名麻黄附子甘草汤。不但能发两感太阳，少阴表热里寒之证，且能发太阳，少阴表水里寒之肿也。

【提要】论麻黄附子细辛汤、麻黄附子甘草汤的组成及其证治。

【白话文】

麻黄附子细辛汤由麻黄、附子、细辛组成，若去细辛加甘草即成麻黄附子甘草汤。两方均能温阳解表散寒，治疗太阳少阴两感证。两方还能外散肌表水气内温在里寒邪。

【解读】

麻黄附子细辛汤由麻黄、附子、细辛组成。功能温阳解表，主治少阴里虚兼表证。方中麻黄发汗解表，附子温经扶阳，细辛辛温雄烈，通达内外，外助麻黄解表，内合附子温阳。三药合用，共奏温经解表之效。

麻黄附子甘草汤即麻黄细辛附子汤减去细辛，加炙甘草而成。功能温经微发汗，主治少阴里虚兼表证。此证表里寒气不如麻黄附子细辛汤重，故不用细辛外通内助，而加炙甘草之甘缓以达微汗之目的。

小青龙汤　附子汤　真武汤

【原文】　　　　桂芍干姜辛半味，麻黄甘草小青龙。

附子术附参苓芍，真武无参有姜生。

〖注〗小青龙汤,桂枝、白芍、干姜、细辛、半夏、五味子、麻黄、甘草也。附子汤,白术、附子、人参、茯苓、白芍也。真武汤,即附子汤除去人参加生姜也。

【提要】论小青龙汤、附子汤、真武汤的组成。

【白话文】

小青龙汤由桂枝、白芍、干姜、细辛、半夏、五味子、麻黄、甘草组成。附子汤由白术、附子、人参、茯苓、白芍组成。真武汤即附子汤去人参加生姜而成。

【解读】

小青龙汤由麻黄汤、桂枝汤合方去杏仁、生姜,加干姜、细辛、半夏、五味子而成。功能辛温解表,散寒化饮。主治风寒束表,水饮内停。方中麻黄发汗、平喘、利水,配桂枝则增强通阳宣散之力;芍药与桂枝配伍,调和营卫;干姜大辛、大热合细辛性温,散寒温肺,化痰涤饮;五味子味酸性温敛肺止咳;半夏味辛性温,降逆止呕,燥湿去痰;炙甘草调和诸药。本方为解表蠲饮,表里双解之剂。

附子汤由附子、白术、人参、茯苓、白芍组成。功能温阳化湿,镇痛祛寒。主治肾阳虚衰,寒湿内盛。辨证要点为:背恶寒,口中和,身体痛,骨节痛,手足寒,脉沉。附子汤温阳化湿祛寒,重用炮附子温经回阳,祛湿止痛;与人参相伍,温补元阳以扶正祛邪;配白术、茯苓健脾除湿,佐芍药活血通络止痛,共起补阳化湿、温经止痛之功。

真武汤由炮附子、芍药、茯苓、白术和生姜组成。功能温阳利水。主治少阴阳虚,水气泛滥。辨证要点为:心下悸,头眩,身𥆧动,振振欲擗地或全身水肿,小便不利,苔白,脉沉。方中炮附子温振少阴阳气,肾阳复则下焦气化启动,自能蒸腾水邪,使水有所主;白术苦温燥湿,健脾制水,使水有所制;茯苓淡渗利水,佐白术健脾,脾机运转,则水湿下渗;生姜宣散水气,助附子布阳;芍药活血脉、利小便,并制约姜、附燥烈之性,使水有所去。五味合用,共奏温阳利水之功。

干姜附子汤　白通汤　白通加人尿猪胆汁汤　四逆汤　通脉四逆汤　茯苓
四逆汤　理中汤　桂枝人参汤　附子理中汤　治中汤

【原文】　　　　　姜附加葱白通剂，更加尿胆治格阳①。
　　　　　　　　　加草四逆葱通脉，加参茯苓四逆方。
　　　　　　　　　理中参术干姜草，加桂桂枝人参汤。
　　　　　　　　　加附名曰附子理，加入青陈治中汤。

〖注〗干姜、附子，名曰干姜附子汤。依本方加葱，名曰白通汤，更加人尿、猪胆汁，名白通加人尿猪胆汁汤。依本方加甘草，名四逆汤，更加葱白，名通脉四逆汤。依四逆汤方，加人参、茯苓，名茯苓四逆汤，温中利水。人参、白术、干姜、甘草，名理中汤。依理中汤方加桂枝，名桂枝人参汤。依理中汤方加附子，名附子理中汤。依理中汤方加青皮、陈皮，名治中汤，温中理气。

【提要】论干姜附子汤、白通汤、白通加人尿猪胆汁汤、四逆汤、通脉四逆汤、茯苓四逆汤、理中汤、桂枝人参汤、附子理中汤、治中汤的组成。

【注释】

①格阳：阴寒内盛，格阳于外。

【白话文】

干姜、附子组成干姜附子汤。本方加葱白，即名白通汤。白通汤加人尿、猪胆汁，名白通加人尿猪胆汁汤，可治阴盛戴阳服热药后发生的格拒之证。若在干姜附子汤基础加上甘草，就是回阳救逆的四逆汤。四逆汤加葱白，即名通脉四逆汤。四逆汤加人参、茯苓，名茯苓四逆汤。理中汤由人参、白术、干姜、甘草四药组成。理中汤加桂枝，名为桂枝人参汤；理中汤加附子，即附子理中汤；理中汤加青皮、陈皮，名治中汤。

【解读】

干姜附子汤由干姜和生附子组成。功能急救回阳，主治阳气暴虚，阴寒内盛证。辨证要点为：昼日烦躁不得眠，夜而安静，身无大热，脉沉微。方中大辛大热的姜附同用，以急救回阳，俾阳长阴消，阳气归根，则阴气自敛，寒邪自消。附子生用，破阴回阳之力更强。本方与四逆汤同为回阳之剂，本方不用甘草，是因本证为阳气暴虚，阴寒独盛，残阳欲脱之证，病势变化迅速，回阳宜急，不宜缓也，只取干姜、附子单刀直入，以救残阳于未亡之顷刻。

白通汤即干姜附子汤加葱白而成。功能破阴回阳，通达上下。主治阴寒内盛，虚阳上浮证。辨证要点为：但欲寐，下利，面赤，手足厥冷，脉沉微等。方用附子、干姜破阴回阳，葱白辛滑通利，宣通上下，以解阴阳格拒。王晋三曰："若夫《金匮》云，面赤者加葱白，则是葱白通上焦之阳，下交于肾；附子启下焦之阳，上承于心；干姜温中土之阳，以通上下，上下交，水火济，利自止矣。"

白通加人尿猪胆汁汤由白通汤加人尿、猪胆汁而成。功能破阴回阳，宣通上下，反佐咸寒，滋阴养液。主治阳脱阴竭，寒热格拒证。辨证要点是脉微，下利滑脱不禁，心烦，干呕，厥逆无脉或面赤。方中用白通汤破阴回阳，猪胆汁与人尿咸寒苦降，能引阳药入阴中，以解阴阳格拒之势，使白通汤充分发挥原本作用。

四逆汤由干姜、附子、甘草组成。功能回阳救逆，主治肾阳虚衰，阴寒内盛证。辨证要点是：脉微细，但欲寐，自利口渴，小便色白，厥逆，呕吐。方中附子温肾回阳，干姜温中散寒，两药合用，增强回阳之力，炙甘草温补调中，三药相须为用，为回阳救逆之代表方。因本方主治少阴寒化证阴盛阳虚而致的四肢逆冷，故方名四逆。

通脉四逆汤功能破阴回阳，通达内外，主治阴寒内盛，格阳于外证。辨证要点是手足厥逆，下利清谷，脉微欲绝，身反不恶寒，面赤。通脉四逆汤与四逆汤药味相同，但重用附子，倍用干姜，以大辛大热之药，急驱内寒，破阴回阳，通达内外。面赤，加葱白宣通上下阳气；腹痛，加芍药缓急止痛；干呕，加生姜温胃降逆；咽痛，加桔梗利咽止痛；利止脉不出，加人参大补气阴，以救阴竭。

茯苓四逆汤由四逆汤加人参、茯苓组成。功能回阳益阴。主治少阴阳虚，阴液不继证。辨证要点为：烦躁，肢厥，脉微细。方中四逆汤回阳救逆，以固肾本；人参壮元气、补五脏、安精神、益气生津。人参配四逆汤，于回阳之中有益阴之效，益阴之中有助阳之功。茯苓重用至四两，取其健脾益气，宁心安神之功，助姜附温阳利水以消阴翳，合人参壮元气、安精神以止烦躁；诸药合用，共奏回阳益阴之功。

理中汤由人参、白术、干姜、甘草组成。用人参、炙甘草健脾益气，干姜温中散寒，白术健脾燥湿。功能温中散寒，健脾胜湿，主治中焦阳虚，寒湿内阻，清气不升，浊气上逆证。辨证要点为：吐利频繁，发热头身疼痛不甚，不欲饮水，伴见腹中冷痛，喜温喜按，舌淡苔白，脉缓弱。脾阳得运，寒湿可去，则中州升降调和而吐利自止。本方为太阴病虚寒下利的主方，因具有温运中阳，调理中焦的功效，故取名"理中"，此方又名人参汤。

桂枝人参汤由理中汤加桂枝组成。功能温中解表，主治脾虚寒湿兼表之风寒不解证。以下利不止，心下痞硬，兼发热恶寒，脉不浮为辨证要点。方中人参补脾益气，干姜温中散寒，白术健脾燥湿，甘草和中益虚，四味相合，共奏温中散寒止利之功；桂枝解太阳之表邪，并能助理中汤温中散寒。共成表里双解之剂。

附子理中汤即理中汤加附子。功能温阳祛寒，补气健脾，主治脾胃虚寒重证或脾肾两虚证。症见；脘腹疼痛，下利清谷，恶心呕吐，畏寒肢冷等。

治中汤由理中汤加青皮、陈皮而成。功能温中散寒，理气健脾，主治脾胃虚寒兼气滞者。

五苓散　春泽汤　五苓甘露饮　苍附五苓散　茵陈五苓散　胃苓汤

【原文】　　　　　五苓停水①尿不利，内蓄膀胱②外太阳。

二苓泽术桂分用③，虚渴加参春泽汤。

甘露寒水膏滑入，苍附内寒附子苍。

茵陈发黄小便涩④，食泻合胃胃苓方。

〖注〗五苓散，即茯苓、猪苓、泽泻、白术、桂枝也。治水停小便不利，少腹满，则为内蓄膀胱。若不兼太阳头痛，恶寒，发热，自汗之表，则不用桂枝而用肉桂，故曰桂分用也。治诸虚饮渴，加人参，名春泽汤。治水停内热，加寒水石、滑石、石膏，名五苓甘露饮。治水停内寒，加附子、苍术，名苍附五苓散。治内瘀湿热，小便不利，发黄，加茵陈名茵陈五苓散，治停水伤食泄泻。合平胃散名胃苓汤。

【提要】论五苓散、春泽汤、五茯甘露饮、苍附五苓散、茵陈五苓散、胃苓汤的组成及证治。

【注释】

①停水：即水气内停。

②内蓄膀胱：即膀胱蓄水。

③桂分用：有太阳表证时宜用桂枝，无太阳表证时可用肉桂。

④小便涩：小便不利。

【白话文】

五苓散治太阳膀胱停水证，见小便不利、少腹满，外可有太阳表证未解而见脉浮、头痛、发热。五苓散方中含有茯苓、猪苓、泽泻、白术、桂枝或肉桂，桂枝和肉桂是根据有无表证来选用，兼有脉浮、头痛、发热等表证时，就用桂枝温通阳气发汗以利水；若无表证，则可用肉桂助阳气化行水。若里虚停水，津液不升而渴时，用春泽汤即五苓散加人参。五苓甘露饮即五苓散加寒水石、滑石、生石膏而成；停水兼有内寒的，用五苓散加附子、苍术，即成苍附五苓散；若小便不利、湿热熏蒸而发生黄疸，用茵陈五苓散，即五苓散加茵陈；若停水伤食而致腹泻的，用胃苓汤，即平胃散合五苓散。

【解读】

五苓散由猪苓、泽泻、白术、茯苓、桂枝组成。制成散剂，取其发散之义。功能通阳化气利水，外散风寒。主治水蓄膀胱，气化不利，兼有表证未除。辨证要点是小便不利，小腹硬满或胀满，渴欲饮水但饮后不舒，或兼发热，苔白滑，脉浮或浮数。猪苓、茯苓、泽泻，导水下行，通利小便；白术健脾气，助脾运湿；桂枝辛温，通阳化气以行水，并兼以解表。五味合方，外解表邪，内通水腑，助膀胱气化，使水有出路，对于水湿内停而病证偏表者，可加减使用。本方既可用作散剂，也可作汤剂服用。临床应用时须注意在服药期间，应多饮暖水，以助药力，散水邪而行津液。服药后若水道通调，则下窍得利，外窍得通，故曰"汗出愈"。

春泽汤由五苓散加人参而成。《证治要诀类方》《奇效良方》《世医得效方》都载有此方，治五苓散证兼有气津两虚者。

五苓甘露饮，《宣明论方》载本方。由五苓散加寒水石、滑石、生石膏而成，主治停水兼有内热，故在五苓散的基础上加三石以清热利湿。

苍附五苓散由五苓散加苍术、附子而成，主治水停内寒之证。方中五苓散化气行水；苍术燥湿健脾；附子温阳祛寒。共奏温阳利水、散寒除湿之功。

茵陈五苓散即五苓散加茵陈组成。功能利湿退黄，主治湿热黄疸，湿重于热，小便不利者。盖土虚则受湿，湿热乘脾，黄色乃见。茵陈专理湿热，发黄者所必用也；猪苓、泽泻、茯苓、白术可以导利小便；桂为向导，直达病所，无不克矣。

胃苓汤由平胃散合五苓散而成。功能祛湿和胃，行气利水。主治夏秋之间，脾胃伤冷，水谷不分，泄泻如水，以及水肿、腹胀、小便不利者。方中厚朴、陈皮、苍术、甘草燥湿和中；五苓散通阳利水。

栀子豉汤　栀子甘草豉汤　栀子生姜豉汤　枳实栀子豉汤　枳实栀子豉加大黄汤　栀子干姜汤　栀子厚朴汤

【原文】　　　　　栀豉加草加生姜，枳实栀豉加大黄。
　　　　　　　　　　去豉栀子干姜入，枳朴栀子厚朴汤。

〖注〗栀子、淡豆豉，名栀子豉汤。加甘草名栀子甘草豉汤，加生姜名栀子生姜豉汤，加枳实名枳实栀子豉汤。依枳实栀子豉方加大黄，名枳实栀子豉加大黄汤。去豉加干姜，名栀子干姜汤。去豉加枳实厚朴，名栀子厚朴汤。

【提要】论栀子豉汤、栀子甘草豉汤、栀子生姜豉汤、枳实栀子豉汤、枳实栀子豉加大黄汤、栀子干姜汤、栀子厚朴汤的组成。

【白话文】

栀子豉汤由栀子、淡豆豉组成。加甘草，则名栀子甘草豉汤。若加生姜，则为栀子生姜豉汤。加枳实则名枳实栀子豉汤。枳实栀子豉汤方加大黄，则为枳实栀子豉加大黄汤。栀子豉汤去豆豉加干姜则为栀子干姜汤。栀子豉汤去豆豉加枳实、厚朴，则名栀子厚朴汤。

【解读】

栀子豉汤由栀子、香豉组成。功能清宣郁热，主治热郁胸膈证。辨证要点为心烦不得眠，心中懊憹，反复颠倒，或胸中窒，或心中结痛，苔黄。栀子苦寒，清透郁热，解郁除烦；香豉气味轻薄，既能解表宣热，载栀子于上，又能和降胃气于中。二药相伍，清中有宣，宣中有降，为清宣胸中郁热，治虚烦懊恼之良方。若在栀子豉汤证上，兼中气不足而短气者，则加炙甘草以益气和中，即为栀子甘草豉汤；若兼热扰于胃而呕吐者，则加生姜以降逆止呕，即为栀子生姜豉汤。应指出的是，以上三方煎法中，皆是香豉后下，取其气味轻薄，更能发挥其轻浮宣散之效。

枳实栀子豉汤由栀子豉汤加枳实而成。功能清热除烦，宽中行气，主治余热复聚，热郁胸膈，气机痞塞证。辨证要点为：心中懊恼，胸膈痞满，食少纳呆，舌苔薄黄略腻，脉滑数。方中枳实宽中行气，栀子清热除烦，豆豉宣透邪气。用清浆水煎药，取其性凉善走，调中开胃以助消化。若兼有宿食停滞，脘腹疼痛，大便不通者，可加大黄而成枳实栀子豉加大黄汤以清热导滞，消食化积。

栀子干姜汤方由栀子豉汤去豆豉加干姜而成。功能清上热，温中寒。主治胸膈有热，中焦有寒证。辨证要点为：身热不去，微有心烦，或有腹满时痛，食少下利等。栀子苦寒，清热除烦，以彻在上之热；干姜辛热，温脾散寒，以祛在中之寒。二药寒温并用，相反相成，分建其功。

栀子厚朴汤即栀子豉汤去豆豉加枳实、厚朴。功能清热除烦，宽中消满，主治邪热留扰胸膈，气机阻滞于腹。辨证要点为心烦，腹满，卧起不安。方中栀子苦寒，清热除烦；厚朴苦温，行气除满；枳实苦寒，破结消痞。其取栀子清热除烦，而不用豆豉者，是本证邪热较栀子豉汤为甚，非豆豉之宣透所能及。又因未至阳明腑实，则勿须大黄之攻下，然毕竟已入里及腹，故用厚朴、枳实以利气除满。

麻黄连翘赤小豆汤　栀子柏皮汤　茵陈蒿汤

【原文】　　　　麻黄连翘赤小豆，梓皮杏草枣生姜。

栀子柏皮茵陈草，茵陈蒿汤茵栀黄。

〖注〗麻黄连翘赤小豆汤，即麻黄、连翘、赤小豆、生梓白皮、杏仁、甘草、大枣、生姜也。如无梓皮，以茵陈代之。栀子柏皮汤，即栀子、黄柏、甘草也，此方当有茵陈。茵陈蒿汤，即茵陈栀子大黄也。

【提要】论麻黄连翘赤小豆汤、栀子柏皮汤、茵陈蒿汤的组成。

【白话文】

麻黄连翘赤小豆汤由麻黄、连翘、赤小豆、生梓白皮、杏仁、甘草、大枣、生姜组成。栀子柏皮汤由栀子、黄柏、甘草组成。茵陈蒿汤由茵陈蒿、栀子、大黄组成。

【解读】

麻黄连翘赤小豆汤由麻黄、连翘、杏仁、赤小豆、大枣、生梓白皮、生姜、甘草组成。功能清热利湿，解表散邪，主治湿热内蕴，熏蒸肝胆，兼风寒束表证。辨证要点为：发热，恶寒，无汗，身黄（目黄、身黄）如橘子色，小便不利、色黄。方中麻黄、杏仁、生姜辛散表邪，三味相配既能发汗又能开提肺气以利水湿；连翘、赤小豆、生梓白皮，辛凉而苦，清热利湿，生梓白皮为梓树的韧皮部，药房多不备，歌诀注中用茵陈代，临证也可以桑白皮代；甘草、大枣调和脾胃。方用雨水煎药，盖雨水味薄，不助湿热之邪。诸药协同，表里宣通，湿热泄越，则黄退身和。本方原取雨水煎药，现多用普通饮用水代之。

栀子柏皮汤由栀子、甘草、黄柏组成。功能清泄湿热退黄，主治湿热相合，熏蒸肝胆证。辨证要点是身黄如橘子色，目黄，小便黄，发热，无汗或汗出不畅，小便不利。方中栀子为主药，性味苦寒，能清泄三焦之热，通利水道，又因其性滑利而有通腑功能，然剂量较小，且不配大黄，故泻下力不强。黄柏苦寒，善清下焦湿热。甘草甘温和中。三药相配清热利湿，轻剂去实。

茵陈蒿汤由茵陈蒿、栀子、大黄组成。功能清热利湿退黄，主治湿热蕴结，熏蒸肝胆，兼腑气壅滞证。辨证要点为：身黄（目黄、身黄）如橘子色，发热，无汗或头汗出，身无汗齐颈而还，小便不利、色黄，口渴，腹微满，大便结或大便溏而不爽。方中茵陈蒿为主药，苦寒清热利湿，并有疏利肝胆、退黄的作用。栀子苦寒，清泄三焦而利小便，大黄苦寒，泻热行瘀，兼有利胆退黄的作用。三药合用，使大小便通利，湿热尽去。

大黄黄连泻心汤　附子泻心汤　甘草泻心汤　半夏泻心汤　生姜泻心汤
旋覆代赭石汤

【原文】　　　　　大黄黄连泻心浸①，附子煮汁②大连芩。

甘草芩连干半枣，半夏同上更加参。

生姜泻心生姜入，覆赭姜枣半甘参。

〖注〗大黄黄连泻心汤，即大黄、黄连，滚汤浸而服也。附子，谓附子泻心汤也，附子
煎汁，大黄、黄连、黄芩，浸而对服。甘草泻心汤，即甘草、黄芩、黄连、干姜、半夏、大
枣也。半夏泻心汤，即同上方加人参也。生姜泻心汤，即半夏泻心方再加生姜。旋覆代
赭石汤，即旋覆花、代赭石、甘草、半夏、大枣、生姜、人参也。

【提要】论大黄黄连泻心汤、附子泻心汤、甘草泻心汤、半夏泻心汤、生
姜泻心汤、旋覆代赭石汤的组成。

【注释】

①泻心浸：指用大黄黄连泻心汤时，用刚刚烧开的水浸泡，待温取汁，不
用水煎。

②附子煮汁：指附子泻心汤，三黄用刚刚烧开的水浸泡，待温取汁；附子
另煎取汁，二汁合而饮。

【白话文】

大黄黄连泻心汤由大黄、黄连组成，其服用方法为仅需用沸水浸泡后即可
服用。附子泻心汤由附子、大黄、黄连、黄芩组成，其中大黄、黄连、黄芩三
者沸水浸泡，附子煎汁，两汁兑服。甘草泻心汤由甘草、黄芩、黄连、干姜、
半夏、大枣组成。半夏泻心汤是在上方甘草泻心汤基础上加入人参。生姜泻心
汤，即半夏泻心方再加生姜。旋覆代赭石汤由旋覆花、代赭石、甘草、半夏、
大枣、生姜、人参组成。

【解读】

大黄黄连泻心汤由大黄、黄连组成。功能泻热消痞。主治胃热气滞证。辨
证要点是心下痞满，按之柔软而不痛不硬，心烦，口渴，小便黄赤，舌红苔
黄，脉数或关脉浮。《伤寒论》原文记载只有大黄、黄连二味，但按林亿等方

后注及考《千金翼方》等记载，当以有黄芩为是。大黄泻热和胃；黄连泻心胃之火；黄芩泻中焦实火，三者合用，邪热得除，气机流畅，则痞闷自消。

附子泻心汤由附子、大黄、黄连、黄芩组成。功能泻热消痞，扶阳固表。主治胃热气滞，卫阳不固证。辨证要点是心下痞，按之濡，心烦口渴，恶寒汗出，舌红苔黄，脉微数。方用大黄、黄连、黄芩之苦寒，清泻上部之邪热，附子之辛热以温经复阳固表。本方大温大热的附子与大苦大寒的大黄、黄连、黄芩相配，寒温并用，补泻兼施，这是一种特殊的配伍方法，用类似配伍方法的方剂还有《金匮要略》的大黄附子汤。

甘草泻心汤由炙甘草、黄芩、黄连、干姜、半夏、大枣组成。功能和胃补中，消痞止利，主治脾胃重虚，寒热错杂证。其辨证要点是心下痞满而硬，心烦呕逆，肠鸣，下利频作，而见不消化食物，舌苔或白或黄多滑腻，脉濡或弦缓。《伤寒论》载本方无人参，考《金匮要略·百合狐惑阴阳毒病证治》用本方有人参。《千金方》《外台秘要》用本方亦有人参。又半夏泻心汤、生姜泻心汤中皆有人参。再观方后林亿等谨按"其方必各有人参，今甘草泻心中无者，脱落之也"，本证是误下脾胃更虚，痞利俱甚之证，加入人参是为合理。本方重用炙甘草，并以之名方，取其甘温补中，健脾和胃，为方中主药；佐人参、大枣，更增其补中之力；干姜、半夏温中散寒；黄芩、黄连清热消痞，合而使脾胃健而中州得复，阴阳调而升降协和，则痞利干呕诸症除。

半夏泻心汤由半夏、干姜、黄连、黄芩、人参、甘草、大枣七味药组成。功能和中降逆消痞，主治脾胃升降失常，寒热错杂于中。辨证要点为：心下痞，满而不痛，恶心呕吐，肠鸣，下利，纳呆，微渴，舌色稍淡，苔白腻或微黄，脉弦细数。本证以呕吐为主症，故方以半夏为君，并以之为名，和胃降逆止呕，合干姜之辛温，温中散寒，消痞结。黄连、黄芩苦寒泄降，清热和胃，泄其满。佐以人参、甘草、大枣甘温调补，补脾胃之虚以复其升降之职。全方寒温并用，辛开苦降，攻补兼施，阴阳并调，是为和解之剂。

生姜泻心汤即半夏泻心方再加生姜。功能和胃消食，散水消痞，主治脾胃不和，寒热错杂证。其辨证要点是心下痞硬，按之不痛，噫气带有食臭味，肠鸣，泻利，或见下肢浮肿，小便不利等症，舌淡苔白或黄，多滑腻，脉弦滑，关弱稍沉，或濡数。其组方原则与半夏泻心汤大同小异，仍属辛开苦降甘调之法。因本证胃虚食滞，兼有水饮内停，故加生姜，并作为主药，以和胃降逆，宣散水饮，配半夏则其功更著；姜夏与芩连为伍，辛开苦降，以开泄寒热痞塞之结滞；佐人参、甘草、大枣健脾益胃，以复中焦升降之职。

旋覆代赭石汤由旋覆花、代赭石、甘草、半夏、大枣、生姜、人参组成。功能和胃化痰，镇肝降逆，主治胃虚痰阻，肝胃气逆证。辨证要点是频频嗳气，上腹部痞满，按之紧硬而不痛，纳差，或见呃逆、呕吐，舌苔白腻或厚腻，脉缓或滑。方中旋覆花苦辛而咸，主下气消痰，降气行水；代赭石苦寒入肝，镇肝降逆；二者相合，下气消痰，镇肝胃之虚逆，为本方之主药。半夏与较大剂量的生姜为伍，和胃降逆化痰；人参、甘草、大枣补中益气，扶脾胃之虚。诸药配合，除痰下气，而消痞止噫。

十枣汤　白散方　调胃承气汤　大陷胸汤　大陷胸丸　小陷胸汤

【原文】　　　　十枣芫花甘遂戟，白散桔贝巴霜俱。
　　　　调胃大黄芒硝草，大陷去草入遂须。
　　　　为丸更加杏葶蜜，小陷连半瓜蒌实。

〖注〗十枣汤，即十枚大枣、芫花、甘遂、大戟也。白散，即桔梗、贝母、巴豆霜也。调胃承气汤，即大黄、芒硝、甘草也。大陷胸汤，即调胃承气汤去甘草加甘遂些须也。大陷胸丸，即大陷胸汤加杏仁、苦葶苈子、蜜也。小陷胸汤，即黄连、半夏、瓜蒌实也。

【提要】论十枣汤、白散方、调胃承气汤、大陷胸汤、大陷胸丸、小陷胸汤的组成。

【白话文】

十枣汤由大枣、芫花、甘遂、大戟组成。白散方由桔梗、贝母、巴豆霜组成。调胃承气汤由大黄、芒硝、甘草组成。大陷胸汤由调味承气汤去甘草加甘遂而成。大陷胸丸，即大陷胸汤加杏仁、苦葶苈子、白蜜并制成丸剂。小陷胸汤由黄连、半夏、瓜蒌实组成。

【解读】

十枣汤由大枣、芫花、甘遂、大戟组成。功能攻逐水饮。主治水饮停聚胸，气机升降不利。辨证要点为：胸胁满痛，咳唾引痛，短气，心下痞硬满。方中甘遂善行经隧水湿，大戟味苦，善泄脏腑水湿，主蛊毒十二水、腹满急痛，芫花善消胸胁伏饮痰癖、消胸中痰水，三药药性峻烈，逐水之力甚著，使饮邪从二便而消，三药合用，药力尤猛，俱有毒性，用之往往损伤正气，故用肥大枣煎汤调服，以顾护胃气，缓和峻药之毒，使邪去而不伤正，方以大枣为名，有强调固护胃气之意。本方煎服法亦尤为重要：①三药分别研粉。②用肥大枣十枚煎汤，送服三药粉末。③每次体质壮实者服一钱匕，体弱者服半钱匕。④清晨空腹温服。⑤若下利少而病不除者，次日再服半钱匕。⑥若服药后快利者，可让患者服糜粥自养，以补养正气。

白散方由桔梗、贝母、巴豆霜组成。由于方中三味药物其色皆白，又为散剂，故又名三物小白散。功能温寒逐水，涤痰破结。主治寒痰水饮结聚胸脘。辨证要点是胸中或心下硬满疼痛，或胸部闷痛，咳喘多痰，不发热，口不渴，大便秘结，苔白滑，脉沉弦。方中巴豆辛热峻下，长于攻痰逐水，泻下寒积；桔梗开提肺气，祛痰开结；贝母解郁散结祛痰。三药合用，组成温下寒实，涤痰开结的方剂。方中主药巴豆辛热有毒，对胃肠有强烈的刺激作用，故用"白饮"和服保护胃气，减轻对胃肠道的刺激。目前临床使用常取巴豆霜，用量每次0.3g，若不效再以每次0.1g渐增。巴豆不仅有强烈的泻下作用，还有一定的催吐作用。服药后，病在膈上的，实邪可上越而吐之；病在膈下的，实邪可下泄而利之。根据巴豆得冷性缓，得热性速的特性。服药后若利下不止的，可饮冷粥，减缓药性；若不下利者，可饮热粥，助其泻下，并有养胃护胃的作用。

调胃承气汤由甘草、芒硝、大黄组成。大黄苦寒泄热，推陈致新以去实。芒硝咸寒润燥软坚，泻热导滞。甘草甘缓和中。三药合用，有泻热和胃，润燥软坚之功。煎服法为大黄、甘草先煎，芒硝后下，微火煮一二沸。具体服法有两种：一为"少少温服之"，用于阳复太过致胃热谵语者，取其泻热之功；一为"温顿服之"，取其攻下之力，用于阳明病实证。

大陷胸汤由大黄、芒硝、甘遂三味药组成。功能泻热散结，攻逐水饮。主治邪热内陷与有形之水邪相结于胸腹。辨证要点是心下硬满，甚则从心下至少腹硬满而痛，不可触按，短气躁烦，头汗出，大便秘结，日晡小有潮热，口渴不多饮，苔黄腻或黄厚而燥，脉沉紧。方中甘遂辛苦而寒，是泻水逐饮的峻药，长于泻胸腹积水；大黄、芒硝，泻热散结，与甘遂配合，而成泻热逐水的峻剂。方中甘遂泻下的有效成分难溶于水，只有以末冲服，在胃肠吸收，才能充分发挥药效。甘遂用量一般以2~3g为宜。调护法：大陷胸汤为泻下之峻剂，必须脉症俱实方可使用。服药后水热从大便而出，应注意中病即止，以免过服伤正。故方后云："得快利，止后服"。

大陷胸丸其药物组成是在大陷胸汤的基础上，加入葶苈子、杏仁、白蜜。功能泻热逐水，破结缓下，主治水热互结，病位偏上。辨证要点是胸膈心下硬满疼痛，身热，头汗出，颈项强，短气，脉沉紧。方中大黄、芒硝泻热破结，甘遂攻逐水饮，治与大陷胸汤同；针对邪结偏上，胸肺之气不利，则取葶苈子、杏仁泻肺行水，通利肺气；本方药物作用虽猛，但取白蜜之甘缓，又小制其剂，使其攻逐之力缓缓而行，既可针对在上的病邪，又不致于过猛伤正，是峻药缓用，以攻为和。本方之煎服法为：将大黄、葶苈子、芒硝、杏仁四味药物研末，制成丸药如弹丸大；取甘遂末、白蜜并以水煮丸药一枚；将煮取药汁连渣一并服下。每日一剂。因本方力缓，服药后并不速下，故方后云："一宿乃下"；若未达泻下效果，可再服一剂，直至见效。

小陷胸汤由黄连、半夏、瓜蒌三味药组成。功能清热涤痰开结。主治痰热互结于心下。辨证要点是心下痞硬，按之则痛，胸闷喘满，咳吐黄痰，苔黄腻，脉浮滑。黄连苦寒能泄，清泄心下之热结；半夏辛温降气，化痰涤饮，消痞散结；瓜蒌实甘寒滑润，既能助黄连清热泻火，又能助半夏化痰开结。三药合用，使本方具有辛开苦降，清热涤痰开结的功效。所以《伤寒杂病论》有服小陷胸汤"微解下黄涎即愈"的说法。

小承气汤　大承气汤　麻仁丸　桃仁承气汤　抵当汤丸　三一承气汤　黄龙汤

【原文】　　　　　　　小承大黄同枳朴，加硝即是大承方。
　　　　　　　　　　　麻仁小承麻杏芍，桃仁调胃桂枝长。
　　　　　　　　　　　抵当汤丸分微甚，俱用桃黄水蛭虻。
　　　　　　　　　　　三承合一名三一，加参归桔黄龙汤。

〔注〕小承气汤，即大黄、枳实、厚朴也。依本方加芒硝，即大承气汤。麻仁丸，即小

承气汤方加麻仁、杏仁、芍药也。桃仁承气汤，即调胃承气汤加桃仁、桂枝也。抵当汤丸，分病之微甚，俱用桃仁、大黄、水蛭、虻虫四味也。三承，谓大承气、小承气、调胃承气。三方合为一方，名曰三一承气汤。依三一承气方，再加人参、当归、桔梗、名曰黄龙汤。

【提要】 论承气汤类方的组成。

【白话文】

小承气汤由大黄、枳实、厚朴组成。小承气汤加芒硝，即为大承气汤。麻仁丸由小承气汤方加麻仁、杏仁、芍药组成。桃仁承气汤由调胃承气汤加桃仁、桂枝组成。抵当汤丸皆由桃仁、大黄、水蛭、虻虫组成，病轻用丸剂，病重用汤剂。三一承气汤由大承气汤、小承气汤、调胃承气汤组成。黄龙汤由三一承气方加人参、当归、桔梗而成。

【解读】

小承气汤由大黄、厚朴、枳实组成。功能泻热通便，消滞除满。主治热实内结，腑气不通证。辨证要点为：大便硬，潮热或发热微烦，腹大满，脉滑而疾。大黄苦寒，泻热去实，厚朴行气除满，枳实理气消痞。三药合用，共成泄热行气导滞之剂。与调胃承气汤相比，泻热之力为弱，但通腑之力又较调胃承气为强。与大承气汤相比，因无芒硝，故泻热或通腑之力，皆次于大承气汤，故有"小承气"之名。柯琴对大、小承气汤的理解为："厚朴倍大黄，是气药为君，名大承气；大黄倍厚朴，是气药为臣，名小承气。味多性猛，制大其服，欲令泄下也，因名曰大；味大性缓，制小其服，欲微和胃气也，故名曰小。二方煎法不同，更有妙义，大承气用水一斗，先煮枳朴，煮取五升，纳大黄，煮取三升，纳硝者，以药之为性，生者气锐而先行，熟者气钝而和缓，仲景欲使芒硝先化燥屎，大黄继通地道，而后枳朴除其痞满，缓于制剂者，正以急于攻下也。若小承气三物同煮，不分次第，而服只四合（当为六合），此求地道之通，故不用芒硝之峻，且远于大黄之锐矣，故称为微和之剂。"

大承气汤由大黄、厚朴、枳实、芒硝组成。功能峻下热实，荡涤燥结。主治燥屎内结，"痞""满""燥""实""坚"俱备的阳明热实证。辨证要点为：潮热，谵语，大便秘结，腹胀满绕脐痛，拒按，手足漐漐汗出，脉沉实有力。重者不识人，循衣摸床，惕而不安，微喘直视。大黄苦寒，攻积导滞，荡涤肠胃，推陈致新，泻热去实。芒硝咸寒辛苦，润燥软坚，泻热导滞。枳实辛而微寒，理气消痞。厚朴苦辛而温，利气消满。四味相合，共成攻下实热、荡涤燥结之峻剂。

麻仁丸由小承气汤方加麻仁、杏仁、芍药组成。功能泻热润肠通便，主治胃热肠燥津亏证。以大便硬，小便数，腹无所苦为辨证要点。方中重用麻子仁，甘平润肠通便为君药；杏仁宣降肺气，以助脾运，并润肠，芍药养阴和里为臣药；佐以大黄、枳实、厚朴泄热去实，行气导滞；使以蜂蜜润燥滑肠。合而为丸，具有缓缓润下之功，故为润肠通便之剂。其服法强调渐加，以知为度。虽为润下剂，但药多破泄，故虚人不宜久服。

桃仁承气汤又名桃核承气汤，由桃仁、桂枝、大黄、芒硝、炙甘草五味药组成。功能泻下瘀热。主治血热互结于下焦。辨证要点是少腹急结，小便自利，其人如狂，或发热，午后或夜间为甚，舌红苔黄或有瘀斑，脉沉涩。方中桃仁活血化瘀为主药；桂枝温通经脉，辛散血结，助桃仁活血之功；大黄苦寒清泻热邪，祛瘀生新；芒硝咸寒，软坚散结；炙甘草调和诸药，共为泻热逐瘀轻剂。

抵当汤丸皆由桃仁、大黄、水蛭、虻虫组成。功能破瘀泻热。主治瘀热互结证。辨证要点为：少腹硬满，其人如狂发狂，小便自利，脉沉涩或沉结，舌质紫或有瘀斑。大黄、桃仁为植物药，大黄可入血分，泻热逐瘀，推陈致新。桃仁活血化瘀以滑利。水蛭、虻虫为虫类药，其药性峻猛，善破瘀积恶血。四味药物相合，可谓集活血化瘀之大成，为破血逐瘀的峻剂。

三一承气汤由大承气汤、小承气汤、调胃承气汤组成。出自《宣明论方》，功能通便泻火解毒，主治伤寒杂病，内外所伤，腹满咽干，烦渴谵妄，心下按之硬痛，小便赤涩，大便结滞；或湿热内甚而为滞下；热甚喘咳，闷乱惊悸癫狂，目疼口疮，舌肿喉痹，肠痈；阳明胃热发斑等。方中大黄苦寒，而通九窍二便，除五脏六腑积热。芒硝咸寒，破痰散热，润肠胃；枳实苦寒，为佐使，散滞气，消痞满，除腹胀。厚朴辛温，和脾胃，宽中通气。四味虽下剂，有泄有补，加甘草以和其中。

黄龙汤由三一承气方加人参、当归、桔梗、大枣、生姜而成。功能攻下通便，补气养血，主治阳明腑实，气血不足证。燥实内结，不得不攻，气血不足，不得不补。方中大黄、芒硝、枳实、厚朴（即大承气汤）攻下热结，荡涤

205

肠胃实热积滞，急下以存正气。人参、当归益气补血，扶正以利祛邪，使攻不伤正。肺与大肠相表里，欲通胃肠，必先开宣肺气，故配桔梗开肺气以利大肠，以助通腑之大黄，上宣下通，以降为主。姜、枣、草补益脾胃，助参、归补虚，甘草又能调和诸药。诸药合用，既攻下热结，又补益气血，使祛邪不伤正，扶正不碍邪。

小柴胡汤　大柴胡汤　柴胡加芒硝汤　柴胡桂枝汤

【原文】　　　　　小柴芩半人参草，大柴芩半枳芍黄。

　　　　　　　　　　小柴胡加芒硝入，合桂柴胡桂枝汤。

〖注〗小柴胡汤，即柴胡、黄芩、半夏、人参、甘草也。大柴胡汤，柴胡、黄芩、半夏、枳实、芍药、大黄也。柴胡加芒硝汤，即小柴胡汤方加芒硝也。柴胡桂枝汤，即桂枝汤、小柴胡汤，二方合为一方也。

【提要】论柴胡剂类方的组成。

【白话文】

小柴胡汤由柴胡、黄芩、半夏、人参、甘草、生姜、大枣组成。大柴胡汤由柴胡、黄芩、半夏、枳实、芍药、大黄、生姜、大枣组成。柴胡加芒硝汤，即小柴胡汤方加芒硝。柴胡桂枝汤，即桂枝汤与小柴胡汤二方合为一方。

【解读】

小柴胡汤和解少阳，调达枢机。主治邪犯少阳，胆火内郁证。辨证要点：往来寒热、胸胁苦满、心烦喜呕、默默不欲饮食、口苦、咽干、目眩、脉弦。方中柴胡气质轻清，味苦微寒，可疏解少阳；黄芩苦寒，气味较重，清泄邪热，可使少阳胆腑邪热内消。柴芩合用，外透内泄，可以疏解少阳半表半里之邪。按柴胡、黄芩剂量分析，柴胡重于黄芩，其外透之力强于内泄之功。半夏、生姜调和胃气，降逆止呕。人参、炙甘草、大枣益气和中，扶正祛邪，使中土健旺，不受木邪之害。方中既有柴芩苦寒清降；又有姜夏辛开散邪，复有参枣草之甘补调中。药共七味，相辅相成，寒温并用，升降协调，攻补兼施，有疏利三焦，条达上下，宣通内外，和畅气机之作用，故为和解之良方。

大柴胡汤和解少阳，通下里实，主治少阳郁热兼有阳明里实证。辨证要点为：寒热往来，胸胁苦满，郁郁微烦，呕不止，心下急或痞硬，大便干结或下利，伴见小便色黄，苔黄少津，脉弦数。方中柴胡、黄芩疏利少阳，清泄郁热；芍药缓急止痛；半夏、生姜降逆止呕；枳实、大黄利气消痞，通下热结；大枣和中，诸药配合，共奏和解少阳、通下里实之功，实为少阳阳明双解之剂。

柴胡加芒硝汤是以小柴胡汤为基础，但加芒硝而已。功能和解少阳，泻热去实，主治邪犯少阳，兼阳明里实。辨证要点为：柴胡加芒硝汤证实为少阳兼阳明里实，因正气已伤，故症见胸胁满而呕，日晡所发潮热，伴有下后微利。然就其剂量而言，仅为小柴胡汤原量之 1/3，加芒硝 2 两。其组方意义为，小柴胡汤和解少阳，运转枢机，芒硝泻热去实，软坚通便，诸药合用，共奏和解泻热之功，因药量较轻，可称为和解泄热之轻剂。

柴胡桂枝汤为小柴胡汤、桂枝汤各用半量，合剂而成。功能和解少阳，兼以解表，主治邪犯少阳，表证未解。其辨证要点是发热微恶风寒、肢节烦疼、微呕、胸胁心下微满，伴有舌苔薄白、脉浮弦等症。以桂枝汤调和营卫，解肌辛散，以治太阳之表；以小柴胡汤和解少阳，宣展枢机，以治半表半里。本方当是太少表里双解之轻剂。

猪苓汤　白虎汤　竹叶石膏汤

【原文】　　　　猪苓二苓胶滑泽，白虎膏知甘草粳。

竹叶石膏除知母，加参半竹麦门冬。

〖注〗猪苓汤，即猪苓、茯苓、阿胶、滑石、泽泻也。白虎汤，即石膏、知母、甘草、粳米也。竹叶石膏汤，即白虎汤除知母，加人参、竹叶、半夏、麦门冬也。

【提要】论猪苓汤、白虎汤、竹叶石膏汤的组成。

【白话文】

猪苓汤由猪苓、茯苓、阿胶、滑石、泽泻组成。白虎汤由石膏、知母、甘草、粳米组成。竹叶石膏汤，即白虎汤除知母，加人参、竹叶、半夏、麦门冬。

【解读】

猪苓汤，功能滋阴清热利水，主治阴伤有热，水气不利证。其辨证要点为发热，口渴，小便不利，脉浮，或见下利，咳而呕，心烦不得眠。猪苓、茯苓、泽泻甘淡渗泄以利水；滑石甘寒，既能清热，又能利水，一物而兼二任；阿胶血肉有情之品，育阴润燥，诸药共奏滋阴（育阴）清热利水之功。

白虎汤辛寒清热，主治无形邪热炽盛，充斥表里。辨证要点：发热，汗出，口渴，甚或腹满，身重，口不仁，面垢，谵语，遗尿，脉浮滑，但无阳明腑（里）实。方中石膏辛甘大寒，擅能清热；知母苦寒而润，长于泄火滋燥；石膏、知母相伍，以清阳明独胜之热而保胃津。炙甘草、粳米，益气和中，一则气足则津生，再则可免寒凉伤胃之弊。四药相合，共成辛寒清热之重剂。

竹叶石膏汤，功能清热和胃，益气生津。主治病后余热未清，气阴两伤之证。辨证要点：伤寒热病解后，身体虚弱消瘦，短气不足以息，干呕欲吐，或伴口渴、心烦、少寐、舌红少苔，脉虚数等。方中用竹叶、石膏之甘寒清热除烦；人参、麦冬益气生津，滋液润燥；甘草、粳米补中益气养胃；半夏既能和胃降逆止呕，又能防补药之滞。七味相合，共奏清热和胃，益气生津之效。

炙甘草汤

【原文】　　　　　　　汗下烦悸小建治，水悸茯苓甘草君。

　　　　　　　　　　　虚悸肺痿①炙甘草，地阿桂酒麦酸参。

〖注〗汗下后虚烦而悸，宜小建中汤治之。心下悸，若饮水多小便少，谓之水悸，宜茯苓甘草汤。若因汗下后，谓之虚悸，宜炙甘草汤，即炙草、生地、阿胶、桂枝、麦冬、酸枣仁、人参、生姜、大枣，酒煎也。肺痿用麻仁可也。

【提要】论炙甘草汤的组方及适应证。

【注释】

①肺痿：病名，肺叶枯萎，以咳吐浊唾涎沫为主症的慢性虚弱性疾病。

【白话文】

若发汗、攻下后伤及气血而出现了心烦心悸，可用小建中汤治疗。水饮内停出现的心下悸，可用茯苓甘草汤治疗。气血阴阳俱虚出现的心动悸和虚劳肺痿，可用炙甘草汤治疗。炙甘草汤由炙甘草、生地、阿胶、桂枝、麦冬、酸枣仁、人参、生姜、大枣组成。

【解读】

炙甘草汤方用清酒和水煎服，功能通阳复脉，滋阴养血。主治心阴阳两虚证。辨证要点为：心动悸，脉结代。《伤寒论》中本方无酸枣仁而有麻仁，《医宗金鉴》认为本方治疗肺痿时宜用麻仁，治疗心动悸脉结代时宜用酸枣仁宁心安神，临床可资参考。方中重用炙甘草补中益气，以充气血生化之源，合人参、大枣补中气，滋化源，气足血生，以复脉之本；生地、麦冬、阿胶、麻仁养心阴，补心血，以充血脉；然阴无阳则无以化，故用桂枝、牛姜宣阳化阴，且桂枝、甘草相合辛甘化阳，以温通心阳，加清酒振奋阳气，温通血脉。诸药合用，阳生阴长，阴阳并补，共奏通阳复脉，滋阴养血之功。

桃花汤　赤石脂禹余粮汤　黄芩汤　白头翁汤

【原文】　　　　　桃花干姜石脂糯^①，石脂禹量固脱功。

黄芩甘草芍大枣，连柏秦皮白头翁。

〔注〕桃花汤，即干姜、赤石脂、糯米也。赤石脂禹余粮汤，即此二味也。黄芩汤，即黄芩、甘草、白芍、大枣也。白头翁汤，即黄连、黄柏、秦皮、白头翁也。

【提要】论桃花汤、赤石脂禹余粮汤、黄芩汤、白头翁汤的组成及赤石脂禹余粮汤的功用。

【注释】

①糯：即糯米，一种黏稻米。《伤寒论》原用粳米。

【白话文】

桃花汤由干姜、赤石脂、糯米组成。赤石脂禹余粮汤由赤石脂、禹余粮组成，有涩肠固脱的功效。黄芩汤由黄芩、甘草、白芍、大枣组成。白头翁汤由黄连、黄柏、秦皮、白头翁组成。

【解读】

桃花汤，功能温涩固脱。主治脾肾阳虚，寒湿凝滞，滑脱不禁者。辨证要点为：下利不止，便脓血，色赤暗，白多红少，腹痛绵绵，小便不利，舌淡，苔白，脉沉弱。方中重用赤石脂温阳涩肠，固脱止利；干姜温中散寒，佐以粳米补益脾胃。三药合用，共奏温阳涩肠固脱之效。多数医家认为，下利见滑脱不禁，皆可用本方，不一定必见脓血。

赤石脂禹余粮汤功能涩肠固脱止利。主治下元不固，统摄无权之证。以下利不止，滑脱不禁，小便短少，或小便不利等为辨证要点。方中赤石脂甘温酸涩，禹余粮甘涩性平，二药皆入胃与大肠，而具有收涩固脱的功用，善治久泻久利，滑脱不禁之证。

黄芩汤功能清热止利，和胃降逆。主治少阳邪热内迫阳明证。辨证要点为：发热，口苦，小便短赤，下利而不爽，灼肛，并有热臭气，腹部疼痛，脉弦数。方用黄芩苦寒，清泻里热，治肠澼下利；芍药酸寒坚阴，而止下利，缓急止痛；甘草、大枣，益气和中，调补正气。后世治热痢常用效方，如芍药汤等，是由此方加减变化而来。

白头翁汤功能清热燥湿，凉肝止利。主治肝经湿热下迫大肠证。辨证要点为：一是下利便脓血，血色鲜艳，二是里急后重，肛门灼热，三是伴见渴欲饮水，舌红苔黄等热象。方中白头翁性味苦寒，善清肠热，疏肝凉血；秦皮苦寒，能清肝胆及大肠湿热。二药相伍，清热解毒，凉肝止利，为治疗厥阴热利的主药。佐以黄连、黄柏清热燥湿，坚阴厚肠。四药相合，共奏清热燥湿，凉肝止利之功，为临床治疗热利下重的重要方剂。现代除水煎剂口服外，还可根据病情水煎保留灌肠。

葛根黄连黄芩汤　干姜黄连黄芩汤　黄连汤　黄连阿胶汤

【原文】　　　　　葛根连芩汤甘草，干姜连芩汤人参。

连参桂草干半枣，连胶芩芍卵黄新。

〖注〗葛根黄连黄芩汤，即此三味加甘草也。干姜黄连黄芩汤，即此三味加人参也。黄连汤，即黄连、人参、桂枝、甘草、干姜、半夏、大枣也。黄连阿胶汤，即黄连、阿胶、黄芩、白芍、鸡子黄也。

【提要】论葛根黄连黄芩汤、干姜黄连黄芩汤、黄连汤、黄连阿胶汤的组成。

【白话文】

葛根黄连黄芩汤由葛根、黄芩、黄连、甘草组成。干姜黄连黄芩汤由干姜、黄连、黄芩、人参组成。黄连汤由黄连、人参、桂枝、甘草、干姜、半夏、大枣组成。黄连阿胶汤由黄连、阿胶、黄芩、白芍、鸡子黄组成。

【解读】

葛根黄连黄芩汤有清热止利，兼以解表之功。主治热盛于里，邪热下迫大肠证。其辨证要点为下利不止，利下臭恶稠黏，肛门灼热，小便黄赤，喘而汗出，或兼表证。舌红，苔黄、脉数。方用葛根轻清升发，升津止利，又可透邪；黄芩、黄连苦寒清热，厚肠胃，坚阴止利；炙甘草甘缓和中，调和诸药。四药配伍，清热止利，坚阴厚肠，兼以透表。故无论有无表证，均可用之。

干姜黄连黄芩汤功能清胃温脾。主治胃热脾寒，寒热格拒证。其辨证要点为食入即吐，下利便溏，可伴见口渴、口臭、食少乏力，腹胀腹痛，喜暖喜按。舌边尖红，舌苔黄白。方中，黄芩、黄连苦寒以清胃热，干姜辛热温脾以散寒，人参甘温扶脾以益中气。上热清则呕吐止，下寒消则下利除，中气复则升降有序。诸药合用，清上温下，调和脾胃，而诸症自消。本方虽治上热下寒证，但以上热为重，故清热芩连并用，辛温只用干姜，补虚单用人参。

黄连汤功能清上温下，和胃降逆。主治上热下寒，升降失调证。辨证要点为：腹中痛，欲呕吐。方中黄连苦寒，清在上之热；干姜辛热，温在下之寒，辛开苦降为主药；桂枝辛温散寒，宣通上下之阳气；炙甘草、人参、大枣甘温益气和中，恢复中焦升降之职；半夏降逆和胃止呕。

黄连阿胶汤功能滋阴泻火，交通心肾。主治阴虚火旺，心肾不交证。辨证要点是心中烦、不得卧，口干咽燥，舌红少苔，脉沉细数。方中重用黄连、黄芩泻心火，正所谓"阳有余，以苦除之"；芍药、阿胶、鸡子黄滋肾阴，亦即"阴不足，以甘补之"。值得注意的是，方中鸡子黄为血肉有情之品，擅长养心滋肾，需生用。全方合和，共奏泻心火，滋肾水，交通心肾之功效。

四逆散　吴茱萸汤　乌梅丸

【原文】　　　　　柴芍枳草四逆散，人参姜枣吴茱萸。

乌梅参归连柏细，椒姜桂附苦酒需。

【注】四逆散，即柴胡、白芍、枳实、甘草也。吴茱萸汤，即人参、生姜、大枣、吴茱萸也。乌梅丸，即乌梅、人参、当归、黄连、黄柏、细辛、川椒、干姜、桂枝、附子为末，苦酒为丸也。

【提要】论四逆散、吴茱萸汤、乌梅丸的组成。

【白话文】

四逆散由柴胡、白芍、枳实、甘草组成。吴茱萸汤由吴茱萸、人参、生姜、大枣组成。乌梅丸由乌梅、人参、当归、黄连、黄柏、细辛、川椒、干姜、桂枝、附子为末、苦酒（即醋）组成。

【解读】

四逆散功能通阳导滞，主治肝郁气滞阳郁证。辨证要点为：四肢末冷，或见腹痛、泄利下重、咳嗽、心下悸、小便不利。方中柴胡疏肝解郁，透达阳气；芍药苦泄破结，通络止痛；枳实导滞行气；甘草调和诸药。使气机畅，阳气通，诸症愈。

吴茱萸汤由吴茱萸、人参、生姜、大枣组成。功能温中补虚，降逆止呕。主治阳明胃寒呕、少阴吐利、厥阴头痛。其辨证要点为食即呕吐，呕吐物无酸腐之气味，或呕吐痰涎清水，或伴有胃脘疼痛不适，喜温喜按；厥阴头痛，干呕吐涎沫；甚则呕吐下利、手足厥冷。方中吴茱萸为主药，温胃暖肝，降逆止呕；配以大剂量生姜，散寒止呕；再配以人参、大枣补虚和中。全方具有温中补虚，散寒降逆的功效，脾胃虚寒，或肝胃虚寒，浊阴上逆等证，皆可用之。

乌梅丸功能清上温下补中，安蛔止痛。主治上热下寒中虚，蛔虫内扰。方中重用乌梅，并用醋渍，更增其酸性，为安蛔止痛之主药。用苦寒之黄连、黄柏，以清上热；用辛热之细辛、干姜、附子、蜀椒、桂枝，取其气辛以伏蛔，温以祛下寒；用人参、当归益气养血；米饭之味、蜂蜜之甘，正合前人"蛔得甘则动，得酸则静，得苦则下，得辛则服"之旨。乌梅丸酸苦辛甘并投，寒温攻补兼用，为清上温下、安蛔止痛之要方，亦可治寒热错杂、虚实互见之"久利"，实为厥阴病寒热错杂证之主方。《医宗金鉴》原注"苦酒为丸也"，与《伤寒论》原方以蜜为丸有所不同。

伤寒附法

【原文】伤寒传变大法，已详『伤寒论注』及『心法要诀』中矣。然近世治四时伤寒者，咸用河间两解等法，每多神效，诚治斯证之捷法也。今复采双解散，防风通圣散诸经验名方，编为歌诀，附于心法之后，俾后之学者，知所变通，庶几于伤寒一证，经权常变，有所遵循，而无遗法云。

【提要】对后世治四时之外感热病经验方进行汇集。

【白话文】

有关伤寒病的传变及治疗已经在《伤寒论注》及《伤寒心法要诀》中作了详细的论述。但近代人治疗四时之外感热病，大多用刘河间的表里双解之法，往往也都能取得良好的效果，的确是可以治疗这类病的一条捷径。所以，在这里将双解散、防风通圣散等已被临床证实确有效验的名方编为歌诀，汇集在《伤寒心法要诀》章节之后。希望后来的学者在治疗伤寒热病的时候，也知道有所变通。知常而能达变，有所遵循，才能使治疗伤寒的大法不致有所遗漏。

双解散完素解利初法

【原文】　　　　双解通圣合六一，四时温热正伤寒。

两许为剂葱姜豉，汗下兼行表里宜。

强者加倍弱减半，不解连进自然安。

若因汗少麻倍入，便硬硝黄加倍添。

〔注〕名曰双解散者,以其能发表攻里,即防风通圣散、六一散二方合剂也。河间制此,解利四时冬温春温,夏热秋热,正令伤寒。凡邪在三阳表里不解者,以两许为剂,加葱、姜、淡豆豉煎服之,候汗下兼行,表里即解。形气强者,两半为剂,形气弱者,五钱为剂。若初服因汗少不解,则为表实,倍加麻黄以汗之。因便硬不解,则为里实,倍加硝黄以下之,连进二三服,必令汗出下利而解也。今人不知其妙,以河间过用寒凉,仲景伤寒初无下法,弃而不用,深可惜也。不知其法神捷,莫不应手取效,从无寒中痞结之变,即有一二不解者,非未尽法之善,则必已传阳明,故不解也。防风通圣散详在后。

【提要】 论双解散组成及临证应用。

【白话文】

双解散由防风通圣散和六一散组成,用来治疗四时温热病,如春温、夏热、秋热、冬温及冬令之伤寒。以大约30g为一剂,并加葱、姜、淡豆豉同煎服。服药后,若汗出而大便得通,则可达到表里双解的目的。体质强壮之人的剂量可加一半(45g),体质弱的人的剂量需要减半(15g)。若初服未效可连续服用。如果初服因汗出过少未效,可加倍麻黄的剂量以发汗;若初服因大便硬结而未解,可加倍芒硝与大黄的剂量通便。

【解读】

双解散为金元四大家之一的刘河间(刘完素)创制,由防风通圣散和六一散组成,功能表里双解,和血调气。其中防风通圣散解表通里、疏风清热,六一散清内热、利小便,合用可治疗四时温热病及伤寒病。方中麻黄、防风、荆芥、薄荷、川芎以解表,黄芩、栀子、连翘、石膏、滑石以解里,复有当归、芍药以和血,桔梗、甘草、白术以调气,故曰双解。本方汗、下之法同使,寒温并用,气血同调,祛邪不伤正。其剂量根据病人的体质加减,一般情况用30g,体强者用45g,体弱者用15g,加葱7根、姜5～6片、淡豆豉15～30g同煎服。汗下后,停后服;不得汗下,可再服。外寒重,汗出少,加麻黄6～10g同煎,不便或便硬者,加适量大黄、芒硝。总以汗下为度。

河间解利后法

【原文】　　　　　汗下已通仍不解，皆因不彻已传经。

内热烦渴甘露饮，甚用白虎解毒清。

有表热烦柴葛解，表实大热三黄宁。

里热尿赤凉天水，胃实不便大柴承。

〖注〗服双解散，汗下已通而仍不解者，皆因汗之不彻，或已传经治之不及也。若表已解而里有微热烦渴者，用桂苓甘露饮，以和太阳之里。若内热太甚，大热、大烦、大渴者，用白虎汤和黄连解毒汤，以清阳明之里。若表未解又传阳明，身热而烦，用柴葛解肌汤，以解两阳之邪。若表实无汗，大热而烦，用三黄石膏汤以清表里之热。若里有热，尿赤而涩者，用凉膈散合天水散以清利之。若胃实潮热不大便有微表者，用大柴胡汤下之，无表者三承气汤下之。桂苓甘露饮、白虎汤、大柴胡汤、三承气汤，已详伤寒要诀。六一散、凉膈散，详在杂病要诀。

【提要】汗下后身热不解证治。

【白话文】

服双解散，汗已出、大便已通而病症仍不解，其原因多是汗之不彻，或邪气已传经、治疗不及时。如果表已解而里有微热烦渴，可用桂苓甘露饮治疗。如果内热太甚，出现大热、大烦、大渴、脉洪大等，可用白虎汤合黄连解毒汤，以清阳明之里热。如果表未解又传阳明，身热而烦，用柴葛解肌汤，以解太阳阳明两阳之邪。如果表实无汗，大热而烦，可用三黄石膏汤以清表里之热。如果里有热，尿赤而涩，可用凉膈散合天水散以清热利尿。如果胃实潮热不大便微有表证，可用大柴胡汤下之，无表者三承气汤下之。

【解读】

桂苓甘露饮：刘河间的《宣明论方》载有本方，由茯苓、泽泻、猪苓、白术、甘草、肉桂、生石膏、寒水石、滑石组成。可治疗中暑受湿，头痛发热，烦渴引饮，小便不利；及霍乱吐下，腹痛满闷；或小儿吐泻惊风等。方中含五苓散化气利水，六一散合石膏、寒水石清热利湿。

凉膈散由川大黄、朴硝、炙甘草、山栀子、薄荷、黄芩、连翘、竹叶、白蜜组成，功能泻火通便，清上泄下，主治上中二焦邪郁生热证。辨证要点：烦躁口渴，面赤唇焦，胸膈烦热，口舌生疮，睡卧不宁，谵语狂妄，或咽痛吐衄，便秘溲赤，或大便不畅，舌红苔黄，脉滑数。方中连翘轻清透散，长于清热解毒，透散上焦之热，故重用以为君。配黄芩以清胸膈郁热；山栀通泻三焦，引火下行；大黄、芒硝泻火通便，以荡涤中焦燥热内结，共为臣药。薄荷清头目，利咽喉；竹叶清上焦之热，均为佐药。使以甘草、白蜜，既能缓和硝、黄峻泻之力，又能生津润燥，调和诸药。

六一散由滑石、甘草组成。功能清暑利湿，主治暑湿证。辨证要点：身热烦渴，小便不利，或泄泻。方中滑石甘淡性寒，体滑质重，既可清解暑热，以治暑热烦渴，又可通利水道，使三焦湿热从小便而泄，以除暑湿所致的小便不利及泄泻，故用以为君。生甘草甘平偏凉，能清热泻火，益气和中，与滑石相伍：一可甘寒生津，使利小便而津液不伤；二可防滑石之寒滑重坠以伐胃，为臣药。二药合用，清暑利湿，能使三焦暑湿之邪从下焦渗泄，则热、渴、淋、泻诸症可愈。

防风通圣散

【原文】　　　　　　　防风通圣治风热，郁在三焦表里中。

气血不宣经络壅，栀翘芩薄草归芎。

硝黄芍术膏滑石，麻黄桔梗共防荆。

利减硝黄呕姜半，自汗麻去桂枝增。

〖注〗此方治一切风火之邪，郁于三焦表里经络，气血不得宣通。初感发热头痛，肤疹传经，斑黄抽搐，烦渴不眠，便秘尿涩，皆可服之，功效甚奇，用之自知其妙也。

【提要】论防风通圣散的组成及临证应用。

【白话文】

防风通圣散主治一切因风热病因致使经络中的气血郁滞在人体三焦、表里内外。方由防风、川芎、当归、芍药、薄荷叶、大黄、芒硝、连翘、麻黄各半两，石膏、桔梗、黄芩各一两，白术、栀子、荆芥、滑石、甘草组成。如果病人大便溏泻，则需减大黄、芒硝的用量；如果病人呕吐，可加生姜、半夏；如果病人自汗，则应减去麻黄加桂枝。

【解读】

防风通圣散组成见上述。功效疏风解表，清热泻下。主治一切因风热病因致使经络中的气血郁滞在人体三焦、表里内外之证。症见恶寒发热，头痛眩晕，目赤睛痛，口苦口干，咽喉不利，胸膈痞闷，咳呕喘满，大便秘结，小便短赤，及疮疡肿毒，肠风痔漏，惊狂谵语，手足瘛疭，丹斑瘾疹等。方中防风、麻黄疏解在表之风邪，使从汗而解；大黄、芒硝荡涤在下之实热，使从大便而解；防风、荆芥、麻黄、薄荷、桔梗解表宣肺；连翘、栀子、黄芩、石膏清肺胃热；滑石利水清热，引热从小便出；再加白术、甘草健脾和中；当归、芍药、川芎养血和血祛风。诸药合用，则汗不伤表，下不伤里，从而达到解表通里，疏风清热之效。

柴葛解肌汤

【原文】　　　　四时合病在三阳，柴葛解肌柴葛羌。

　　　　　　　　白芷桔芩膏芍草，痢减石膏呕半姜。

〖注〗此方陶华所制，以代葛根汤。凡四时太阳、阳明、少阳合病轻证，均宜以此汤增减治之。增减者，谓如无太阳证者，减羌活，无少阳证者，减柴胡也。即柴胡、葛根、羌活、白芷、桔梗、赤芍、石膏、黄芩、甘草也。下痢减石膏，以避里虚也。呕加半夏、生姜，以降里逆也。

【提要】论柴葛解肌汤的组成及临证应用。

【白话文】

凡四时之中的太阳、阳明、少阳合病轻证，均可以用此方加减治疗。方由柴胡、干葛、甘草、黄芩、羌活、白芷、芍药、桔梗、生姜、大枣、石膏组成。如果病人溏泻或下痢减去石膏；有呕吐者则加重生姜，另加半夏。

【解读】

柴葛解肌汤由陶华所制，功能解肌清热，主治外感风寒，郁而化热的太阳、阳明、少阳合病轻证。症见：恶寒渐轻，身热增盛，无汗头痛，目疼鼻干，心烦不眠，咽干耳聋，眼眶痛，舌苔薄黄，脉浮微洪。方以葛根、柴胡为君。葛根味辛性凉，辛能外透肌热，凉能内清郁热；柴胡味辛性寒，既为"解肌要药"（《明医指掌》卷一），且有疏畅气机之功，又可助葛根外透郁热。羌活、白芷助君药辛散发表，并止诸痛；黄芩、石膏清泄里热，四药俱为臣药。其中葛根配白芷、石膏，清透阳明之邪热；柴胡配黄芩，透解少阳之邪热；羌活发散太阳之风寒，如此配合，三阳兼治，并治阳明为主。桔梗宣畅肺气以利解表；白芍、大枣敛阴养血，防止疏散太过而伤阴；生姜发散风寒，均为佐药。甘草调和诸药而为使药。诸药相配，共成辛凉解肌，兼清里热之剂。

黄连解毒汤　栀子金花汤　三黄石膏汤

【原文】　　　　　阳毒热极疹斑呕，烦渴呻吟谵语狂。

　　　　　　　　　　下后便软热不已，连芩栀柏解毒汤。

　　　　　　　　　　里实便硬当攻下，栀子金花加大黄。

　　　　　　　　　　表实膏麻葱豆豉，下痢除膏入葛良。

　　【注】阳毒热极等证，或下后便软，壮热不已，宜黄连解毒汤，即黄连、黄芩、黄柏、栀子也。若里实便硬当攻下者，宜加大黄，名栀子金花汤。若表实无汗，当发汗者，宜加石膏、麻黄、淡豆豉、葱白，名三黄石膏汤。下痢者，减石膏加葛根，避里不实也。

　　【提要】论黄连解毒汤、栀子金花汤、三黄石膏汤的组成及临床应用。

　　【白话文】

阳毒热极所致的斑疹、呕吐、心烦、口渴、呻吟、神昏谵语、发狂等，或泻下法后大便质稀软，仍然壮热不已，此时宜用黄连解毒汤。黄连解毒汤由黄连、黄芩、黄柏、栀子组成。若里实便硬应当攻下，则应该在黄连解毒汤中加入大黄，名为栀子金花汤。若表实无汗，应当发汗者，则可在黄连解毒汤中加入石膏、麻黄、淡豆豉、葱白，名三黄石膏汤。如果病人有泄泻则可去石膏加葛根。

【解读】

黄连解毒汤功能泻火解毒，主治三焦火毒证。症见：大热烦躁，口燥咽干，错语不眠；或热病吐血、衄血；或热甚发斑，或身热下利，或湿热黄疸；或外科痈疡疔毒，小便黄赤，舌红苔黄，脉数有力。方中以大苦大寒之黄连清泻心火为君，兼泻中焦之火。臣以黄芩清上焦之火。佐以黄柏泻下焦之火；栀子清泻三焦之火，导热下行，引邪热从小便而出。四药合用，苦寒直折，三焦之火邪去而热毒解，诸症可愈。

若里实便硬应当攻下，则应该在黄连解毒汤中加入大黄，名为栀子金花汤，功能泻火解毒，主治黄连解毒汤证兼大便秘结者，亦治阳证之疮、痈、疔、疖。方中黄连解毒汤功能泻火解毒。

若表实无汗，应当发汗者，则可在黄连解毒汤中加入石膏、麻黄、淡豆豉、葱白，名三黄石膏汤，功能清热解毒、发汗解表，主治伤寒表热未解而里热已炽，症见壮热无汗，身体疼痛拘急，烦躁口渴，面目红赤，鼻衄，甚至神昏谵语。如果病人有泄泻则可去大寒的石膏，加葛根，升清止泻。

消毒犀角饮

【原文】　　　　　消毒犀角表疹斑，毒壅咽喉肿痛难。

　　　　　　　　　犀角牛蒡荆防草，热盛加薄翘芩连。

〔注〕消毒犀角饮，即消毒饮之防风、荆芥、牛蒡子、甘草，加犀角也。热盛加连翘、薄荷、黄芩、黄连也。

【提要】　论消毒犀角饮的组成和临床应用。

【白话文】

消毒犀角饮可透斑疹并能治疗热毒壅聚咽喉所致红肿疼痛、难以吞咽。消毒犀角饮由防风、荆芥、牛蒡子、甘草、犀角组成。若热盛可加薄荷、连翘、黄芩、连翘，以增强其清热解毒之功。

【解读】

消毒犀角饮出自《宋·太平惠民和剂局方》:"防风(去苗)八两,荆芥穗、甘草(炙),各一十六两;鼠黏子(炒)六十四两。上为粗末。治大人、小儿内蕴邪热,咽膈不利,痰涎壅嗽,眼赤睑肿,腮项结核,痈肿毒聚,遍身风疹,瘴毒赤瘰,及疮疹已出未出,不能快透,并皆治疗。小儿疹豆欲出,已出热未解,急进此药三四服,快透消毒,应手神效。"但原书方内却无犀角,《医宗金鉴》增入犀角。犀角为禁用之品,改用水牛角或羚羊角粉。方中防风、荆芥、牛蒡子辛温透表;犀角(现用水牛角代)清热凉血,解毒定惊;甘草调和诸药,和中护正。若热盛可加薄荷、连翘、黄芩、连翘,以增强其清热解毒之功。

消斑青黛饮

【原文】 消斑青黛消斑毒,参虎柴犀栀地元。

黄连热实减参去,苦酒加入大黄煎。

〔注〕消斑青黛饮,即青黛。参虎,谓人参白虎汤,即人参、石膏、知母、甘草、柴胡、生姜、大枣、犀角、山栀、生地、元参、黄连,用苦酒与水煎也。热甚便实者,减去人参加大黄可也。

【提要】论消斑青黛饮的组成及临证应用。

【白话文】

消斑青黛饮可消温毒发斑,方由青黛、人参、石膏、知母、甘草、柴胡、犀角、山栀、生地、元参、黄连、生姜、大枣组成。用醋与水煎药。如果见热盛大便秘结,可去人参加大黄。

【解读】

消斑青黛饮出自《伤寒六书》,功能泻火解毒,凉营消斑,主治邪热入营,身热不退,皮肤红斑,口渴引饮,烦躁不寐等。方中青黛、黄连以清肝火,栀子以清心肺之火,玄参、知母、生地以清肾火,石膏以清胃火,犀角清营血之热。此皆大寒而能解郁热之毒者;引以柴胡,使达肌表,使以姜、枣,以和营卫，其用人参、甘草者，以和胃。加醋者，取其酸收之意也。如果见热盛大便秘结，可去人参加大黄。

普济消毒饮

【原文】　　　　普齐大头天行病，无里邪热客高巅。

芩连薄翘柴升桔，蚕草陈勃蒡蓝元。

〔注〕普济消毒饮，治天行传染，大头瘟疫，无里可下者，是其邪热客于高巅。即黄芩、黄连、薄荷、连翘、柴胡、升麻、桔梗、僵蚕、甘草、陈皮、马勃、牛蒡子、板蓝根、元参也。

【提要】论普济消毒饮的组成及主治。

【白话文】

普济消毒饮，主治大头瘟疫等各种传染病，其病多是风热疫毒上攻头面所致，而无里实之证可下。普济消毒饮由黄芩、黄连、薄荷、连翘、柴胡、升麻、桔梗、僵蚕、甘草、陈皮、马勃、牛蒡子、板蓝根、元参组成。

【解读】

普济消毒饮具有清热解毒，疏散风热之功，主治风热疫毒上攻头面所致的大头瘟疫等传染病，临床症见：恶寒发热，头面红肿焮痛，目不能开，咽喉不利，舌燥口渴，舌红，苔白兼黄，脉浮数有力。风热疫毒上攻头面，气血壅滞，乃致头面红肿热痛，甚则目不能开；温毒壅滞咽喉，则咽喉红肿而痛；里热炽盛，津液被灼，则口渴；初起风热时毒侵袭肌表，卫阳被郁，正邪相争，故恶寒发热；舌苔黄燥，脉数有力均为里热炽盛之象。疫毒宜清解，风热宜疏散，病位在上宜因势利导。疏散上焦之风热，清解上焦之疫毒，故法当解毒散邪兼施以清热解毒为主。方中重用酒连、酒芩清热泻火，祛上焦头面热毒为君；以牛蒡子、连翘、薄荷、僵蚕辛凉疏散头面风热为臣；玄参、马勃、板蓝根有加强清热解毒之功；配甘草、桔梗以清利咽喉；陈皮理气疏壅，以散邪热郁结，共为佐药。升麻、柴胡疏散风热，并引诸药上达头面，且寓"火郁发之"之意，功兼佐使之用。诸药配伍，以达清热解毒，疏散风热之效。

连翘败毒散

【原文】　　　　　连翘败毒散发颐①，高肿焮②红痛可除。

花粉连翘柴胡蒡，荆防升草桔羌独。

红花苏木芎归尾，肿面还加芷漏芦。

肿坚皂刺穿山甲，便燥应添大黄疏。

〖注〗连翘败毒散，治时毒发颐，高肿焮红疼痛之阳证也。即连翘、天花粉、柴胡、牛蒡子、荆芥、防风、升麻、甘草、桔梗、羌活、独活、红花、苏木、川芎、归尾。两颐连面皆肿，加白芷、漏芦。肿坚不消，加皂刺、穿山甲。大便燥结，加酒炒大黄。

【提要】论连翘败毒散的证治特点、组成及临证加减。

【注释】

①发颐：病证名，以颊部肿胀疼痛为主症。

②焮：灼热之意。

【白话文】

连翘败毒散可治疗四时热毒所致发颐，其症见面颊高肿焮红疼痛。其方由连翘、天花粉、柴胡、牛蒡子、荆芥、防风、升麻、甘草、桔梗、羌活、独活、红花、苏木、川芎、归尾组成。两颐连面皆肿，可加白芷、漏芦；肿硬不消，可加皂刺、穿山甲；大便燥结，加酒炒大黄。

【解读】

连翘败毒散是由荆防败毒散加减而成，可治疗四时热毒所致发颐，其症见面颊高肿焮红疼痛。除了疏风散热诸药使邪从表解外，本方还用红花、川芎、苏木、当归尾等活血化瘀药物，以达到消肿止痛的效果。在临证加减时，若肿势连及面部时，加白芷、漏芦，以解阳明热毒；若局部坚硬而气血滞塞不能消散的，可加皂角刺、穿山甲疏通气血，软坚散结；若大便干燥，加大黄，通利疏导，使里热毒气从下出。

都气汤　橘皮竹茹汤

【原文】　　　　　　呃逆肾虚都气汤，六味肉桂五味方。

橘皮竹茹虚热主，橘竹参草枣生姜。

〖注〗都气汤，即六味地黄汤加肉桂、五味子也。橘皮竹茹汤，即橘红、竹茹、人参、甘草、大枣、生姜也。

【提要】论都气汤和橘皮竹茹汤的组成及证治特点。

【白话文】

都气汤可用丁治疗肾虚所致的呃逆，都气汤由六味地黄汤加肉桂、五味子而成。橘皮竹茹汤可治疗虚热所致的呃逆，其方由橘红、竹茹、人参、甘草、大枣、生姜组成。

【解读】

都气汤功能滋肾纳气，主治肺肾两虚，肾不纳气之呃逆。方中六味地黄丸补益肝肾之阴，肉桂温阳，五味子收敛固涩兼能补肾，合用可治肾虚不纳之呃逆。

橘皮竹茹汤功能降逆止呃，益气清热，主治胃虚有热之呃逆。症见：呃逆或干呕，虚烦少气，口干，舌红嫩，脉虚数。方中橘皮性温，行气和胃以止呃；竹茹甘寒，清热安胃以止呕，皆重用为君药。人参甘温，益气补虚，与橘皮合用，行中有补；生姜辛温，和胃止呕，与竹茹合用，清中有温，为臣药。甘草、大枣助人参益气补中以治胃虚，并调药性，是为佐使药。诸药合用，补胃虚，清胃热，降胃逆，且补而不滞，清而不寒，对于胃虚有热之呃逆、干哕，最为适宜。

葳蕤汤

【原文】　　　　　　风温浮盛葳蕤汤，羌麻葛芷青木香。

芎草石膏葳蕤杏，里实热甚入硝黄。

〖注〗风温初起,六脉浮盛,表实壮热汗少者,宜葳蕤汤,以发表风邪也。即羌活、麻黄、葛根、白芷、青木香、川芎、甘草、石膏、葳蕤、杏仁也。里实热甚多汗者,加芒硝、大黄,以攻里热也。

【提要】 论葳蕤汤的证治特点和组成及临证加减。

【白话文】

风温初起,六脉浮盛有力,表实壮热汗少的病人,宜用葳蕤汤治疗以发表祛风。其方剂组成即羌活、麻黄、葛根、白芷、青木香、川芎、甘草、石膏、葳蕤、杏仁。如果里实热甚多汗,可加入芒硝、大黄以清在里之热。

【解读】

葳蕤汤出自《备急千金要方》,功能滋阴清热,宣肺解表,主治阴虚外感风热。症见:发热头痛,咽干舌燥,气喘有汗,心烦,口渴,胸脘痞闷,体重嗜睡,苔白,脉浮者。方中葳蕤滋阴生津为君;白薇、石膏清热凉血为臣;麻黄、杏仁宣降肺气而透邪平喘,羌活、川芎、青木香舒经活络,理气行血为佐;甘草清热解毒,调和诸药为使。如果里实热甚多汗,可加入芒硝、大黄以清在里之热。本方有麻黄、羌活、川芎、白芷等辛温发散之品,不适合用于阴虚之证,故后世有加减葳蕤汤（生葳蕤、生葱白、桔梗、东白薇、淡豆豉、薄荷、炙甘草、红枣。）

桂枝白虎汤

【原文】　　　　　　风温虚热汗出多,难任葳蕤可奈何。

　　　　　　　　　　须是鼾睡而燥渴,方宜桂枝虎参合。

〖注〗风温初起脉浮有力,汗少壮热,宜与葳蕤汤。若脉虚身热汗多,难用葳蕤汤者,合与桂枝白虎加人参汤。如不鼾睡,口中和而不燥不渴,身热汗多脉浮盛者,乃亡阳之证,非风温也,即桂枝白虎加人参汤亦不可用也。

【提要】 论桂枝白虎汤的组成及临床应用。

【白话文】

风温初起脉虚无力,身热汗多,鼾睡、烦躁、口渴等热症,不能用葳蕤汤，可与桂枝白虎加人参汤。

【解读】

桂枝白虎汤即《金匮要略》之白虎加桂枝汤。风温初起脉浮有力，汗少壮热，以解表为主，宜用葳蕤汤治疗。若脉虚无力，身热汗多，不能用葳蕤汤时，而又有鼾睡、烦躁、口渴等热症，可与桂枝白虎加人参汤，和营解表、清热益气；如无鼾睡，口中和而不燥不渴，身热汗多脉浮盛者，乃亡阳之证，不是风温，则不能用桂枝白虎加人参汤治疗，当回阳潜阳。

泻心导赤各半汤

【原文】　　　　　　越经^①无证如醉热，脉和导赤各半汤。

　　　　　　　　　　芩连栀子神参麦，知滑犀草枣灯姜。

〔注〕越经,病名也。无证,谓无表里证也。无表里证,脉和而身热不解,形如醉人者,是越经证也。宜泻心导赤各半汤治之,即黄连、黄芩、栀子、茯神、人参、麦冬、知母、滑石、犀角、甘草、灯心、生姜、大枣也。

【提要】论泻心导赤各半汤的组成及临床应用。

【注释】

①越经：指邪气已经传经。

【白话文】

邪气传经而没有表现出明显表证或里证的症状，脉象平和，而有身热不解，形如醉人，宜用泻心导赤各半汤治疗。泻心导赤各半汤由黄连、黄芩、栀子、茯神、人参、麦冬、知母、滑石、犀角、甘草、灯心、生姜、大枣组成。

【解读】

泻心导赤各半汤功能清心利尿，《医宗金鉴》用其治疗脉象平和，而有身热不解，形如醉人。原方主治心下不硬，腹中不满，大小便如常，身无寒热，渐变神昏不语或睡中独语一二句，目赤唇焦，口干不饮水，稀粥与之则咽，不与则不思，形如醉人。《张氏医通》论本方：取《金匮要略方论》泻心汤为主，以其热在上而不在下，病在气而不在血，故于本方裁去大黄，易入山栀以清心包之热，知母、犀角以解肺胃之烦，人参、麦冬、甘草、茯神以安君主之神，滑石为导赤之向导，姜、枣为散火之间使；用犀角者，即导赤散中之地黄；用滑石者，即导赤散中之木通，虽无导赤散中药味，而导赤散之功效备其中矣。

大羌活汤

【原文】　　　　两感伤寒病二经，大羌活汤草川芎。
　　　　　　　　二防二术二活细，生地芩连知母同。

〔注〕两感，伤寒病名也。二经，谓一日太阳少阴，二日阳明太阴，三日少阳厥阴同病也。张洁古制大羌活汤治之，即甘草、川芎、防风、防己、苍术、白术、羌活、独活、细辛、生地、黄芩、黄连、知母也。

【提要】论大羌活汤的证治及组成。

【白话文】

太阳与少阴两经同时感受邪气，可以用大羌活汤来治疗。大羌活汤由甘草、川芎、防风、防己、苍术、白术、羌活、独活、细辛、生地、黄芩、黄连、知母组成。

【解读】

大羌活汤功用为发散风寒，祛湿清热。主治外感风寒湿邪兼有里热证。症见头痛身重，发热恶寒，口干烦满而渴，舌苔白腻，脉浮数。本方比九味羌活汤少白芷，多黄连、知母、防己、独活、白术，故其清热祛湿之功较强，宜于外感风寒湿邪而里热较重者。

还阳散　退阴散　黑奴丸

【原文】　　　　阴毒还阳硫黄末，退阴炮乌干姜均。
　　　　　　　　阳毒黑奴小麦疸①，芩麻硝黄釜②灶③尘。

〔注〕还阳散，即石硫黄末，每服二钱，新汲水调下。良久寒热汗不出，再服之，汗出愈。退阴散，即炮变色川乌，微炒干姜，等份为末，每服一钱，盐汤滚数沸服，四肢不温，连服三次即温。热服若吐，冷服亦可。黑奴丸，即小麦成黑疽者，名曰小麦奴，黄芩，麻黄，芒硝，大黄，釜底煤，灶突烟，梁上尘也。为末，蜜丸，重四钱，新汲水下。服后若渴欲饮冷水者，令恣意饮之，须臾自当寒振汗出，腹响微痢而解也。若不渴者，恐是阴极似阳，服之反为害耳。

【提要】论还阳散、退阴散、黑奴丸的组成及应用。

【注释】

①小麦疽：即小麦将熟之时染有黑霉病，又称为小麦奴。

②釜：锅。此处指锅底煤烟。

③灶：指灶突，即灶上的烟筒。

【白话文】

阴毒病可用还阳散来治疗（还阳散，即石硫黄末），或退阴散也可（即炮川乌、干姜微炒，等份为末）。治疗阳毒病可用黑奴丸，方由小麦奴、黄芩、麻黄、芒硝、大黄、釜底煤、灶突烟、梁上尘组成。

【解读】

《本事方释义》论曰：硫黄气味辛大热，入命门，新汲水调下，欲药性之速也。此阴毒为病，面色青，四肢逆冷，心躁腹痛，非大辛大热之药不能挽回阳气于无何有之乡也。

退阴散由炮川乌、微炒干姜组成，上为粗散，炒令转色，放冷，再捣细末。也可用于治疗阴毒，手足逆冷，脉息沉细，头痛腰重。用量用法为：每服一钱，水一盏，盐一捻，煎半盏，去滓，温服，连吃3服。若小小伤冷，每服一匙，入正元散，盐一捻；若阴毒伤寒咳逆，煎一服，细细热呷，立止。

黑奴丸方由小麦奴、黄芩、麻黄、芒硝、大黄、釜底煤、烟筒灰、梁上尘组成，上药研细，炼蜜为丸，如弹子大。可用于治疗伤寒、时气温病五六日，及温毒发斑，烦躁大渴，脉洪大而数者。服用方法为：用新汲水化服1丸，顿服之。服后若渴欲饮水者，尽其饮之，不久会寒战汗出、肠鸣下利，而病解。如没有以上反应，再服1丸。服后若不渴者，恐是阴极似阳，服之反为害。

九味羌活汤

【原文】 　　　　　九味羌活即冲和①，四时不正气为病。

洁古②制此代麻桂，羌防苍细芷芎合。

生地草芩喘加杏，无汗加麻有桂多。

胸满去地加枳桔，烦渴知膏热自瘥。

【注】此汤即冲和汤。张洁古制此以代麻黄、桂枝二汤。即羌活、防风、苍术、细辛、白芷、川芎、生地、甘草、黄芩也。喘加杏仁。无汗加麻黄。有汗加桂枝。胸膈满闷，去生地加枳壳、桔梗，快膈气也。烦渴引饮加知母、石膏，热自瘥也。

【提要】论九味羌活汤的组成及临证加减。

【注释】

①冲和：指冲和汤。

【白话文】

九味羌活汤别名又叫冲和汤。张洁古制此以代麻黄、桂枝二汤。其组方即羌活、防风、苍术、细辛、白芷、川芎、生地、甘草、黄芩也。若兼喘，可加杏仁。若表实无汗，可加麻黄。若表虚有汗，可加桂枝。若胸膈满闷，可去生地加枳壳、桔梗，以利胸膈之气。若烦渴引饮，可加知母、石膏，其热可自愈。

【解读】

九味羌活汤由张元素（字洁古，金元时期人，李东垣之师）所创作制，功能发汗祛湿，兼清里热。主治：外感风寒湿邪，内有蕴热证。症见：恶寒发热，无汗，头痛项强，肢体酸楚疼痛，口苦微渴，舌苔白或微黄，脉浮。方中羌活辛苦性温，散表寒，祛风湿，利关节，止痹痛，为治太阳风寒湿邪在表之要药，故为君药。防风辛甘性温，为风药中之润剂，祛风除湿，散寒止痛；苍术辛苦而温，功可发汗祛湿，为祛太阴寒湿的主要药物。两药相合，协助羌活祛风散寒，除湿止痛，是为臣药。细辛、白芷、川芎祛风散寒，宣痹止痛，其中细辛善止少阴头痛、白芷擅解阳明头痛、川芎长于止少阳厥阴头痛，此三味与羌活、苍术合用，为本方"分经论治"的基本结构。生地、黄芩清泄里热，并防诸辛温燥烈之品伤津，以上五药俱为佐药。甘草调和诸药为使。九味配伍，既能统治风寒湿邪，又能兼顾协调表里，共成发汗祛湿，兼清里热之剂。若兼喘，可加杏仁，利肺气；若表实无汗，可加麻黄，加强发表；若表虚有汗，可加桂枝，以调和营卫；若胸膈满闷，可去生地加枳壳、桔梗，以利胸膈之气。若烦渴引饮，可加知母、石膏，以清里之热。

十神汤

【原文】　　　　　　十神外感寒气病，功在温经利气殊。

　　　　　　　　　　升葛芎麻甘草芍，姜葱香附芷陈苏。

〖注〗此汤即升麻、葛根、川芎、麻黄、甘草、芍药、香附、白芷、陈皮、苏叶、生姜、葱白也，能外发寒邪，内舒郁气，故曰寒气病。较之他剂，有温经利气之功殊也。

【提要】论十神汤的证治、功用及组成。

【白话文】

十神汤功能温经利气，外发寒邪，内舒郁气，可用于治疗外感寒气病，其组方即升麻、葛根、川芎、麻黄、甘草、芍药、香附、白芷、陈皮、苏叶、生姜、葱白。

【解读】

十神汤功能温经利气。主治时令不正，瘟疫妄行，阴阳两感，或风寒湿痹；时气瘟疫，感冒风寒，发热憎寒，头痛，咳嗽，无汗。方中升麻、葛根、川芎、麻黄、白芷、苏叶、生姜、葱白解表邪，散风寒；甘草、芍药柔筋脉，缓急止痛；香附、陈皮行气解郁；合用则可外发寒邪，内舒郁气。

人参败毒散　荆防败毒散　仓廪散

【原文】　　　　　　人参败毒虚感冒，发散时毒①疹痢良。

　　　　　　　　　　参苓枳桔芎草共，柴前薄荷与独羌。

时毒减参加翘蒡，血风②时疹③入荆防。

表热噤痢④加仓米，温热芩连实硝黄。

[注] 人参败毒散，治气虚感冒时气之病。即枳壳、桔梗、川芎、茯苓、人参、甘草、柴胡、前胡、薄荷、独活、羌活也。时毒，谓受四时不正之气，或肿两腮两颐，或咽喉肿痛，根据本方减人参加牛蒡、连翘治之。时疹，谓初病即有之疹。血风，谓遍身瘙痒之疹。俱根据本方减人参，加荆芥、防风治之，名荆防败毒散。表热无汗，噤口痢疾，根据本方加仓米治之，名仓廪散。温病，热病热甚，俱加黄连，黄芩。胃实便硬，俱加芒硝、大黄也。

【提要】论人参败毒散、荆防败毒散、仓廪散的证治特点、组方及临证加减。

【注释】

①时毒：气候不正常所发生的种种邪毒之病。

②血风：指血风疮，风邪入血分而遍身出疹、瘙痒。

③时疹：感受时邪而引起的皮疹。

④噤痢：即噤口痢，以下利赤白而饮食不下为主症。

【白话文】

人参败毒散，可治疗正虚之人外感邪气，还可以发散时毒，对皮疹、痢疾效果也非常好。人参败毒散由枳壳、桔梗、川芎、茯苓、人参、甘草、柴胡、前胡、薄荷、独活、羌活组成。若感受四时不正之气，或肿两腮两颐，或咽喉肿痛，可根据本方减人参加牛蒡、连翘治之。时疹，谓初病即有之疹。血风疮，谓遍身瘙痒之疹。时疹和血风都可根据本方减人参，加荆芥、防风治之，方名荆防败毒散。本方加仓米，方名仓廪散，治表热无汗，噤口痢疾。温病、热病热甚，可加入黄连、黄芩。胃实便硬，可加入芒硝、大黄。

【解读】

人参败毒散功能散寒祛湿，益气解表。方中羌活、独活发散风寒，除湿止痛，羌活长于祛上部风寒湿邪，独活长于祛下部风寒湿邪，合而用之，为通治一身风寒湿邪的常用组合，共为君药。川芎行气活血，并能祛风；柴胡解肌透邪，且能行气，二药既可助君药解表逐邪，又可行气活血加强宣痹止痛之力，俱为臣药。桔梗辛散，宣肺利膈；枳壳苦温，理气宽中，与桔梗相配，一升一降，是畅通气机、宽胸利膈的常用组合；前胡化痰以止咳；茯苓渗湿以消痰，皆为佐药。生姜、薄荷为引，以助解表之力；甘草调和药性，兼以益气和中，共为佐使之品。方中人参亦属佐药，用之益气以扶其正，一则助正气以鼓邪外出，并寓防邪复入之义；二则令全方散中有补，不致耗伤真元。综观全方，用羌独活、芎、柴、枳、桔、前等与参、苓、草相配，构成邪正兼顾，祛邪为主的配伍形式。扶正药得祛邪药则补不滞邪，无闭门留寇之弊；祛邪药得扶正药则解表不伤正，相辅相成。

若感受四时不正之气，或肿两腮两颐，或咽喉肿痛，可根据本方减人参加牛蒡、连翘治之，以兼清热解毒之功。

荆防败毒散即本方减人参、生姜、薄荷加荆芥、防风而成。功能发汗解表，消疮止痛。主治：疮肿初起。症见：疼痛，恶寒发热，无汗不渴，舌苔薄白，脉浮数。较之原方解表发散之力增强而无益气扶正之效，宜于外感风寒湿邪而正气不虚之表证及疮疡、瘾疹。

本方加陈仓米，名仓廪散，功用益气解表，祛湿和胃。主治：噤口痢。症见下痢，呕逆不食，食人则吐，恶寒发热，无汗，肢体酸痛，苔白腻，脉浮濡。

本方可加入黄连、黄芩治温病、热病热甚者；燥实内结，大便硬者，可加入芒硝、大黄。

五积散

【原文】　　　　　　内伤生冷外感寒，五积平胃半苓攒。

麻桂枳桔归芎芍，姜芷加附逐阴寒。

腹痛呕逆吴萸入，有汗除麻桂枝添。

虚加参术除枳桔，妇人经痛艾醋煎。

〖注〗五积散，即苍术、陈皮、厚朴、甘草、半夏、茯苓、麻黄、官桂、枳壳、桔梗、当归、川芎、白芍、干姜、白芷也。表重用桂枝。里重用官桂。阴寒肢冷加附子。腹痛呕逆加吴茱萸。有汗除去麻黄加桂枝。气虚加人参、白术，除去枳桔。妇人经痛加艾叶，醋煎服之。

【提要】 论五积散的证治特点、组方及临证加减。

【白话文】

内伤于饮食生冷寒凉食物，外感寒邪，表里皆受邪，可用五积散治疗。五积散由平胃散（苍术、陈皮、厚朴、甘草）加半夏、茯苓、麻黄、官桂、枳壳、桔梗、当归、川芎、白芍、干姜、白芷而成。若阴盛畏寒肢冷，可加入附子以助阳散寒。若腹痛、呕逆，可加入吴茱萸。若表虚有汗除去麻黄加入桂枝。若气虚加人参、白术，除去枳实、桔梗。若妇人经痛，可加艾叶，醋煎服之。

【解读】

五积散功能发表温里，顺气化痰，活血消积。主治外感风寒，内伤生冷证。心腹痞闷，头目昏痛，肩背拘急，肢体怠惰，寒热往来，饮食不进；及妇人血气不调，心腹撮痛，经候不调，或闭不通，并宜服之。方中麻黄、白芷发汗解表，干姜、肉桂温里祛寒（表邪偏重用桂枝，里邪偏重则用官桂），为本方的主要部分；配伍苍术、厚朴燥湿健脾；陈皮、半夏、茯苓理气化痰；当归、川芎、芍药活血止痛。桔梗与枳壳同用，有升降气机，加强理气化痰之效，适宜于痰阻气滞之证。炙甘草和中健脾，调和诸药。以上均为本方的辅助部分。由于本方能温里祛寒，行气和血止痛，若妇人经痛，可加艾叶，醋煎服之。

升麻葛根汤

【原文】　　　　升葛芍草表阳明①，下痢斑疹两收功。
　　　　　　　　麻黄太阳无汗入，柴芩同病少阳经。

〖注〗升麻、葛根、白芍、甘草，即升麻葛根汤也。阳明表邪不解，或数下痢，及斑疹不透者，均宜主之。若兼太阳无汗之表证，入麻黄。若兼少阳口苦耳聋，寒热往来，半表里之证，加柴胡、黄芩也。

【提要】 论升麻葛根汤的证治特点、组成和临证加减。

【注释】

①表阳明：即阳明经表证，以头痛、身痛、发热恶寒、无汗、目疼鼻干为主要表现。

【白话文】

升麻葛根汤由升麻、葛根、白芍、甘草组成。阳明表邪不解，或数下痢，及斑疹不透者，皆可选用此方。若兼太阳表实证无汗，可加入麻黄。若兼少阳之口苦耳聋，寒热往来等半表半里证，可加入柴胡、黄芩。

【解读】

升麻葛根汤功能解肌透疹，主治阳明表邪不解，或数下痢，及斑疹不透者。症见疹发不出，身热头痛，咳嗽，目赤流泪，口渴，舌红，苔薄而干，脉浮数。方中升麻辛甘性寒，入肺、胃经，解肌透疹，清热解毒为君药；葛根味辛甘性凉，入胃经，解肌透疹，生津除热为臣药；二药相配，轻扬升散，通行肌表内外，对疹毒欲透未透，病势向外者，能因势利导，故为透达疹毒的常用组合。方中芍药当用赤芍，味苦性寒而入血分，清热凉血之中兼能活血，用以解血络热毒，为佐药。使以炙甘草调和药性。四药配伍，共奏解肌透疹之功。若兼太阳表实证无汗，可加入麻黄，以透表。若兼少阳之口苦耳聋，寒热往来等半表半里证，可加入柴胡、黄芩，和解少阳。

二圣救苦丹

【原文】　　　　　　　初起时疫温热病，救苦汗吐下俱全。

　　　　　　　　　　　热实百发而百中，大黄皂角水为丸。

〖注〗此丹即大黄四两，皂角二两为末，水为丸也。每服三钱，无根水下。弱者、老者、幼者，量减服之。此药施治于初起时疫，传染伤寒，温病热病，热盛形气俱实者，百发百中。服后或汗，或吐，或下，三法俱全，其病立解。

【提要】 论二圣救苦丹的证治特点和组成。

【白话文】

二圣救苦丹对于初起时疫，传染伤寒，温病热病，热盛形气俱实者，皆有很好的疗效。二圣救苦丹由大黄、皂角碾末泛水为丸而成，本方汗、吐、下三法俱全，以达到驱邪外出的目的。

【解读】

二圣救苦丹出自《医宗金鉴》，方中皂角开窍兼能发表，还有催吐祛痰的作用。大黄泻火攻里，使毒邪从发汗、泻下而出。故作用较为猛烈，体虚者当慎用。

温胆汤

【原文】　　　　　　伤寒病后液津干，虚烦呕渴不成眠。

乃是竹叶石膏①证，胆经饮热②此方先。

口苦呕涎烦惊悸，半苓橘草枳竹煎。

气虚加参渴去半，再加麦粉热芩连。

〔注〕伤寒病后燥渴虚烦，乃竹叶石膏汤证，非温胆汤证，详在伤寒要诀。若少阳胆经饮热，则口苦、呕烦、惊悸，是温胆汤证也，即半夏、茯苓、橘皮、甘草、枳实、竹茹也。形气俱虚，或因汗、吐、下后及气虚者，均加人参。渴去半夏加麦冬、花粉，以生津也。有热加黄芩、黄连，以清热也。

【提要】论温胆汤的证治特点、组成及临证加减。

【注释】

①竹叶石膏：即竹叶石膏汤。

②饮热：痰饮郁热，或痰热。

【白话文】

伤寒热病愈后，身体虚弱，津液不足，而出现虚烦、欲呕、口渴、不眠等症，可以用竹叶石膏汤治疗。温胆汤则是治疗少阳胆经痰饮郁热之证，其症有心烦不得眠、口苦、呕吐痰涎、心神惊悸不安等。温胆汤由半夏、茯苓、橘皮、枳实、竹茹、甘草组成。若汗、吐、下后而兼有气虚不足者，可加人参；

若口渴者，去半夏，加入麦冬、天花粉以生津止渴；若兼有里热，可加入黄芩、黄连以清热。

【解读】

温胆汤功能理气化痰，清热和胃利胆，主治胆郁痰扰证。症见：胆怯易惊，头眩心悸，心烦不眠，夜多异梦；或呕恶呃逆，眩晕，癫痫。苔白腻，脉弦滑。方中半夏辛温，燥湿化痰，和胃止呕，为君药。臣以竹茹，取其甘而微寒，清热化痰，除烦止呕。半夏与竹茹相伍，一温一凉，化痰和胃，止呕除烦之功备；陈皮辛苦温，理气行滞，燥湿化痰；枳实辛苦微寒，降气导滞，消痰除痞。陈皮与枳实相合，亦为一温一凉，而理气化痰之力增。佐以茯苓，健脾渗湿，以杜生痰之源；煎加生姜、大枣调和脾胃，且生姜兼制半夏毒性。以甘草为使，调和诸药。综合全方，半夏、陈皮、生姜偏温，竹茹、枳实偏凉，温凉兼进，令全方不寒不燥，理气化痰以和胃，胃气和降则胆郁得舒，痰浊得去则胆无邪扰，如是则复其宁谧，诸症自愈。

方剂笔画索引